进化生物医学

张红雨 等 著

科 学 出 版 社

北 京

内 容 简 介

本书致力于将进化生物学与生物医学结合，用进化生物学的概念、理论、方法解析疾病发生机制，推断基因型–表型因果关联，发现创新药物，实现健康保障。在简要介绍生命起源和进化基本知识的基础上，本书分别从病理机制的进化解析、传染病病原进化追溯、耐药性机制与进化抑制剂的发现、进化启发的药物靶标与生物标志物鉴别、天然药物研究的进化启示等方面系统阐述了进化生物学在生物医学中的巨大应用潜力。

本书大部分内容来自作者实验室多年来的研究和总结，可供从事生物医学工作的专业人员以及医学和生物学相关专业研究生、高年级本科生阅读和参考。

图书在版编目（CIP）数据

进化生物医学/张红雨等著. —北京：科学出版社，2023.7

ISBN 978-7-03-075399-1

Ⅰ. ①进…　Ⅱ. ①张…　Ⅲ. ①生物医学工程　Ⅳ. ①R318

中国国家版本馆 CIP 数据核字（2023）第 069299 号

责任编辑：陈　新　田明霞/责任校对：张小霞
责任印制：赵　博/封面设计：无极书装

科学出版社出版
北京东黄城根北街 16 号
邮政编码：100717
http://www.sciencep.com
涿州市般润文化传播有限公司印刷
科学出版社发行　各地新华书店经销
*
2023 年 7 月第　一　版　开本：720×1000　1/16
2024 年 1 月第二次印刷　印张：15
字数：302 000

定价：198. 00 元
（如有印装质量问题，我社负责调换）

前　言

生物医学作为现代医学的基础，为解析疾病发生机制、研发疾病预防和治疗药物、保障人民健康做出了巨大贡献。我们课题组长期致力于生物医学研究，专注于药物发现领域。大约 20 年前，我在研究中注意到一个现象：尽管有大量文献报道了天然产物，特别是多酚类化合物的抗氧化作用，但它们很少成药。这里面的原因很复杂，如多酚类化合物生物利用度较差、氧化应激与疾病的关系不明确等。但是，这也启发我从另一个角度思考这个问题：多酚类化合物进化出的生物功能真的是抗氧化吗？众所周知，多酚类天然产物是随着植物登陆而进化产生的，如果它们在植物体内都不起抗氧化作用，那么怎能期待它们在人体内有这种作用呢？通过分析植物在核辐射（导致自由基大量产生）和紫外线照射条件下的转录组数据，我们发现多酚类化合物的合成基因在紫外线照射下表达量急剧上升，而在核辐射条件下几乎没有变化。由此可见，这些化合物进化出的功能是屏蔽紫外线，而不是直接清除自由基。有鉴于此，我认为将植物多酚类化合物作为抗氧化药物研发不是正确的路径。相关文章发表后，得到国内外同行更多研究的支持，这进一步激发了我从进化角度认识疾病、发现药物的兴趣。本书在系统总结国内外生物医学研究进展的基础上，详细阐述了我们课题组二十多年来在该领域的研究成果。希望本书能对医学、生物学等领域的学生、教师和科研工作者有所启发，有所裨益。

参加本书撰写的人员均为我们课题组成员，主要有赵倩（第 1 章）、褚欣奕（第 2 章）、于小涵（第 3 章）、张晓敏和江峰（第 4 章）、全源（第 5 章）、李学娟和张青叶（第 6 章），向他们的热情参与表示衷心的感谢！

限于我们的学术水平和研究进展，书中不足之处恐难避免，敬请广大读者批评指正。

张红雨

2022 年 10 月 10 日

目　　录

第 1 章

从进化的观点看疾病

地球生命经历了从无到有、由低级到高级、由简单到复杂的演化过程。19 世纪中叶，达尔文在实地考察的基础上，根据比较解剖学、古生物学、胚胎学、人口论等研究成果提出“自然选择，适者生存”的生物进化学说。经过一个半世纪的发展，逐步形成了以达尔文的进化论为主轴的现代进化理论。进化论是当代生命科学的核心理论之一，理解进化过程有助于阐释疾病的发生机制和易感性，同时，疾病在进化中是一个重要的选择因素，对疾病的认识又有助于我们深入了解人类进化史。

1.1 生命起源进化概述

生命从何而来，生命怎样发生?从古至今一直是人类思考的终极科学问题之一。尽管对该问题尚未达成统一认识，但人类在探索过程中不断提出新的观点和学说。

1.1.1 生命起源学说

1. 创世神话传说

几千年前，人类尚处于蒙昧时代，通过各种神话传说解释生命的起源。在古希腊，传说人和动物都是由普罗米修斯用泥土捏出来的；中国则流传着盘古开天辟地和女娲造人创世的神话传说。18 世纪以前，西方基督教神学主张上帝创造了万物和人类，物种都是由神创造的，形态是一成不变的。

2. 古老的自生论

古希腊哲学家大多拒绝接受神话传说对世界的解释，而赞同用理性的观察、推理的方法来探寻宇宙运行的规律以及万物的本质和由来。他们提出了一套朴素的生命起源论点，认为生命是由非生命自然产生的，随后处于不断的变化和发展之中。这种生命的自然发生观念称为自生论。

例如，阿那克西曼德（Anaximander）认为，所有陆地动物都是从类似鱼的祖先演化来的，而这共同的祖先，是在海洋里“原始的温暖与潮湿”的相互作用下自发产生的。另一位哲学家恩培多克勒（Empedocles）意识到生命现象是连续的、物种是由进化产生的，他甚至朦胧地表达过在演化的过程中不完善的物种会逐渐灭绝，从而只保留下完善物种的“选择”思想。

亚里士多德提出，“自然界的演化，只能是从低等到高等”，并“按连续不断的顺序，由无生物经植物而最后形成动物”。他在《动物志》中阐述了从水螅到人的演化序列和生命逐步完善化的过程。

3. 自然神学观

为了调和宗教与科学之间的矛盾，神学家将创世说发展成一种新的形式，即自然神学观。英国神学家佩利（William Paley）在他的 *Natural Theology*（《自然神学》）中阐述道：“整个自然界都是按照上帝制定的自然法则调节和安排的和谐、完美的世界”；“生物是上帝直接的创造物，生物结构是按照它的功能要求而设计的，结构严格对应其功能；如果一种生物发生了变异，那也是为了适应新环境”。

自然神学观在 19 世纪仍被科学家接受，例如，近代英国地质学奠基人查尔斯·莱尔（Charles Lyell）在他的 *Principles of Geology*（《地质学原理》）一书中明确地提出：“生物对环境的绝对适应表明了环境的决定作用，而环境的决定作用表明了是创世主协调了生物与环境的关系”。法国著名古生物学家乔治·居维叶（Georges Cuvier）说：“自然是个很恰当的提法，它清楚地告诉我们，人们的首要任务就是通过不断研究造物主的作品来学会用造物主的仁慈和智慧丰富自己的头脑。”

青年时期的达尔文也持自然神学观点，他在参加“贝格尔”号环球旅行的笔记中对生物适应性进行解释，认为每一种生物都是被独立创造出来的，被赋予一定的形态和功能，使其能在被指定的环境条件下生存。这种创造与安排仿佛体现了某种先验的“目的”。这些观念很可能都来自达尔文在大学时接受的自然神学教育。

4. 天外胚种论

关于生命起源的宇宙观念由来已久。古希腊哲学家阿那克萨哥拉（Anaxagoras）最早提出了“宇宙中到处都存在着生命的种子”的说法。后来，随着天文学的发展，人们关于星球存在生命和胚种传播的思想也扩展开来。地球生命外来说认为，充满着生命胚种的恒星碎片可能与地球相遇，从而把生命传播到地球上来。这种观点在 19 世纪至 20 世纪 30 年代比较流行，并提出了通过陨石和微粒方式传播的可能性。

德国物理学家赫尔曼·冯·亥姆霍兹（Hermann von Helmholtz）认为生命胚

种被陨石携带到地球上来，这些陨石通过大气层时仅表面白热化而内在仍是冷的。微生物学家路易斯·巴斯德（Louis Pasteur）曾做过实验，试图从含烃类陨石中分离出具有生命力的细菌，但未能发现任何生命痕迹。

20 世纪初，瑞典物理学家斯万特·阿伦纽斯（Svante Arrhenius）提出了活物辐射发生理论来代替陨石散播生命的观点。他计算了空间细小物质微粒从一个天体被传递到另一个天体的可能性，它的主要动力是阳光压力，即光波粒子压力。有实验证明，这种阳光压力强度虽然非常小，等于照射到地面 $5\times10^{-6}N/m^2$ 的阳光，但这样小的数量已足够使最小的尘埃以很大速度在没有空气的空间运动。这样，从地球表面和其他天体表面不时地发射出最小物质微粒，包括微生物芽孢，这些物质微粒可以通过上述方式被传送到星际空间去。

5. 宇宙生命论

现在，有足够的证据表明，在原始地球上、在星际空间中、在彗星和陨石中，存在着大量的生命分子，这些分子很可能提供了最初的生命种子。例如，从 1969 年落在澳大利亚的默奇森陨石中鉴定出 17 种氨基酸，其中 7 种氨基酸存在几乎等量的 D 和 L 异构体，有 11 种氨基酸在地球蛋白质中并未发现，这为氨基酸的宇宙起源提供了证据（Lawless et al.，1971）。2000 年初，在加拿大塔吉什湖的一块陨石中发现了众多亚微米级的气泡状有机物小球。同位素分析显示，这些有机物小球是在–260℃的环境中形成的，表明这些小球并非来自地球，很可能是在早期太阳系的冷分子云中或太阳系深处诞生的（Nakamura-Messenger et al.，2006）。根据日本 Oba 等（2020）的最新研究，在澳大利亚默奇森、美国莫瑞湖与加拿大塔吉什湖的 3 块来自不同年代的碳质球粒陨石中，首次发现共同存在一种有机分子——六亚甲基四胺。检测发现，陨石中的六亚甲基四胺是一种非常原始的分子，主要是在太阳系形成之前（约 46 亿年前）在星际分子云中形成的，不仅是陨石中最古老的有机分子，而且是产生各种有机化合物必不可少的分子。由此可推测，在太阳系形成早期，许多小行星可能由于碰撞或放射性元素的衰变而被加热。如果部分小行星有足够温度并且含有液态水，那么六亚甲基四胺可能会分解，并提供构建生命的原材料，生成其他重要的生物分子而存在于陨石中，包括可构成蛋白质的氨基酸。

根据宇宙探测结果，地球形成之后几亿年间，在高温环境、闪电、太阳紫外线、宇宙线以及陨石或小行星撞击下，还原性次级大气中发生了第二次化学反应，生成了蛋白质基本组成单位氨基酸和核酸基本组成单位嘌呤、嘧啶、核糖，以及叶绿素的组成单位吡咯等。Miller 和 Schlesinger（1983）通过模拟原始大气条件，将这些有机物全部在实验室中合成。

近些年，科学家从高空尘粒采样收集到多种生命前体物质，它们来自何方还不得而知。新一代射电望远镜投入使用后，科学家在一颗距离地球只有 400 光年的恒星附近发现了第一个类糖分子——乙醇醛，意味着这种分子很可能也存在于太阳系诞生的分子云里（Hollis et al.，2000）。2008 年，德国天文学家阿诺德·贝洛什（Arnaud Belloche）研究小组在人马座 B2 上发现了氨基乙腈，它是最简单的氨基酸——甘氨酸的前体（Belloche et al.，2008）。2009 年，美国国家航空航天局（National Aeronautics and Space Administration，NASA）的“星尘”任务又在维尔特二号彗星（81P/Wild 2）表面发现了甘氨酸，但是人们对甘氨酸是否存在于星际空间仍有争议。2013 年，科学家又在人马座 B2 上发现了亚氨基乙烷，这是 DNA 某种碱基的前体。中国天文学家利用天马射电望远镜观测人马座 B2 发现，乙醇醛和乙二醇空间分布非常广泛，几乎延伸到 117 光年的区域范围。研究还发现，这两种分子的形成可能与低温过程有关，这为冰层含有丰富生命前体分子提供了重要佐证（Li et al.，2017）。

为什么构成生命的蛋白质只由左旋氨基酸组成?最初左旋氨基酸与右旋氨基酸可能在分子云中等量形成，后来因为分子受到周围原始恒星释放的右旋偏振紫外光照射，右旋氨基酸被分解，左旋氨基酸过剩并被组成到生命机体中。Greenberg 等（1989）提出 46 亿年前大量有机尘埃通过太阳系螺旋臂时为地球播种了生命。Chyba 和 Sagan（1992）计算过有机物从陨石、彗星、小行星和星际尘粒进入地球大气的沉积速率，并推测在地球形成到生命发生的 10 亿年间，经由螺旋臂积累了足够的星际有机尘埃，作为原始生物材料播种到地球上。同样结论适用于火星，这说明地球和火星上的生命起源有同时发生的可能。

6. 化学起源说

20 世纪 20 年代，苏联生物化学家亚历山大·伊万诺维奇·奥巴林（Aleksandr Ivanovich Oparin）提出“化学进化”假说：原始地球环境可产生组成生物体的糖类、脂类、蛋白质和核酸等大分子结构单元，甚至生物多分子体系，但尚未出现真正的生命，这一时期称为化学演化期或前生物期。

从化学演化期至产生最简单的生命形式分为以下 4 个阶段。

第一个阶段是从无机小分子生成有机小分子的阶段，即生命起源的化学进化过程是在原始的无机条件下进行的。Miller 和 Schlesinger（1983）通过模拟原始天空的闪电，激发密封装置中的“还原性大气”成分，合成了包括 5 种氨基酸和不同有机酸在内的各种有机化合物，同时还形成了氢氰酸，而氢氰酸可以合成腺嘌呤，腺嘌呤是组成核苷酸的基本单位。Miller 和 Schlesinger 的实验试图向人们证实，生命起源的第一步，从无机小分子形成有机小分子，在原始地球的条件下是完全可能实现的。

第二个阶段是从有机小分子生成生物大分子。这一过程也可以在原始地球环境中发生，即氨基酸、核苷酸等有机小分子，经过长期积累，相互作用，在适当条件（如黏土的吸附作用）下，通过缩合或聚合作用形成了原始的蛋白质分子和核酸分子。

第三个阶段是生物大分子组成有机多分子体系。苏联生物化学家奥巴林提出了“团聚体”假说，他通过实验证明：将蛋白质、多肽、核酸、明胶、阿拉伯胶和多糖等放在合适的溶液中，它们能自动地浓缩聚集为分散的球状小滴，这些小滴就是团聚体。奥巴林等认为，团聚体可以表现出合成、分解、生长、生殖等生命现象。例如，团聚体具有类似于膜那样的边界，其内部的化学特征显著区别于外部的溶液环境。团聚体能从外部溶液中吸入某些分子作为反应物，还能在酶的催化作用下发生特定的生化反应，反应的产物也能从团聚体中释放出去。此外，有的学者还提出了“微球体”假说、“脂球体”假说等其他假说，以解释有机高分子物质形成多分子体系的过程。

第四个阶段是有机多分子体系演变为原始生命，包括以生化系统和遗传系统的建立为标志的细胞的诞生。这一阶段可能是在原始海洋或湖泊（池塘）中形成的，是生命起源过程中最复杂和最有决定性意义的阶段。人们目前还不能在实验室里验证这一过程。

7. 生命起源的“RNA 世界”假说

早在 19 世纪，人们就认识到蛋白质与生命现象的密切关系，认为生命是蛋白体的存在形式。20 世纪中期，DNA 双螺旋模型的建立和遗传密码的破译促进了分子生物学的蓬勃发展，“中心法则”的提出初步确立了分子生物学中 DNA-RNA-蛋白质的三驾马车式作用。随着研究的不断推进，人们提出了新的问题：生命起源是先有蛋白质，还是先有核酸?

20 世纪 80 年代核酶的发现揭示了 RNA 的双重性质——同时呈现基因型和表型，提示生命进化史中 RNA 可能在 40 亿年前先于 DNA 和蛋白质出现，称为“RNA 世界”假说（Gilbert，1986）。与 DNA 相比，RNA 分子比较简单，只有一条链，简单的分子往往先出现；RNA 分子中核糖 C_2 位上有羟基，较 DNA 分子上的脱氧核糖的化学性质更活跃，使 RNA 链稳定性差，一般是由不稳定向稳定进化的，RNA 应该先出现。此外，仅由感染性 RNA 分子构成的类病毒的存在，也证明了 RNA 分子在生物学功能上的特殊性。

在生命起源的探索中，RNA 先发生的学说被科学界普遍接受的原因是 RNA 功能的多样性。自 2002 年以来，人们已经发现了约 20 种天然的核糖开关，它们通常隐藏在 DNA 的非编码区。除了核酶，RNA 在进化史中留下更多的是片段，它们起着关键性的作用，如 ATP 和 GTP 是三磷酸化的 RNA 单体，提供了代谢和信息间的连接；许多重要的辅酶，如还原型烟酰胺腺嘌呤二核苷酸磷酸（NADPH）/还原型烟酰胺腺嘌呤二核苷酸（NADH）、黄素单核苷酸（FMN）和黄素腺嘌呤二核苷酸（FAD）等是 RNA 的衍生物。第二信使环腺苷酸（cAMP）和环鸟苷酸（cGMP）在跨膜信息传递和离子通道中的重要作用等都反映了 RNA 与蛋白质的嵌合式进化。

但是要证明 RNA 是最早发生的遗传物质，还存在很多问题，其中最大的问题是在模拟原始的条件下合成 RNA 非常困难，这是“RNA 世界”假说的瓶颈。

8. 热泉与生命起源

早在 1979 年，Corliss 等就提出了“生命水热起源模式”，发现深海高温热泉附近含有大量矿物质与硫化物，形成了特有的嗜热、嗜硫细菌生物群落（Corliss et al.，1979）。随后，Borgeson（2002）提出深海热液处的生命起源观点。在流星雨大撞击的时期，地球表面条件恶劣而地表深处环境稳定，含有催化剂和自由能的微孔黏土环境可能悄悄地演化着生命。现有的观察表明，地层 2000～3000m 深处和深海热泉生存着嗜甲烷细菌、嗜铁细菌和嗜热细菌，而热泉口细菌能在 383℃下形成。由此推测这类细菌是古老细菌的后代，而它们的祖先就在热泉口形成。

1.1.2 生命进化历程

1. 原核生物的出现

38 亿～35 亿年前，海洋中的一些化学物质开始形成原始生命。这些最早的原始单细胞微生物包括深海火山口的古菌和其他地方的细菌，它们通过食用自己周围简单的分子来获取食物，通过发酵获得能量。它们的细胞核无核膜包裹，因此称为原核生物。与细菌相比，古菌更适合在极端环境中生存。细菌通常以氨基酸和糖类等有机物为食，而古菌进化出了一种能力：可以利用较简单的无机物进行新陈代谢。直至今天，细菌和古菌依然存在于地球的每个角落，它们大约占地球生物量的 1/6（Bar-On et al.，2018）。

2. 真核生物的出现

34 亿～25 亿年前，最初的微生物逐渐耗尽了它们周围的营养物质，因此它们必须找到其他方式来获取能量。其中一些微生物进化出了借助阳光、利用空气中的二氧化碳产生能量的能力，即光合作用。经过 10 亿年左右的光合作用的漫长积累，大气中的氧气含量由约 0.1%增加到现在的 20%～21%，也逐渐改变了海洋中氧气的溶解度，无法利用氧气的细菌渐渐消亡。

25 亿～15 亿年前的某个时间，出现了一些细菌，它们能利用氧气进行代谢活动，这被称为呼吸作用。在这一时期，一种比原核细胞大 10～1000 倍的细胞出现，它们的 DNA 包含在一层保护膜之中，保护膜构成了一个发育良好的核，这就是真核细胞。对真核细胞的基因组分析表明，它们可能是从古菌和细菌的共生过程中发展起来的。该学说认为，古菌捕获其他细菌，如好氧细菌或藻青菌，但是没有把细菌消化掉，两者逐渐演化成了共生关系。宿主细胞为细菌提供源源不断的养分，而细菌分解养分产生能量，并提供给宿主。两者的合作大大增强了它们的生存能力，而细菌经过数亿年的演化形成了今天的线粒体和叶绿体。这种现象有力地证明了一点：进化不仅源于竞争，也出于合作。

3. 有性繁殖的出现

到这一阶段为止，包括原核生物和真核生物在内的所有生命形式，在繁殖时首先分裂为两部分，然后每部分克隆出来原来的分子，这两个分子在基因上是相同的。大约 10 亿年前，藻类、阿米巴变形虫类以及黏液菌等早期真核生物发展出了一种新的繁殖方式——有性繁殖：负责繁殖的细胞发生分裂时，不需要成倍增加，它们的子细胞与另一个“亲代”有机体的子细胞结合起来。研究者认为，有性繁殖最早可能源于在资源匮乏时期真核生物的相互吞食，它们的细胞核有时候会融合，有时则会创造出新的 DNA。当每个亲代的基因在有性繁殖中重新组合起来时，子代中就出现了更多样化的基因组合，具有更大程度的复杂性，逐渐提升了进化的速度。

4. 多细胞有机体的出现

当生命进化时，地球上的环境也在发生变化。光合作用出现之后，更多氧气开始在大气中累积。太阳的紫外线充分地照射在大地上，这些射线分解了带有两个氧原子的氧分子，自由氧原子在大气中重新结合形成具有 3 个氧原子的臭氧。6 亿多年前，地球处于极端严酷的冰期，冰雪覆盖了地球大部分海洋和大多数大陆架。这些变化导致大量动植物的消亡，也导致此后生命形式的快速变化。

7 亿～6 亿年前，真核细胞逐渐聚集起来形成集群。随着时间的推移，集群中的细胞逐渐变得更专门化，将细胞结合在一起的大型分子也发展了起来。细胞设法相互交流，进化出遗传方案来控制细胞分化，这样不同的细胞就能够担当不同角色——最早的多细胞生物出现了。

5. 脊椎动物的出现

6.35 亿～5.42 亿年前的埃迪卡拉纪时期，地球从冰雪覆盖的极端寒冷气候中苏醒，表层海洋以氧化的海水为主，大气的氧含量逐步升高，导致了埃迪卡拉纪宏体复杂生物的繁盛，特别是动物开始出现并发生分异，为此后寒武纪生命大爆发奠定了基础。距今 5.3 亿年的寒武纪，在 2000 多万年的时间内诞生了绝大多数动物门类，出现了最早的脊椎动物昆明鱼、海口鱼和钟健鱼。这 3 种动物均具有脊椎、鳃裂、肌节、肛后尾等明显的脊椎动物特征，被认为是地球上所有脊椎动物，甚至包括人类的始祖。这是脊椎动物进化史上的第一次巨大飞跃。

大约 4.43 亿年前的奥陶纪末期，地球上发生了第一次生物大灭绝事件。4.23 亿年前，第一个有颌骨的脊椎动物初始全颌鱼出现，此后所有脊椎动物的“嘴巴”，如鸟的喙、人类的嘴都是由它的颌骨演变而来的。长出颌骨，主动捕食，这是脊椎动物进化史上的第二次巨大飞跃。

3.77 亿年前的泥盆纪晚期，地球上发生了第二次生物大灭绝事件，拉开了陆生脊椎动物进化的序幕。3.67 亿年前出现了第一个有肺的四足陆生脊椎动物——鱼石螈。长出四足，爬行登陆，这是脊椎动物进化史上的第三次巨大飞跃。

约 3.07 亿年前，地球进入了石炭纪末期大冰期，3.06 亿年前，第一个产羊膜卵的爬行动物林蜥（或始祖单弓兽）出现，从此脊椎动物彻底征服了陆地，这是脊椎动物进化史上的第四次巨大飞跃。

2.52 亿年前的二叠纪末期，地球上发生了第三次生物大灭绝事件，也是最为严重的一次生物大灭绝事件。大约 2.34 亿年前，地球上诞生了目前已发现的最原始的恐龙——始盗龙。以始盗龙为代表的恐龙可利用后肢行走，前肢捕食，这是脊椎动物进化史上的第五次巨大飞跃。

2.01 亿年前的三叠纪晚期，地球上发生了第四次生物大灭绝事件，拉开了恐龙大繁盛的序幕，恐龙在世界各地出现了爆发式、多样化大发展。1.90 亿年前出现了大型四足直立行走的蜥脚类恐龙；1.45 亿～1.25 亿年前出现了长有不对称羽毛、可以飞翔的恒温动物——始祖鸟和热河鸟，它们的前肢已演变成长羽毛的翅膀。恒温长羽，可以飞行，这是脊椎动物进化史上的第六次巨大飞跃。

6600 万年前的白垩纪末期，地球上发生了第五次生物大灭绝事件，也是最为著名的一次生物大灭绝事件。非鸟恐龙、翼龙、蛇颈龙和沧龙灭绝，为哺乳动物爆发式、多样化演化创造了条件。这一时期出现了胎盘哺乳动物，如中华侏罗兽、攀缘始祖兽，长毛恒温，胎盘哺乳，这是脊椎动物进化史上的第七次巨大飞跃。

5500 万年前进化出第一个灵长类动物——阿喀琉斯基猴，1300 万年前出现了第一个古猿——森林古猿。大约 700 万年前，人猿分离，乍得人是目前公认最早的古人类。440 万年前，进化出地猿始祖种，这是第一个可以两足站立、直立行走的古猿，也称拉米达古猿。两足站立，直立行走，这是脊椎动物进化史上的第八次巨大飞跃。

1.2 人类起源进化历程

人类是灵长类动物进化的最高阶段。约 1200 万年前，地壳变动导致非洲东部产生一条大裂谷，两侧气候迥异，植被不同，其东、西部形成了两个动物进化系统，人类的祖先与猿猴的祖先由此分道扬镳。裂谷西部保留了原来的茂密森林，猿猴在改变不大的环境中逐步适应，至今仍处于猿猴阶段，如大猩猩等；裂谷东部雨量减少，森林变草原，大部分猿猴祖先族群消失，仅一小部分适应新的陆地生活环境，逐渐形成了独特的演化分支。约 600 万年前，出现了勉强以双足着地、前肢成为双手的灵长类动物——古猿，由于其分布于非洲大陆南部，被称为南方古猿，被认为是人类的祖先。

“自然选择，适者生存”，为了适应全球气候变化和由此引起的植被及地形的改变，人类始祖不断进化。中新世开始时地球表面变冷，中新世末期低纬度地区寒冷，森林面积缩小，出现草原和荒漠，南、北两极出现冰盖。原先居住在森林中的古猿迁移到赤道附近热带地区，在森林边缘和平原生活，从四肢攀缘、素食的动物逐渐进化为两足直立行走、杂食的动物。能适应环境变化者得以生存，不能适应者被淘汰。第四纪更新世气候变化更大：冰期和间冰期冷–暖和干–湿交替，植被、冰川、河流以及海洋、大陆发生多次变迁，促进了人类的进化。在此期间，现代人的体质进化基本完成，与猿类的主要区别是：用两足直立行走，头颅增大、变圆，犬齿变短，所有的牙齿排列在一起；上肢成为灵活的双手，能够制造工具；杂食，能用语言交流，活动范围扩大等。这些特性促进了人类的进化发展，待全新世气候变暖，人类由旧石器时代进入新石器时代。

人类由古猿进化到人的过程分为以下 4 个阶段：①早期猿人（南方古猿到早期直立人），生存在 300 万～150 万年前，能直立行走和制造简单的砾石工具，已经具备人类的基本特点；②晚期猿人（包括爪哇猿人、北京猿人和元谋猿人等），生存在 150 万～30 万年前，身体像人，脑量较大，可以制造较进步的旧石器，并开始使用火；③早期智人（也称古人、尼人，包括中国的马坝人、丁村人等），出现于 30 万～5 万年前，逐渐脱离猿的特征，与现代人很接近，如德国的尼安德特人；④晚期智人（也称新人、克人，包括中国的河套人、山顶洞人等），出现于 5 万～4 万年前，这时的人类进化明显加速，形态上与现代人无明显差别，开始出现文化、雕刻、绘画等艺术，并出现装饰物，产生了原始的宗教，但是属于母系社会。

现代智人分为以下四大人种：①黄色人种，又称蒙古人种，主要分布在东亚和美洲（印第安人）；②白色人种，又称欧罗巴人种，主要分布在欧洲、北非和西亚；③黑色人种，主要分布在非洲；④棕色人种，又称澳大利亚人种，主要分布在东南亚、澳大利亚。在人类分类学上，现代智人属于晚期智人，是智人的一个亚种。根据人类学、古生物学和地质学的资料分析，人类源自非洲的南方古猿，即非洲是人类的发源地。根据线粒体及 Y 染色体估算，绝大部分人类（智人）走出非洲的时间是 15 万～8 万年前。受全球进入冰期的影响，人类走出非洲不止一次，在 80 万～40 万年前就已经有部分人（直立人）走出非洲。之后又发生了几次人群回流非洲，一批批走出非洲的晚期智人相互融合。随着冰期结束，受气候逐渐回暖的影响，人群进一步扩张，构成现代的世界人群。现代人如何分化、形成、分布到世界各地是个十分复杂的课题，虽然经过 100 多年的研究，但至今仍存在不同的观点和疑问。随着更多人类化石的发现和科学研究技术的进步，对人类进化史的认识可能会发生改变。现代人在生物学上并非一个种系，不同种族的疾病谱和疾病易感性有很大的差异。

1.3 生命进化与现代医学

广义的疾病是指机体系统的失调或失衡。伴随现代医学的发展，人类对各种疾病的了解不断深入，但是仍难以全面解答“我们为什么会生病”。面对这一问题，生物学家提出了“近因解释”（proximate explanation）（Varki，2012）。“近因解释”回答了“是什么”和“怎么发生”的问题，解释了机体的某些部分如何工作以及疾病怎样打乱正常功能，为什么有的人生病而另外一些人不生病。而进化生物学则提出了“进化解释”（evolution explanation），试图阐明，就整体而言，为什么人类对某一些疾病更易感，为什么人体的某些部分更容易衰竭，为什么我们会患一些病而不患另外一些病。从进化的角度去研究疾病，并不是关注疾病的进化本身，而是揭示那些使人类对疾病易感的“设计”缺陷。对疾病的认识，同生命世界的其他现象一样，只有结合“近因解释”和“进化解释”才能充分阐明。

1.3.1 进化缺陷与疾病

人类进化过程中，许多基因一方面会导致缺陷，另一方面却也会带来更大的益处，因而被自然选择保留了下来。当然，每一次重大的有益的结构性改变也要付出必要的代价。直立行走使人类得以携带食物和婴儿，但也带来了腰酸背痛的风险。身体构造上的种种缺陷，细究起来并不是进化失误，而是进化过程中妥协的方案。为了更好地理解疾病的原因，需要透过表象、看到背后的潜在益处。

每年世界上有十万分之一的人被呛死，这是由于空气的通道和食物的通道在咽喉交叉。整个脊椎动物界，从两栖类到哺乳类都可能有这种遭遇，这种结构其实没有任何功能上的意义。昆虫和软体动物的呼吸道和消化系统就完全分开，这显然更加合理。人体还有许多设计缺陷，最广为人知的或许是视网膜。视网膜的神经和血管集成一束必须穿出眼球才能连接到大脑，在视神经和血管穿过的孔洞上，没有分布感光细胞，从而出现了视野中的盲点。

另外，有些缺陷或许只影响到人类，或者与人类最亲近的灵长类。许多灵长类和其他哺乳动物可以制造维生素 C，但人类却不能。人类脑容量的增大和颞部肌肉的缩小使头颅失去了原有的护垫，人类变得对某些机械损伤更加敏感。直立行走带来的不协调引起了许多医学问题，如腰痛，以及膝、踝和小腿格外容易受伤。认知障碍也被认为具有进化起源（Durisko et al.，2016）。已发现精神分裂症和双相情感障碍与认知能力的提高有关，而焦虑症与发现和应对威胁的能力有关（Robinson et al.，2013），这些能力对处于不同进化阶段的智人祖先的生存至关重要。

1.3.2 基因突变与疾病

1. 遗传性疾病

进化论的观点有助于理解某些遗传性疾病的起源。大多数遗传性疾病都很罕见，在人群中的比例不到万分之一，并且这些遗传性疾病大多是隐性的。控制近亲通婚，患病的风险则会降低。自然选择很难清除这些有害的隐性基因，甚至不能进一步降低它在人群中的频率。

显性基因与此不同，只要有一个拷贝的显性致病基因，携带者就会患病，一半子女也会患病。最为人们熟知的是亨廷顿病（Huntington's disease）（Andrew and Hayden，1995），大多数患者在 40 岁以前没有症状，40 岁以后记忆衰退，肌肉抽搐，某些神经细胞逐渐退化，直到不能走路，生活不能自理，甚至不记得自己的名字。遗传学家经过不懈的努力，最终发现亨廷顿病基因位于 4 号染色体的短臂上。为什么这个破坏性的基因没有被剔除掉?这是因为它在 40 岁以前的危害很小，而 40 岁之后才患病的患者生的子女一般不会比正常人少。有些研究提示，女性患者的生育率甚至比平均数要高，男性的生育率似乎要低一点。

这进一步说明：自然选择有的时候不选择健康，只选择成功的生殖。只要一个基因不减少存活后代的数量，即使它有破坏性也仍然会被保留下来，还有一些致病基因甚至有可能增加生殖的成功率，那么即使有害也仍将被保留。

许多疾病是由基因突变或者自然选择引起的，引起疾病的基因可能同时有一定的益处。例如，引起镰状细胞贫血的基因大都来自非洲，那里疟疾流行。在携带这个基因的杂合子里，由于血红蛋白的结构改变，可以加快清除血液中受疟原虫感染的细胞，因而在一定程度上对疟疾有限制作用（Cooper，2002）。有镰状细胞基因的纯合子因镰状细胞贫血而不能生存，有正常等位基因的纯合子又因为易感疟疾而不适应生存。这两种选择力的相对强度决定了这个位点的基因频率。与之相似的，其他遗传性血液疾病也有防御疟疾的作用，如葡萄糖 6-磷酸脱氢酶缺乏症，带有这种异常基因的人接触氧化剂如抗疟药奎宁时，会发生溶血。当疟原虫在红细胞中生长并消耗氧气时，缺乏葡萄糖 6-磷酸脱氢酶的红细胞就会破裂，从而抑制疟原虫的繁殖。但是，这些疾病基因所带来的益处，仅仅局限于特定环境中。

2. 癌症

在个体发育过程中，并不是所有突变都会产生影响。许多突变基因编码的蛋白质同样可以工作，或者这个突变基因根本不在这类细胞中表达。机体通常由许多细胞承担同一个任务，即使突变对某个细胞是致命的，也可能并不产生个体层次的后果。然而，如果某个突变涉及调节细胞生长和分裂机制的关键环节，那么只要有一个细胞的增殖失去控制，就可能产生肿瘤，进而危害整体。

目前的研究已经提出了几种理论来揭示癌细胞的进化模式（Pogrebniak and Curtis，2018）。例如，克隆进化理论强调通过正选择压力可以将致癌突变固定下来，表明在癌症治疗中需要多靶点治疗（Nowell，1976）。中性进化理论认为，癌细胞中发生的大多数突变都是中性的（Williams et al.，2016）。间断进化理论认为，全基因组的改变可以推动快速进化，这可能有助于耐药性的产生（Baca et al.，2013）。癌细胞对抗癌药物的耐受性是癌症进化产生的最有害的作用，这给肿瘤治疗带来了巨大挑战。

依据进化理论，可以制定有效的治疗策略帮助应对这些挑战。联合疗法表明，同时使用多种药物会导致难以逃脱的巨大选择压力，从而抑制癌细胞的进化。这种治疗策略已在大肠癌临床试验中显示出一些积极作用（Corcoran et al.，2018），但是，多种药物的联用并不能保证所有的癌细胞都被抑制，同时会导致较多不良反应。作为联合疗法的替代方法，适应性疗法（也称为进化疗法）以较低剂量和间歇方式使用药物。这种疗法，在较低的选择压力下，敏感的癌细胞在种内竞争中比耐药细胞更具优势（Staňková，2019）。由于产生耐药性的代价较高，耐药细胞在常见的生理条件下不易适应。因此，该策略旨在维持稳定、可控制的癌细胞群。临床前试验表明，适应性疗法可能对乳腺癌有效（Silva et al.，2012）。一项小型前列腺癌临床试验还显示，减少药物剂量可改善预后（Zhang et al.，2017）。然而，最近的一项研究发现，即使不进行治疗，耐药肺腺癌细胞的适应性也比敏感细胞高（Kaznatcheev et al.，2019）。这一发现反映了癌细胞耐药性演化的复杂性，同时表明应谨慎使用适应性疗法。

在稳定的种群中，选择的力量随着年龄的增长而下降，因为受选择的队列中的个体数量因死亡率升高而减少。因此可以预测，在生命晚期表达量最高的基因将比生命早期表达的基因经历更弱的负选择（又称净化选择）（Rodríguez et al.，2017，2019）。这种效应会导致晚表达的基因显示出有害突变的积累增加。这可以作为大多数癌症发病较晚这一事实的解释。有研究表明（Cheng and Kirkpatrick，2021），晚期表达基因成为成人癌症驱动基因的可能性是早期基因的两倍多。

1.3.3 感染与防御反应

传染病是受益于进化见解的另一个医学领域。传染病是公共卫生领域的重要威胁，人类在过去的几百年里，对诸如天花和结核病之类的传染病产生了更高的抵抗力。与此相比，细菌一两周时间就能繁殖 300 代，而病毒繁殖得更快。由于人类的进化速度无法更快，人类只好通过迅速改变各种产生抗体的细胞的比例去应对细菌快速的演变。幸好，这些细胞的数量和种类相当多，可以部分抵消病原体巨大的进化优势。

尽管有复杂精细的免疫防御机制，但是宿主往往防御失败而罹患感染性疾病，这是由于抵抗机制不足，或是入侵病原体过强，也可能是抵抗力虽强但耐受力不足。区别抵抗力弱和耐受力差对于选择治疗措施具有重要意义（Medzhitov et al.，2012）。对于耐受力不足的患者，增加免疫力杀灭病原的治疗方案可能无效，增强耐受力则可能疗效较好。在免疫防御不足或可能出现过度的免疫损伤时，应该采取针对耐受途径的治疗策略。对于结核病、艾滋病等缺乏有效抗病原体药物的疾病，提高疾病耐受性是有效的治疗策略，至少可以延长患者的生存期。以中和病原体毒素为目标的抗毒素免疫疗法也是提高耐受性策略的体现。

在使用抗生素和疫苗之后，传染病大大减少，部分传染病（如天花）甚至被消灭了。尽管取得了这些成功，但是到了 20 世纪 80 年代，耐药病原菌的出现和传播仍然给公共医疗系统带来了巨大压力（Echaubard et al.，2018）。产生抗生素耐药性是对环境压力的适应，这是一个进化过程。寄生虫通过非常规方式，如改变其生活史（Birget et al.，2017；Viana et al.，2017）进化出抗药性。细菌中抗药性的传播可能会受到多种因素的影响，如遗传变异性、寿命和生活史、存活率和繁殖力之间的平衡及水平基因转移等（Huijben and Paaijmans，2017；Lefevre et al.，2017；Lerminiaux and Cameron，2018）。进化的观点可以帮助我们更好地了解病原体的适应性潜力（Glunt et al.，2017），有助于评估和预测在不同选择压力下病原体种群的反应，并制定合理的耐药性管理策略。

1.3.4　适应失调与疾病

新环境常常与过去没有显现功能的基因相互作用，某些脆弱的基因型在新的环境因素下出现异常，产生了更多的表型变异，其中一些超越了正常范围。

畜牧与农业使人类的食物更加充足，但可能会引起维生素营养不良。例如，相同重量的麦子比浆果含有更多的热量和蛋白质，但是维生素 C 的含量较少。进入农业社会后，以谷物代替野果，就比原来狩猎采集社会时期容易发生维生素 C 和其他微量营养成分的缺乏。

另外，“节俭基因”假说认为，能量摄入不足是人类祖先在狩猎和采集生活中的普遍现象，因此他们的新陈代谢系统倾向于储存能量（O’Keefe and Cordain，2004）。然而，在现代社会中，能量来源已经变得十分充足，但是过多的能量摄入会增加肥胖、糖尿病和心血管疾病的风险。在农业文明出现之前，龋齿是罕见的。而现在大量糖类食物的引入，造成了龋齿的普遍发生。

除了超重和高脂食物，缺乏运动也是引起健康问题的原因之一。在发育过程中，幼年时咀嚼肌使用不足，会造成骨组织发育不完全，导致不少儿童门齿拥挤和错位，成人可能出现发育不良的智齿。

缺乏维生素 D 最常见的后果是佝偻病，这是儿童期的一种发育病。在人们有意识地补充维生素 D 之前，充足的阳光照射是一种有效的策略。佝偻病对深肤色的人危害较大，因此为了适应难得的阳光，浅肤色逐渐进化出来。

除了传统的进化概念，最近的一项研究表明，人类与其他灵长类动物之间某些甲基化的基因组区域可能会促进语言的进化，并与某些疾病有关（Mendizabal et al.，2016）。基因组表观遗传修饰在诸如神经退行性疾病等疾病发生过程中具有重要作用（Wen et al.，2016），几种表观遗传变异已被用作癌症生物标志（Thomas and Marcato，2018）。这些发现揭示了人类进化与疾病之间的新关联，并表明将进化思维纳入表观遗传学研究有助于识别由疾病引起的表观遗传变异，并寻找新的生物标志物和药物靶标。

1.3.5 肠道菌群进化与宿主健康

在人类生命周期的各个阶段，始终有不同种类的微生物寄居于人类体表及人体与外界环境相通的各个腔道中，其中肠道、口腔和皮肤是宿主体内微生物寄居最多的部位。据统计，人体肠道内细菌多达 500～1000 种，约有 3.9×10^{13} 个，是人体细胞总数的 10 倍，共含有约 100 万个基因，被称为“人类的第二基因组”（Sommer and Bäckhed，2013；Thomas et al.，2017）。作为机体重要的组成部分，宿主体内的肠道菌群相互依赖、相互制约形成了一个复杂多样且稳定的生态系统，广泛参与调节宿主的各类生理功能，维持宿主的健康状态（图 1-1）（Amon and Sanderson，2017）。

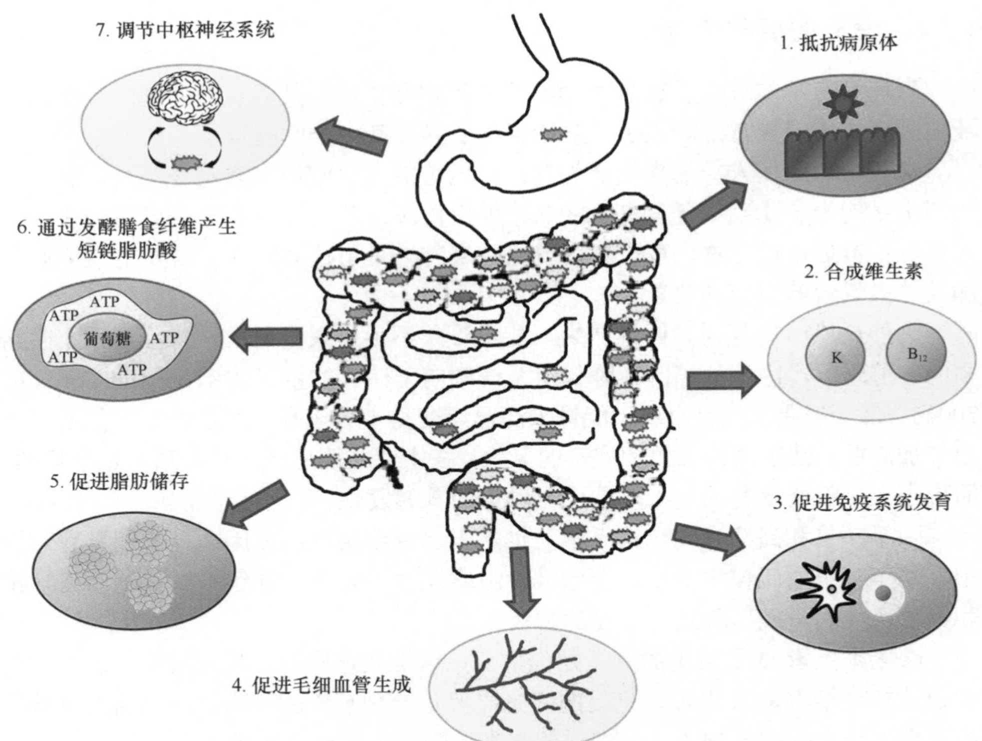

图 1-1 肠道菌群的功能（Amon and Sanderson，2017）

第一，正常的肠道菌群能够黏附在肠黏膜上，形成一层具有空间位阻的菌膜屏障，使有害病原体无法与肠黏膜接触，从而防止病原体入侵宿主。第二，肠道细菌，尤其是乳酸杆菌属和双歧杆菌属的细菌，能够合成维生素 K 和大多数水溶性 B 族维生素（如钴胺素、叶酸、吡哆醇、核黄素和硫胺素）等人体所需的维生素。第三，肠道菌群能够促进宿主免疫系统的发育。在胎儿出生前，母体内的菌群通过短链脂肪酸、芳香烃受体等菌群代谢物调节胎儿的免疫系统发育；而在胎儿出生后至哺乳期结束，菌群的定殖能够影响肠道内 $CD4^+$或 $CD8^+$ T 细胞的数量和 T 细胞活化状态（Al Nabhani and Eberl，2020）。第四，肠道菌群能够促进定位在细胞表面的组织因子糖基化以及凝血蛋白酶的活化，进一步使得组织因子胞质结构域磷酸化，促使小肠血管密度增加，形成新的血管（Reinhardt et al.，2012）。第五，肠道菌群产生的鞭毛蛋白和脂多糖等物质能够与肠黏膜下免疫细胞相互作用，促进脂肪吸收和储存。第六，肠道菌群能够发酵食物中的膳食纤维，产生包括乙酸盐、丙酸盐和丁酸盐等在内的短链脂肪酸，参与调节宿主代谢、免疫和细胞增殖等生理活动（Koh et al.，2016）。第七，肠道菌群通过合成和释放神经递质、调节炎症反应以及影响神经炎症介质的产生和神经元的兴奋性，能够对大脑活动和认知功能产生影响。

共生基因组模型认为，宿主基因组和微生物组作为一个整体，接受自然选择（Shapira，2016）。有研究发现，哺乳动物与肠道菌群的系统发育树具有同步性（图 1-2）（Santoro et al.，2020）。对人类、黑猩猩、倭黑猩猩和大猩猩肠道微生物组的菌株多样性分析显示，根据拟杆菌构建的系统发育树能够很好地拟合灵长类动物的进化关系，这表明经过数十万代繁衍，拟杆菌科的进化枝与宿主谱系始终保持一致（Moeller et al.，2016）。除了拟杆菌，科研人员还观察到双歧杆菌科与宿主谱系一致的进化枝（Moeller et al.，2016）。因此，肠道菌群能够与宿主基因协同共进化，促进宿主对环境变化的适应。

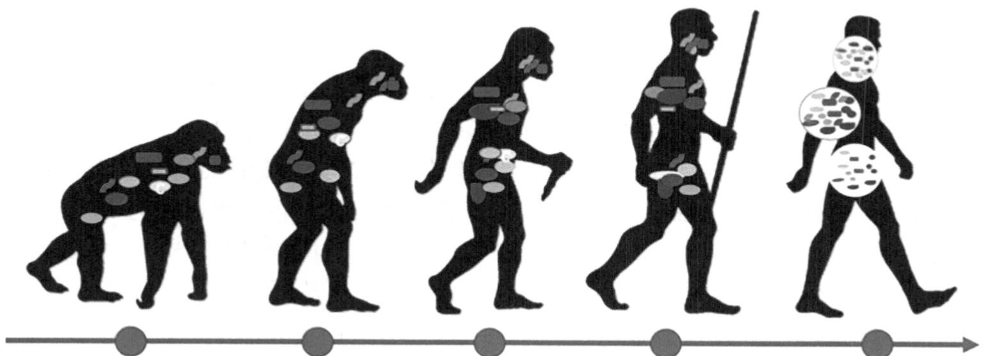

图 1-2　智人和肠道菌群的共同进化（Santoro et al.，2020）

肠道菌群是一个复杂多样的动态系统，受各种因素的影响，肠道菌群在不同个体之间存在很大的差异。随着对肠道菌群的研究深入，已有多项研究发现，宿主饮食、药物、生活方式等宿主外在因素能够对肠道菌群的组成和功能产生影响，进而影响宿主的健康状态。因此，与古人类相比，现代工业化人群生活方式的改变，以及医药、食品和卫生方面的进步，使得现代人的肠道菌群发生了显著的变化。Wibowo 等（2021）通过对在美国西南部和墨西哥岩石洞发现的距今 1000～2000 年的 8 例保存完好、经过验证的古人类粪便样本进行分析，再与 789 个来自工业化地区和非工业化地区的现代人的粪便样本进行对比后发现，古人类的肠道微生物组与非工业化地区人群的肠道微生物组更为接近；与古人类和非工业化地区人群的肠道微生物组相比，工业化人群肠道中的嗜黏蛋白阿克曼菌（*Akkermansia muciniphila*，Akk）显著富集；而古人类肠道微生物组中含有大量与淀粉代谢有关的基因，这或许是因为古人类的饮食中有大量的复合碳水化合物（Wibowo et al.，2021）。Akk 是人体肠道中一种可降解黏蛋白的细菌，在人肠道菌群中占比可达 0.5%～5%。有研究发现，Akk 可以调节肠道内黏液厚度和维持肠道屏障完整性，降低宿主肥胖、糖尿病、炎症和代谢紊乱等疾病的发病风险（Zhou，2017）。在具有生物繁殖隔离的不同物种之间，或单个细胞的叶绿体、线粒体等细胞器之间，以及细胞器和细胞核之间会存在 DNA 片段流动的现象，该现象称为水平基因转移。研究发现，细菌可以利用水平基因转移获得新的功能，以快速适应不稳定的环境。研究人员通过对来自不同工业化程度地区的 15 个人群的肠道菌群进行培养、分离和测序，结果发现城市工业化人群中肠道细菌基因交换更频繁，水平基因转移数量高于农村非工业化人群（Groussin et al.，2021）。因此，人类的工业化进程可以作为肠道菌群进化的选择压力，促使肠道菌群更适应宿主现代化的生活方式，从而维持宿主的健康状态。

饮食组成及食物选择是现代人的日常生活中心，也与人类进化史转折点相关，现代狩猎采集者的饮食组成及营养，常常被认为是人类祖先营养的现代模型（Crittenden and Schnorr，2017）。通过对现代狩猎采集者的研究，可以更好地揭示人类进化过程中饮食及生活方式的变化对肠道菌群的影响。研究发现，传统狩猎型社会与现代社会人群的肠道菌群存在显著差异（Kumar and Forster，2017）。在坦桑尼亚哈扎（Hadza）部落的“原始社会”中，狩猎采集者的肠道菌群具有独特的性质。2014 年，Schnorr 等发现，与生活在现代农村和工业社区的 36 个个体相比，27 名狩猎采集者的肠道菌群富含密螺旋体、拟杆菌和瘤胃球菌，而缺少双歧杆菌。2017 年，Smits 等通过跟踪 188 名保留原始狩猎习俗的哈扎人在 20 个月内肠道菌群的变化，发现肠道菌群的组成与季节性（雨季和旱季）饮食变化一致，但其肠道菌群总是缺少双歧杆菌。据研究报道，双歧杆菌能够适应西式饮食中富含的葡萄糖基和半乳糖基糖类，使肠道降解多糖的能力增强，产生短链脂肪酸，减少低度炎症、胰岛素抵抗和 2 型糖尿病的发生；而密螺旋体则更适应未加工的植物性食物中富含的复杂糖类（Soverini et al.，2016）。该研究进一步证明了肠道菌群在宿主环境的选择压力下，向着更利于宿主健康的方向进化。

1.3.6　肠道菌群进化与疾病

值得注意的是，肠道菌群的进化并不总是有益于宿主健康。大量研究表明，肠道菌群进化与各种疾病密切相关（Skoufos et al.，2021）。近年来，已有一些实验方法（如粪便菌群移植技术、人类微生物群相关小鼠模型和微生物表型三角测量技术等）和计算方法（如孟德尔随机化分析和中介分析等）用于解析肠道菌群致病机制（Lv et al.，2021）。众所周知，人类进化出了独特的“微生物–肠道–大脑轴（microbiota-gut-brain axis）”，可以使肠道与中枢神经系统同步，具有调控人类行为和维持大脑免疫稳态的能力（Doifode et al.，2021）。研究发现，基于微生物–肠道–大脑轴的双向通信（bidirectional communication），肠道菌群及其代谢物（短链脂肪酸、支链氨基酸和神经递质等）可以通过调节某些炎症通路影响阿尔茨海默病的发生和发展（Doifode et al.，2021；Qian et al.，2021）。肠道菌群也可通过调控微生物–肠道–大脑轴导致帕金森病（Zhao et al.，2021）。基于孟德尔随机化分析，进一步明确了肠道菌群的异常与阿尔茨海默病、帕金森病、抑郁症、克罗恩病、溃疡性结肠炎等人类特有疾病的关联（Lv et al.，2021）。

在过去的 500 万～600 万年里，人类的某些 DNA 区域从与黑猩猩同源的共同祖先中分化出来，伴随人类进化发生了快速突变，这些差异 DNA 区域被命名为人类加速进化区（human accelerated region，HAR）（Pollard et al.，2006）。先前的研究表明，HAR 不仅为人类带来了先进的认知能力和消化系统，同时导致了人类特有的认知障碍、神经系统疾病和胃肠道疾病等多种疾病（Chu et al.，2020；Luo et al.，2021）。肠道菌群是将疾病与 HAR 联系起来的重要桥梁。自人类和黑猩猩的基因组序列被破译以来，比较基因组学已经确定了约 2700 个包含数千个人类遗传因子[基因、单核苷酸多态性（SNP）、非编码 RNA]的 HAR（Doan et al.，2016）。本课题组通过使用宿主遗传与微生物数据库（GIMICA，http://gimica.idrblab.net/ttd/）（Tang et al.，2021）中的记录，比对得到这些与 HAR 相关的遗传因子，这些遗传因子部分可以有效调节人类肠道菌群的丰度（Quan et al.，2023）。例如，FTO α-酮戊二酸依赖性加双氧酶（FTO alpha-ketoglutarate dependent dioxygenase）基因 *FTO* 的拷贝数缺失降低了胆型螺旋杆菌（*Helicobacter bilis*）和卟啉单胞菌（*Porphyromonas* sp.）的相对丰度，增加了鼠乳杆菌（*Lactobacillus murinus*）和罗伊氏乳杆菌（*Lactobacillus reuteri*）的相对丰度。Toll 样受体 4（Toll-like receptor 4）基因 *TLR4* 的拷贝数缺失与拟杆菌门（Bacteroidetes）丰度降低有关，*TLR4* 过表达引起梭杆菌门（Fusobacteria）和变形菌门（Proteobacteria）丰度升高（Sun et al.，2019）。

研究发现，HAR 调控的肠道菌群如拟杆菌属、胆型螺旋杆菌和

Lachnobacterium 的相对丰度自人类与黑猩猩分化以来确实发生了迅速的变化。具体而言，拟杆菌和 *Lachnobacterium* 在人类中的相对丰度高于黑猩猩，而胆型螺旋杆菌的相对丰度较低。因此推测 HAR 可能与肠道菌群形成共同进化单元，影响人体健康。大量的实验结果表明，这些 HAR 定位的遗传因子和 HAR 调节的肠道菌群参与了几种神经系统疾病和胃肠道疾病（Skoufos et al.，2021）。例如，临床研究发现 HAR 基因 *TLR4* 除了介导阿尔茨海默病（Dallas and Widera，2021）和帕金森病（Gorecki et al.，2021）的炎症反应，还可能与乳糜泻（Santin et al.，2007）有关。同样，受 *TLR4* 调控的拟杆菌丰度与神经系统疾病风险呈负相关关系，与胃肠道疾病（乳糜泻、克罗恩病、肠易激综合征和溃疡性结肠炎等）的风险正相关（Skoufos et al.，2021）。此外，先前的研究也证实了 HAR 基因 *FTO* 与人类特异性疾病（阿尔茨海默病和乳糜泻）之间的密切联系（Grandone et al.，2015；Li et al.，2018）。受 *FTO* 调节的胆型螺旋杆菌和 *Lachnobacterium* 同样被证明与阿尔茨海默病、乳糜泻、克罗恩病和溃疡性结肠炎（Skoufos et al.，2021）的发生密切相关。综上所述，有理由认为肠道菌群介导了人类基因组进化伴随产生的某些重要疾病（图 1-3）（Quan et al.，2023）。

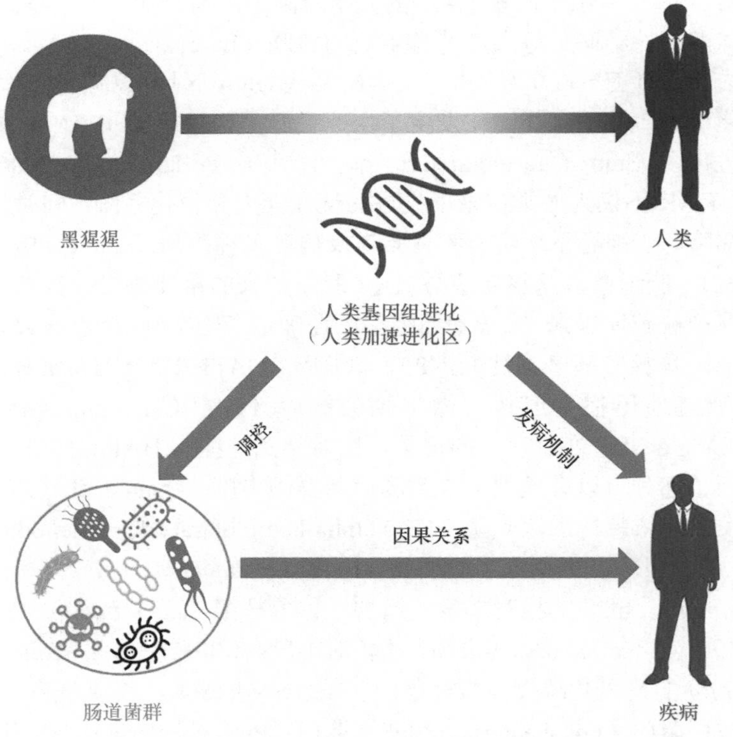

图 1-3　肠道菌群介导人类基因组进化与疾病的关联（Quan et al.，2023）

除了肠道菌群丰度与人类基因组的协同进化，肠道菌群自身基因组的进化有时也会威胁人类健康。现代医学中抗生素等药物的不当使用，使得细菌发生耐药性，这对医疗体系造成了十分严重的威胁。人体肠道的共生细菌携带着大量抗生素耐药基因，这些基因很可能是致病细菌获得耐药性的重要来源。Campbell 等（2020）通过对比圈养黑猩猩及大猩猩、野生黑猩猩及大猩猩的肠道菌群发现：相比于野生黑猩猩及大猩猩，圈养黑猩猩及大猩猩的抗生素耐药基因丰度（abundance）及丰富度（richness）均显著升高，且存在一系列的新型抗生素耐药基因，包括黏菌素（对抗耐药菌最有效的抗生素之一）的耐药基因。Wibowo 等（2021）在对比古人类与现代人类的肠道菌群时，也在工业化人群和非工业化人群样本中发现了较高丰度的抗生素耐药基因，其中许多是四环素耐药基因。质粒在细菌进化中扮演了重要角色，2020 年，Thanh Duy 等发现，肠道的共生大肠杆菌（*Escherichia coli*）中含有大量耐药基因和耐药质粒，且环丙沙星耐药型索氏志贺氏菌（*Shigella sonnei*）与肠道中的大肠杆菌含有相同的多重耐药质粒，这表明索氏志贺氏菌很可能从肠道中的共生大肠杆菌中获得多重耐药性，而抗菌药物的使用可能会影响共生大肠杆菌和索氏志贺氏菌之间的质粒转移。上述研究表明，肠道菌群在与人类的共进化中不断获得耐药基因，致病细菌能够通过质粒转移获得肠道菌群携带的这些耐药基因，获得耐药性，进而威胁人类健康。

综上，现代医学研究证实，多种人类特异性疾病（阿尔茨海默病、帕金森病、肠炎等）的发病机制与人类加速进化区（HAR）密切相关。鉴于这些区域也调控疾病相关肠道菌群，因此肠道菌群很可能介导了人类基因组进化过程中产生的若干疾病（Quan et al.，2023）。

参 考 文 献

Al Nabhani Z, Eberl G. 2020. Imprinting of the immune system by the microbiota early in life. Mucosal Immunol, 13(2): 183-189.

Amon P, Sanderson I. 2017. What is the microbiome. Arch Dis Child Educ Pract Ed, 102(5): 257-260.

Andrew S E, Hayden M R. 1995. Origins and evolution of Huntington disease chromosomes. Neurodegeneration, 4(3): 239-244.

Baca S C, Prandi D, Lawrence M S, et al. 2013. Punctuated evolution of prostate cancer genomes. Cell, 153(3): 666-677.

Bar-On Y M, Phillips R, Milo R. 2018. The biomass distribution on Earth. Proc Natl Acad Sci USA, 115(25): 6506-6511.

Belloche A, Menten K M, Comito C, et al. 2008. Detection of amino acetonitrile in Sgr B2(N). Astron Astrophys, 482(1): 179-196.

Birget P L G, Greischar M A, Reece S E, et al. 2017. Altered life history strategies protect malaria parasites against drugs. Evol Appl, 11(4): 442-455.

Borgeson W. 2002. Discussing the origin of life. Science, 298(5594): 747-749.

Briggs R, Ertem G, Ferris J P, et al. 1992. Comet Halley as an aggregate of interstellar dust and further evidence for the photochemical formation of organics in the interstellar medium. Orig Life Evol Biosph, 22(5): 287-307.

Campbell T P, Sun X, Patel V H, et al. 2020. The microbiome and resistome of chimpanzees, gorillas, and humans across host lifestyle and geography. ISME J, 14(6): 1584-1599.

Cheng C, Kirkpatrick M. 2021. Molecular evolution and the decline of purifying selection with age. Nat Commun, 12(1): 2657.

Chyba C, Sagan C. 1992. Endogenous production, exogenous delivery and impact-shock synthesis of organic molecules: an inventory for the origins of life. Nature, 355: 125-132.

Chu X Y, Quan Y, Zhang H Y. 2020. Human accelerated genome regions with value in medical genetics and drug discovery. Drug Discov Today, 25(5): 821-827.

Cooper D N. 2002. Human gene mutation in pathology and evolution. J Inherit Metab Dis, 25(3): 157-182.

Corcoran R B, André T, Atreya C E, et al. 2018. Combined BRAF, EGFR, and MEK inhibition in patients with *BRAF*^{V600E}-mutant colorectal cancer. Cancer Discov, 8(4): 428-443.

Corliss J B, Dymond J, Gordon L I, et al. 1979. Share Submarine thermal springs on the galapagos rift. Science, 203(4385): 1073-1083.

Crittenden A N, Schnorr S L. 2017. Current views on hunter-gatherer nutrition and the evolution of the human diet. Am J Phys Anthropol, 162(63): 84-109.

Crouwel F, Buiter H J C, de Boer N K. 2020. Gut microbiota-driven drug metabolism in inflammatory bowel disease. J Crohns Colitis, 15(2): 307-315.

Dallas M L, Widera D. 2021. TLR2 and TLR4-mediated inflammation in Alzheimer's disease: self-defense or sabotage. Neural Regen Res, 16(8): 1552.

Doan R N, Bae B I, Cubelos B, et al. 2016. Mutations in human accelerated regions disrupt cognition and social behavior. Cell, 167(2): 341-354.

Doifode T, Giridharan V V, Generoso J S, et al. 2021. The impact of the microbiota-gut-brain axis on Alzheimer's disease pathophysiology. Pharmacol Res, 164: 105314.

Durisko Z, Mulsant B H, McKenzie K, et al. 2016. Using evolutionary theory to guide mental health research. Can J Psychiatry, 61(3): 159-165.

Echaubard P, Rudge J W, Lefevre T. 2018. Evolutionary perspectives on human infectious diseases: challenges, advances, and promises. Evol Appl, 11(4): 383-393.

Foster K R, Schluter J, Coyte K Z, et al. 2017. The evolution of the host microbiome as an ecosystem on a leash. Nature, 548(7665): 43-51.

Gilbert W. 1986. Origin of life: the RNA world. Nature, 319: 618.

Glunt K D, Coetzee M, Huijben S, et al. 2017. Empirical and theoretical investigation into the potential impacts of insecticide resistance on the effectiveness of insecticide-treated bed nets. Evol Appl, 11(4): 431-441.

Gorecki A M, Anyaegbu C C, Anderton R S. 2021. TLR2 and TLR4 in Parkinson's disease pathogenesis: the environment takes a toll on the gut. Transl Neurodegener, 10(1): 1-19.

Grandone A, Marzuillo P, Cirillo G, et al. 2015. FTO polymorphism rs9939609 contributes to weight changes in children with celiac disease on gluten-free diet. J Pediatr Gastroenterol Nutr, 61(2): 220-223.

Greenberg J M, Zhao N, Hage J. 1989. Chemical evolution of interstellar dust, comets and the origins of life. Ann Phys (Paris), 14(2): 103-131.

Groussin M, Poyet M, Sistiaga A, et al. 2021. Elevated rates of horizontal gene transfer in the industrialized human microbiome. Cell, 184(8): 2053-2067, e18.

Hollis J M, Lovas F J, Jewell P R. 2000. Interstellar glycolaldehyde: the first sugar. Astrophys J, 540(2): L107-L110.

Huijben S, Paaijmans K P. 2017. Putting evolution in elimination: winning our ongoing battle with evolving malaria mosquitoes and parasites. Evol Appl, 11(4): 415-430.

Kaznatcheev A, Peacock J, Basanta D, et al. 2019. Fibroblasts and alectinib switch the evolutionary games played by non-small cell lung cancer. Nat Ecol Evol, 3(3): 450-456.

Koh A, De Vadder F, Kovatcheva-Datchary P, et al. 2016. From dietary fiber to host physiology: short-chain fatty acids as key bacterial metabolites. Cell, 165(6): 1332-1345.

Kumar N, Forster S C. 2017. Genome watch: Microbiota shuns the modern world. Nat Rev Microbiol, 15(12): 710.

Lawless J G, Kvenvolden K A, Peterson E, et al. 1971. Amino acids indigenous to the murray meteorite. Science, 173(3997): 626-627.

Lefevre T, Ohm J, Dabiré K R, et al. 2017. Transmission traits of malaria parasites within the mosquito: genetic variation, phenotypic plasticity, and consequences for control. Evol Appl, 11(4): 456-469.

Lerminiaux N A, Cameron A D. 2018. Horizontal transfer of antibiotic resistance genes in clinical environments. Can J Microbiol, 65(1): 34-44.

Li H, Ren Y, Mao K, et al. 2018. FTO is involved in Alzheimer's disease by targeting TSC1-mTOR-Tau signaling. Biochem Biophys Res Commun, 498(1): 234-239.

Li J, Shen Z, Wang J, et al. 2017. Widespread presence of glycolaldehyde and ethylene glycol around Sagittarius B2. The Astrophysical Journal, 849(2): 9.

Luo X, Liu Y, Dang D, et al. 2021. 3D Genome of macaque fetal brain reveals evolutionary innovations during primate corticogenesis. Cell, 184(3): 723-740.

Lv B M, Quan Y, Zhang H Y. 2021. Causal inference in microbiome medicine: principles and applications. Trends Microbiol, 29(8): 736-746.

Medzhitov R, Schneider D S, Soares M P. 2012. Disease tolerance as a defense strategy. Science, 335(6071): 936-941.

Mendizabal I, Shi L, Keller T E, et al. 2016. Comparative methylome analyses identify epigenetic regulatory loci of human brain evolution. Mol Biol Evol, 33(11): 2947-2959.

Miller S L, Schlesinger G. 1983. The atmosphere of the primitive earth and the prebiotic synthesis of organic compounds. Adv Space Res, 3(9): 47-53.

Moeller A H, Caro-Quintero A, Mjungu D, et al. 2016. Cospeciation of gut microbiota with hominids.

Science, 353(6297): 380-382.

Nakamura-Messenger K, Messenger S, Keller L P, et al. 2006. Organic globules in the Tagish Lake meteorite: remnants of the protosolar disk. Science, 314(5804): 1439-1442.

Nowell P C. 1976. The clonal evolution of tumor cell populations. Science, 194(4260): 23-28.

O'Keefe J H Jr, Cordain L. 2004. Cardiovascular disease resulting from a diet and lifestyle at odds with our Paleolithic genome: how to become a 21st-century hunter-gatherer. Mayo Clin Proc, 79(1): 101-108.

Oba Y, Takano Y, Naraoka H, et al. 2020. Extraterrestrial hexamethylenetetramine in meteorites-a precursor of prebiotic chemistry in the inner solar system. Nat Commun, 11(1): 6243.

Pogrebniak K L, Curtis C. 2018. Harnessing tumor evolution to circumvent resistance. Trends Genet, 34(8): 639-651.

Pollard K S, Salama S R, King B, et al. 2006. Forces shaping the fastest evolving regions in the human genome. PLoS Genet, 2(10): e168.

Qian X H, Song X X, Liu X, et al. 2021. Inflammatory pathways in Alzheimer's disease mediated by gut microbiota. Ageing Res Rev, 68: 101317.

Quan Y, Zhang K X, Zhang H Y. 2023. The gut microbiota links disease to human genome evolution. Trends Genet, S0168-9525(23): 00032-X.

Robinson O J, Vytal K, Cornwell B R, et al. 2013. The impact of anxiety upon cognition: perspectives from human threat of shock studies. Front Hum Neurosci, 7: 203.

Rodríguez J A, Farré X, Muntané G, et al. 2019. Reply to: Retesting the influences of mutation accumulation and antagonistic pleiotropy on human senescence and disease. Nat Ecol Evol, 3(7): 994-995.

Rodríguez J A, Marigorta U M, Hughes D A, et al. 2017. Antagonistic pleiotropy and mutation accumulation influence human senescence and disease. Nat Ecol Evol, 1(3): 55.

Santin I, Castellanos-Rubio A, Hualde I, et al. 2007. Toll-like receptor 4 (*TLR4*) gene polymorphisms in celiac disease. Tissue Antigens, 70(6): 495-498.

Santoro A, Zhao J, Wu L, et al. 2020. Microbiomes other than the gut: inflammaging and age-related diseases. Semin Immunopathol, 42(5): 589-605.

Schnorr S L, Candela M, Rampelli S, et al. 2014. Gut microbiome of the Hadza hunter-gatherers. Nat Commun, 5: 3654.

Shapira M. 2016. Gut microbiotas and host evolution: scaling up symbiosis. Trends Ecol Evol, 31(7): 539-549.

Silva A S, Kam Y, Khin Z P, et al. 2012. Evolutionary approaches to prolong progression-free survival in breast cancer. Cancer Res, 72(24): 6362-6370.

Skoufos G, Kardaras F S, Alexiou A, et al. 2021. Peryton: a manual collection of experimentally supported microbe-disease associations. Nucleic Acids Res, 49(D1): D1328-D1333.

Smits S A, Leach J, Sonnenburg E D, et al. 2017. Seasonal cycling in the gut microbiome of the Hadza hunter-gatherers of Tanzania. Science, 357(6353): 802-806.

Sommer F, Bäckhed F. 2013. The gut microbiota-masters of host development and physiology. Nat

Rev Microbiol, 11(4): 227-238.

Soverini M, Rampelli S, Turroni S, et al. 2016. Variations in the post-weaning human gut metagenome profile as result of *Bifidobacterium* acquisition in the western microbiome. Front Microbiol, 7: 1058.

Staňková K. 2019. Resistance games. Nat Ecol Evol, 3(3): 336-337.

Sun L, Ma L, Zhang H, et al. 2019. *Fto* deficiency reduces anxiety-and depression-like behaviors in mice via alterations in gut microbiota. Theranostics, 9(3): 721.

Tang J, Wu X, Mou M, et al. 2021. GIMICA: host genetic and immune factors shaping human microbiota. Nucleic Acids Res, 49(D1): D715-D722.

Thanh Duy P, Thi Nguyen T N, Vu Thuy D, et al. 2020. Commensal *Escherichia coli* are a reservoir for the transfer of XDR plasmids into epidemic fluoroquinolone-resistant *Shigella sonnei*. Nat Microbiol, 5(2): 256-264.

Thomas M L, Marcato P. 2018. Epigenetic modifications as biomarkers of tumor development, therapy response, and recurrence across the cancer care continuum. Cancers (Basel), 10(4): 101.

Thomas S, Izard J, Walsh E, et al. 2017. The host microbiome regulates and maintains human health: a primer and perspective for non-microbiologists. Cancer Res, 77(8): 1783-1812.

Varki A. 2012. Nothing in medicine makes sense, except in the light of evolution. J Mol Med (Berl), 90(5): 481-494.

Viana M, Faust C L, Haydon D T, et al. 2017. The effects of subcurative praziquantel treatment on life-history traits and tradeoffs in drug-resistant *Schistosoma mansoni*. Evol Appl, 11(4): 488-500.

Wen K X, Miliç J, El-Khodor B, et al. 2016. The role of DNA methylation and histone modifications in neurodegenerative diseases: a systematic review. PLoS ONE, 11(12): e0167201.

Wibowo M C, Yang Z, Borry M, et al. 2021. Reconstruction of ancient microbial genomes from the human gut. Nature, 594(7862): 234-239.

Williams M J, Werner B, Barne C P, et al. 2016. Identification of neutral tumor evolution across cancer types. Nat Genet, 48(3): 238-244.

Zhang J, Cunningham J J, Brown J S, et al. 2017. Integrating evolutionary dynamics into treatment of metastatic castrate-resistant prostate cancer. Nat Commun, 8(1): 1816.

Zhao Z, Ning J, Bao X Q, et al. 2021. Fecal microbiota transplantation protects rotenone-induced Parkinson's disease mice via suppressing inflammation mediated by the lipopolysaccharide-TLR4 signaling pathway through the microbiota-gut-brain axis. Microbiome, 9(1): 226.

Zhou K. 2017. Strategies to promote abundance of *Akkermansia muciniphila*, an emerging probiotics in the gut, evidence from dietary intervention studies. J Funct Foods, 33: 194-201.

第 2 章

病理机制的进化解析

自地球生命诞生以来，生物为适应环境不断“创新”，获得更多样、更复杂的能力。然而，进化中的创新亦常伴随着风险，如同一个硬币的两面。控制细胞分裂的机制亦驱动了癌细胞的无限增殖，智能发展中的关键基因亦与精神疾病关联紧密，使人类祖先获得进化优势的生理结构亦提高了分娩的风险。从进化的角度解析病理机制，不仅能更深入地认识疾病发生原因和发展规律，也将为相应疾病的预防和治疗提供新的思路。本章将介绍近年来从进化角度解析癌症、精神疾病、新生儿疾病与慢性代谢性疾病病理机制的相关研究。

2.1 癌症

癌症是一种伴随多细胞生物起源而产生的古老疾病，几乎所有多细胞生物均可能罹患癌症。人类很早就认识到了这种疾病，早在古埃及时代就有对癌症的记载。然而，癌症特别是晚期癌症仍缺乏有效的治疗手段，目前是仅次于心血管疾病的人类的第二大死因。癌症发生发展背后的病理机制极为复杂。近年来，研究者开始从进化的视角研究癌症，有望从更深层次认识这一古老的疾病，并为其诊疗带来新的思路。

2.1.1 原癌基因起源与细胞返祖现象

癌症的发生和发展是一个进化的过程。癌细胞表现出的无限增殖和细胞间正常协作缺失等特性类似于生物进化早期出现的单细胞或原始多细胞生物，这启发了癌症返祖理论的提出（Davies and Lineweaver，2011）。该理论认为癌症的成因是细胞激活了在进化早期产生的维持单细胞生存的一套机制。近年来的研究显示，诸多原癌基因起源于单细胞生物或单细胞向多细胞生物过渡的阶段，为癌症返祖理论提供了支持。

原癌基因（proto-oncogene）是存在于生物正常细胞中的癌基因（oncogene，希腊语 mass），最初在 RNA 病毒中被发现。20 世纪 70～80 年代，在美国微生物学家 John Michael Bishop 的领导下检验了一种理论，即健康的人体细胞含有休眠的病毒致癌基因，一旦触发，就会致癌（Parker et al.，1981）。通过对逆转录病毒的生物化学、遗传学和生命周期的详细研究，研究者发现逆转录病毒可以将其基因整合到感染细胞的染色体中，从而重新构造细胞的化学过程以产生新的病毒颗粒。逆转录病毒诱导的基因组变化之一是癌基因的插入，癌基因即能够将正常细胞转化为癌细胞的基因序列。这些研究还表明，部分癌基因本质是来自宿主体内细胞中存在的正常基因（原癌基因），病毒导致其异常激活进而诱发癌变。目前在癌症基因普查（Cancer Gene Census，CGC）数据库中已收录 316 个原癌基因（Sondka et al.，2018）。

原癌基因原本的功能最初并不明显，它们被认为是“沉默的”，只有在不受控生长的细胞中才表达，但之后的研究表明了其在细胞调节中的重要性。原癌基因编码的蛋白质在正常细胞功能必不可少的多个关键过程中起作用。它们编码了特定细胞内调节蛋白、生长因子和生长因子受体，在细胞生长和分化中发挥重要作用。例如，蛋白激酶 C 具有控制细胞生长和特化、代谢、激素作用、神经信号传递、受精和基因活性等多种功能。原癌基因的转录在胚胎发生期间、生长因子刺激细胞有丝分裂期间以及被切除组织再生期间（如在部分肝切除术后）显著增加。由此可见，原癌基因的功能对多细胞生物至关重要（Stephen and Maronpot，2002）。

返祖现象（atavism）是指物种单一世代个体成员，偶尔出现其进化谱系中某祖先的特征（结构或行为）。这个词来自拉丁语 *atavus*，意为比曾祖父的祖父更早的祖先。返祖现象实际上是旧性状的表现。从遗传学的角度来看，当表型性状在自然选择过程中丢失时，其编码 DNA 保存的遗传信息不一定丢失，而可能只是不活跃。这意味着这些基因即使在休眠了许多代之后也可以被重新激活。如果基因调控途径存在，那么突变可以提供足够的信号来重新激活导致返祖特征形成的途径。返祖现象告诉我们，遗传信息可能会被保留，但在许多代中不会在表型中表现。当给予适当的信号时，古老的通路被重新激活，继而表现出相应性状（Hall，2010）。多细胞生物由单细胞祖先演化而来，其基因组中仍保留了服务于单细胞生物功能的基因和调控途径。然而，单细胞生物的一些特性对多细胞生物的整体功能不利。因此多细胞生物进化出了新的机制来调控这些单细胞基因的表达。如前所述，很多原癌基因的功能就与此有关。癌细胞的表型近似于单细胞生物或早期简单的多细胞生物，这一“返祖现象”意味着基因组中的古老调控机制被不适当激活了。

癌症可能是我们的细胞在“安全模式”下运行的方式，就像受损的计算机操作系统在面对外部威胁时试图自我保护一样。这就是亚利桑那州立大学的 Paul Davies 及其同事得出的结论。他们基于癌症的表型，为癌症的起源设计了一个有争议的理论模型——返祖模型（图 2-1）（Davies and Lineweaver，2011；Bussey et al.，2017）。该模型认为癌症是对处于休眠状态的古老“预编程”特征的重新表达。他们假设，当细胞健康面临环境威胁时，如辐射或生活方式等，细胞可以恢复到“预先设定的安全模式”。这样一来，细胞就放弃了更高级的功能，将休眠状态下的增殖能力重新打开，从而错误地试图生存下去。Davies 等认为，癌症是一种保险故障，一旦进程被触发，它就会无情地执行其程序（Lineweaver et al.，2014）。Davies 在帝国理工学院（Imperial College London）举行的医学工程会议上发表的报告，概述了一套基于这种返祖模式的癌症治疗方法。这一模型并不简单地攻击癌症的增殖能力或“癌症的力量”，而是暴露“癌症的致命弱点”。例如，如果这个理论是正确的，那么癌症将是在地球环境酸性更强、含氧量更少的时候进化的。因此，研究小组预测，用饮食中高水平的氧气和还原糖来治疗患者，降低酸度，将对癌症施压，可导致肿瘤缩小（Thomas et al.，2017）。

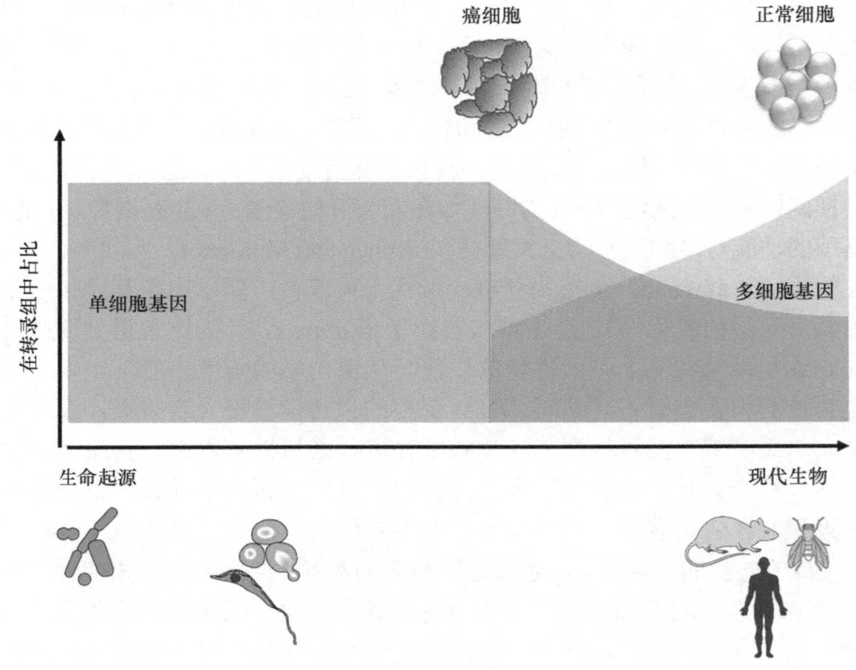

图 2-1 癌症返祖模型（Bussey et al.，2017）

2021 年，Lineweaver 等在之前观点的基础上指出，肿瘤的返祖是一系列连续的变化，并据此提出了连续返祖模型（serial atavism model，SAM）。该模型强调癌症的发生和发展不仅仅涉及多细胞向单细胞的一次性逆转，而更应该描述为一系列的逆转。该模型预测并改进的癌细胞系统发生学揭示了癌细胞的逆转模式：癌症特征的出现遵循特定时间序列，这也反映了它们的历史演变顺序。他们还提出了一个基于返祖模型的靶向治疗策略：大多数癌症治疗针对肿瘤的增殖能力，这也是癌细胞最基本的特性。而由于癌细胞按照 SAM 假设的顺序返祖逆转，依赖于返祖逆转不可逆性的治疗策略可以利用正常细胞能力和癌细胞能力之间的差异性来制定治疗方案（Lineweaver et al.，2021）。

癌细胞返祖的理论得到了不少证据的支持。

1. 无氧呼吸

德国科学家、诺贝尔生理学或医学奖得主奥托・海因里希・瓦尔堡（Otto Heinrich Warburg）发现癌细胞主要采用无氧呼吸的方式生产能量，而正常体细胞的能量主要来源于有氧呼吸。有氧呼吸与无氧呼吸相比，产生的能量更多，产生的废物更少。人是多细胞生物，由单细胞生物进化而来。而地球上早期的单细胞生物都是无氧呼吸，这在一定程度上支持癌细胞确实回到了细胞诞生之初。

2. 癌细胞没有接触抑制现象

大量的单细胞要组合成多细胞，并且形成稳定有序的生命组织，必须要有团队协作。正常的细胞间存在接触抑制现象。两个细胞分别发育长大，当它们的细胞膜相遇以后，接触抑制就会起作用，让细胞不再增长，也不再无限分裂。这可以确保器官和生物的形状、大小基本不变。癌细胞没有接触抑制，不断分裂生长，这种没有团队合作，只管自己野蛮生长的行为，是典型的单细胞行为特征。

3. 癌基因起源时间

与返祖模型的观点一致，有研究显示癌症相关基因富集于最古老的多细胞生物起源的基因中（图 2-2）（Domazet-Lošo and Tautz，2010）。本课题组通过分析癌症内源性（endogenous）调控网络，发现源自真核生物（Eukaryota）的子网络可以控制癌细胞的无限增殖，而源自真后生动物（Eumetazoa）的子网络可以概括其他癌症特征。此外，基于多个数据集的研究表明，癌症驱动基因富含真核生物、后鞭毛生物（Opisthokonta，被认为是单细胞与多细胞生物间的过渡环节）和真后生动物的基因。癌症驱动基因的进化特征可能有助于从高通量数据中选择癌症生物标记。这些结果对于根据基因年代信息选择基因特征来增强癌症预后模型的鲁棒性（robustness）具有一定意义（Chu et al.，2017）。

2.1.2　癌症进展过程中的细胞群体进化

进化的标志性例子（爬行动物进化成鸟类，有鳍鱼进化出四肢并登上陆地）似乎与癌性肿瘤的生长无关，但它们都基于一个相同的过程——自然选择。通常认为自然选择在群体之间起作用，但这一过程的关键要素——变异、遗传和选择——不仅体现在特定环境的生物种群中，也可以体现在人体内的细胞种群中（图 2-3）。1976 年，Nowell 提出大多数癌症起源于单个细胞，并且肿瘤进展是由原始克隆内获得的遗传变异导致的，从而允许依次选择更具攻击性的亚系。换句话说，癌症进化可以看作是经历无性繁殖的单细胞生物的达尔文进化。1990 年，

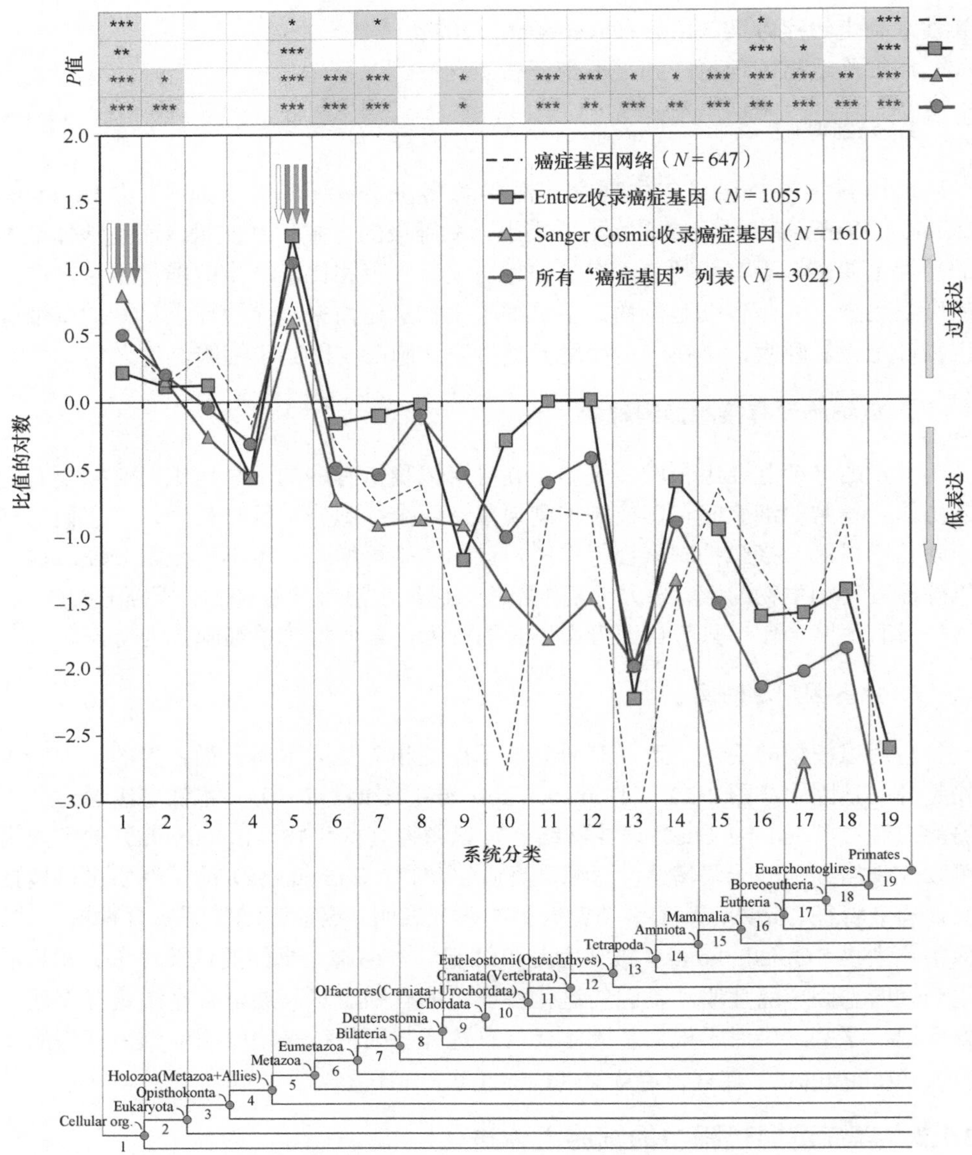

图 2-2　癌症基因起源时期（Domazet-Lošo and Tautz，2010）

Primates：灵长类动物；Euarchontoglires：灵长总目；Boreoeutheria：北方真兽高目；Eutheria：真兽亚纲；Mammalia：哺乳纲；Amniota：羊膜动物；Tetrapoda：四足类；Euteleostomi (Osteichthyes)：骨脊椎动物；Craniata (Vertebrata)：脊椎动物；Olfactores (Craniata + Urochordata)：嗅球类脊索动物（颅脑动物+脊索动物）；Chordata：脊索动物；Deuterostomia：后口动物；Bilateria：两侧对称动物；Eumetazoa：真后生动物；Metazoa：后生动物；Holozoa (Metazoa + Allies)：动物总界（后生动物+同源生物）；Opisthokonta：后鞭毛生物；Eukaryota：真核生物；Cellular org.：细胞起源

Fearon 和 Vogelstein 将这些发现与克隆进化模型相结合，提出了多步肿瘤发生模型。在结直肠肿瘤发生过程中，当 *APC*、*KRAS*、*TP53* 等基因积累强驱动突变时，正常上皮细胞通过良性肿瘤转化为恶性肿瘤。从那时起，正常细胞经历达尔文进化形成一个统一的恶性细胞群体的观点被广泛接受。例如，肠道内的细胞在遗传上是不均匀的，它们之间有差异。这些细胞中有一些在分裂时发生了偶然的突变。如果这些突变中的一个（或一系列）允许其携带者逃避细胞死亡并比其他细胞更有效率地繁殖，那么它将把该突变传递给其子细胞。带有该突变的细胞的比例会随着时间的推移而增加，就像生态系统中的生物一样，个体内的细胞谱系也争夺资源。在竞争中获得优势的细胞谱系会积累突变，使其能获取额外的资源并逃脱个体的控制机制，它们会增殖并可能演变成恶性肿瘤（Niida et al.，2018）。

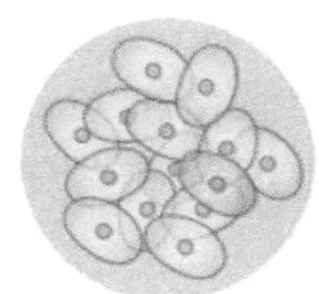

1. 性状的变异

大多数细胞基本相同，但其中一个细胞经历了偶然突变，使控制细胞生长的基因失活。

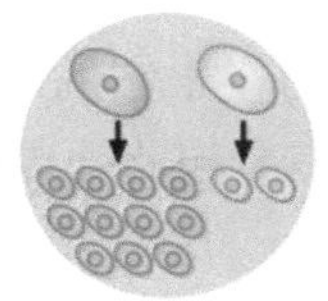

2. 细胞增殖的差异

由于突变细胞失去了控制生长的能力，它可能比其他细胞分裂得更快。

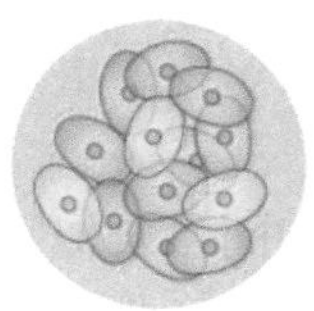

3. 遗传

正常细胞在分化时传递正常DNA，突变细胞在分化时传递突变DNA。由于突变细胞分裂得更快，其后代也更多。

图 2-3　细胞谱系中的自然选择

尽管生态系统中的种群进化和体内的细胞谱系变化呈现相同的进程，但在这些不同级别的选择之间存在一些关键差异。首先，整个生物体的繁殖要比单个细胞的繁殖慢得多。这意味着，虽然新物种的进化或重大过渡（例如鸟类从爬行动物进化而来）可能需要数百万年的时间，但细胞谱系的癌变却可能仅需数月或数年的时间。其次，自然选择通常会提高个体的适应能力，偏爱那些具有特质的个体，使其能够生存并产生更健康的后代。但较低水平的选择可能会增加某些细胞谱系的适应性，但要以个体为代价。在癌症中这一点尤其明显：癌细胞与人体内其他细胞相比具有优势，但对生物体却不利。在细胞水平上的选择可能会阻碍有机体的生存和繁殖，这与在个体水平上的选择恰恰相反。

为什么在个体层面上抵消这些负面影响（即找到治疗方法）如此困难?进化论的观点揭示了答案：肿瘤即使是在一个人身上也不是一个单一的实体，而是一个细胞谱系的多样化和进化的群体。例如，单个肿瘤是由多种细胞类型组成的，这些细胞随着细胞的增殖而产生，并产生不同的突变。所有这些多样性意味着突变细胞群中很容易包含这样一个变种，它恰好对可能使用的任何一种化疗药物都有耐药性。用被耐受的药物治疗患者制造了一个更大的困难——与其他细胞相比，少数耐药癌细胞具有很大的选择性优势。随着时间的推移，这些耐药细胞的比例会增加并继续进化。因此，未能开发出简单的癌症治疗方法也就不足为奇了，因为哪怕是治疗一种单一类型的癌症也需要同时瞄准一整套移动的目标。在癌症中，药物诱导的耐药性归因于个体细胞或细胞群体规模上的多种生物机制，依赖于单细胞水平上随机或表观遗传上的表型变化，以及在细胞群体水平上的肿瘤适应性。

虽然进化论的观点强调了发现治疗癌症的灵丹妙药的渺茫前景，但它也强调了以下几种治疗策略的潜在有效性，有些策略目前正在使用，有些策略仍在开发中（Merlo et al.，2006；Chisholm et al.，2016）。

1）强调早期发现。癌变细胞进化的时间越短，细胞群的多样性就越小，因此，就越容易将癌变细胞作为一个群体来进行靶向治疗。

2）积极地治疗早期癌症。癌症进化和躲避攻击的能力在于它的多样性，这种多样性会随着时间的推移而增加。一些肿瘤学家认为，完全根除癌细胞的最好机会可能是在癌细胞进化成一个多样化的群体之前。

3）使用药物的组合。在一大批癌细胞中，存在对某一种药物耐受的细胞概率相对较高。但是，单个细胞同时对几种不同药物具有耐药性的概率要低得多。类似的方法已经成功地应对了实际的进化挑战，例如控制农作物病虫害不断变化的种群以及治疗不断变化的艾滋病病毒感染。

4）绕过癌症的多样性。癌细胞是多种多样的，但它们的生长似乎依赖于体内一系列稳定的生物过程。例如，恶性肿瘤通过诱导新血管的形成而获得了所需的额外营养和氧气，这些血管的形成方式几乎没有差异。如果能够抑制这些血管的发育，也许能够控制癌细胞的繁殖和扩散。通过靶向细胞自身以外的过程，此类治疗将绕过癌细胞的遗传多样性。

5）操纵细胞竞争。随着癌细胞的繁殖和发展，这些不同的细胞谱系相互竞争。不幸的是，对患者而言，自然选择往往倾向于那些繁殖和扩散最快，且对治疗最不敏感的细胞谱系。研究人员正在寻找操纵这种竞争的方法，以帮助良性或非耐药性细胞谱系超越其更具攻击性的细胞谱系，从而使进化竞争倾斜，使患者受益。

2.1.3 癌细胞进化的微环境效应

肿瘤常被认为是恶性细胞，其运作与周边环境无关。然而，事实并非如此。

肿瘤是对周围环境造成负面影响的实体，能通过破坏或募集该地区的非恶性细胞，形成肿瘤微环境（tumor microenvironment，TME）（图 2-4）。TME 是指围绕肿瘤的区域，包括周围的脂肪细胞、免疫细胞、成纤维细胞、驻留和浸润的宿主细胞、细胞外基质、信号分子、分泌因子、其他蛋白质、血管、肿瘤脉管系统和淋巴管等。肿瘤间质，即肿瘤内部除癌细胞外所有成分，主要包括间充质细胞和其他非细胞物质，有时也被认为是 TME 的一部分（Korneev et al.，2017）。TME 与肿瘤间存在密切的相互作用，影响肿瘤的发生和发展（Balkwill et al.，2012）。亦有研究者认为肿瘤与 TME 间的相互作用是一种共进化（co-evolution）（Polyak et al.，2009）。

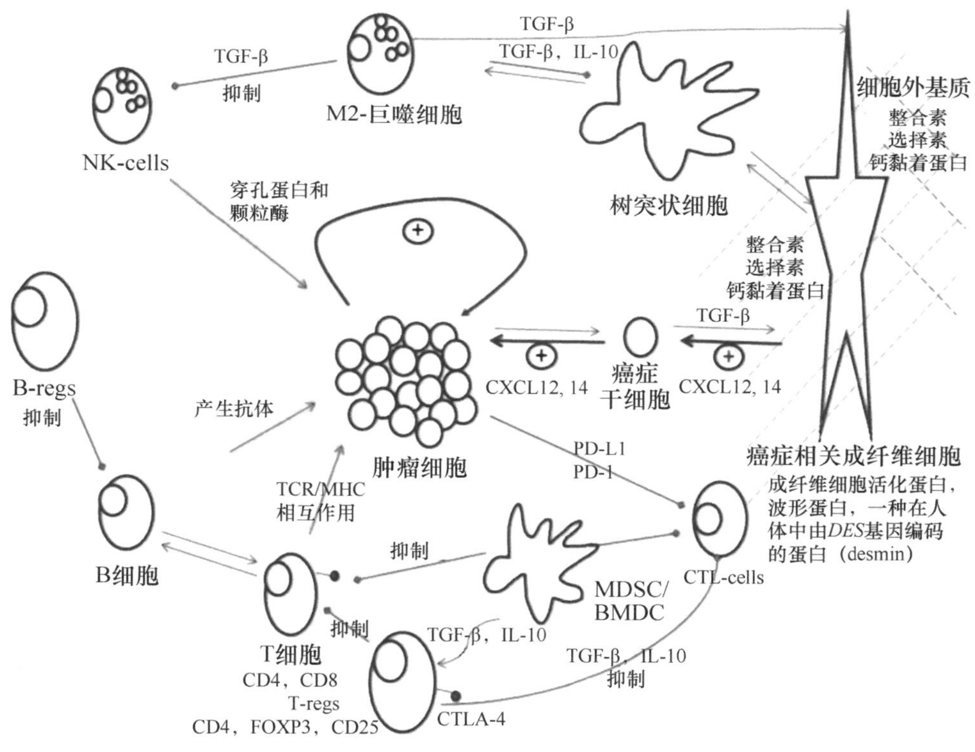

图 2-4　肿瘤微环境主要机制和相互作用示意图

TGF-β：转化生长因子-β；IL-10：白介素-10；CTL-cells：$CD8^+$细胞毒性 T 细胞；MDSC：骨髓源性抑制细胞；BMDC：骨髓源性树突状细胞；T-regs：调节性 T 细胞；B-regs：调节性 B 细胞；NK-cells：自然杀伤（NK）细胞；PD-L1：细胞程序性死亡配体 1；PD-1：细胞程序性死亡受体 1；CTLA-4：细胞毒性 T 细胞相关蛋白 4；CD4：白细胞分化抗原 4；CD8：白细胞分化抗原 8；FOXP3：转录因子 FOXP3（forkhead box P3）；CD25：白细胞分化抗原 25；CXCL12, 14：趋化因子配体 CXCL12 和 CXCL14

大多数人类癌症的 TME 包括以下主要组成部分，它们与癌症发展、扩散和治疗反应的重要性相关。

1. 脂肪细胞

在转移到大网膜的腹腔内肿瘤和一些其他类型的肿瘤中，已经发现 TME 中的脂肪细胞（adipocyte）通过分泌脂肪细胞因子来帮助恶性细胞的募集，并且通过向这些细胞提供脂肪酸来促进其生长。

2. B 淋巴细胞

研究表明，B 淋巴细胞（B lymphocyte，简称 B 细胞）有时出现在肿瘤的浸润边缘，它们通常与淋巴结的引流以及 TME 中的淋巴结构有关，并且 TME 中 B 细胞的浸润与乳腺癌和卵巢癌的良好预后有关。

3. T 淋巴细胞

经肿瘤抗原激活的 T 淋巴细胞（T lymphocyte，简称 T 细胞）能够杀死肿瘤细胞，因此 TME 中 T 细胞的存在与预后密切相关。尽管 γδT 细胞与针对几种恶性肿瘤细胞的细胞毒性有关，但目前的实验证据尚无法证明 TME 中存在的 γδT 细胞与良好预后有关。

4. 癌症相关成纤维细胞

成纤维细胞（fibroblast）的正常功能是刺激受损组织的器官纤维化。然而，已发现 TME 中的癌症相关成纤维细胞的存在增加了癌症发展的风险。

5. 树突状细胞

树突状细胞（dendritic cell，DC）的正常功能是处理抗原，但是 TME 中的树突状细胞被认为发生功能障碍，不能有效地启动对肿瘤相关抗原的免疫应答。此外，一些树突状细胞被发现可作为 T 细胞抑制因子，进一步对预后产生负面影响。

6. 淋巴管内皮细胞

淋巴管内皮细胞（lymphatic endothelial cell）产生血管内皮生长因子 C（vascular endothelial growth factor C，VEGFC）或血管内皮生长因子 D（VEGFD），刺激淋巴管生成，从而导致淋巴管在 TME 中萌发，同时增加淋巴管内皮细胞的数量，支持恶性细胞的扩散。也有越来越多的证据表明，淋巴管内皮细胞通过修正宿主对肿瘤的免疫反应机制来调节 TME。

7. 骨髓源性抑制细胞

骨髓源性抑制细胞（myeloid-derived suppressor cell，MDSC）是一种抑制性

免疫细胞，在许多人类癌症中表达增加。它们被认为具有抑制 T 细胞的活动，从而间接恶化预后的能力。

8. 自然杀伤细胞和自然杀伤 T 细胞

自然杀伤（natural killer，NK）细胞和自然杀伤 T 细胞被认为在结直肠癌、肾癌、胃癌、肝癌和肺癌的 TME 中导致良好的预后。尽管有研究表明，NK 细胞在 TME 中可能无法发挥其杀伤肿瘤的功能，但当恶性细胞源性转化生长因子-β（transforming growth factor-β，TGF-β）存在时，NK 细胞的失能表型被激活。

9. 周细胞

周细胞（pericyte）是血管周围的基质细胞，对肿瘤血管系统至关重要，它为血管提供结构支持。研究证明，在大肠癌和膀胱癌中，脉管系统的低周细胞覆盖率与转移风险增加和肿瘤恶化有关。

10. 肿瘤相关巨噬细胞

肿瘤相关巨噬细胞（tumor-associated macrophage，TAM）通常发挥促癌作用，在大多数人类癌症中诱导侵袭、恶性细胞迁移和转移。临床前和临床数据支持以下观点：TME 中大量 TAM 与预后不良有关。

11. 肿瘤相关中性粒细胞

尽管一些研究得出结论，肿瘤相关中性粒细胞（tumor-associated neutrophil，TAN）促进了原发性肿瘤的转移和生长，但学术界对此尚有争议。一些研究发现，TAN 有助于增加血管生成和降低免疫反应，而另一些研究则报道了细胞因子的激活导致 TAN 的抗肿瘤功能。

12. 血管内皮细胞

TME 中存在的血管内皮生长因子（vascular endothelial growth factor，VEGF）、血小板衍生生长因子（platelet derived growth factor，PDGF）、成纤维细胞生长因子（fibroblast growth factor，FGF）和趋化因子经常刺激血管内皮细胞及其相关的周细胞。这个过程促进癌细胞的生长，并可能导致血管生成因子的产生，从而进一步促进肿瘤的发展（Joyce and Pollard，2009；Balkwill et al.，2012；Wang et al.，2017）。

总体而言，TME 包含不同的细胞成分。首先是内皮细胞，它们在肿瘤发展和免疫系统对肿瘤细胞的保护中起关键作用。肿瘤血管生成通常从先前存在的血管向外分支或衍生自内皮祖细胞。这样，这些细胞为肿瘤的生长和发育提供了营养支持。第二个主要成分是免疫细胞，如粒细胞、淋巴细胞和巨噬细胞。这些细胞参与各种免疫反应和活动，如肿瘤为促进生存而精心策划的炎症反应。TME 中最突出的免疫细胞类型是巨噬细胞（Hanahan and Weinberg，2011）。巨噬细胞具有与癌症发生和发展相关的多种功能。它们促进肿瘤细胞逃逸进入循环系统，并可以抑制抗肿瘤免疫机制和反应。先前研究的证据表明，巨噬细胞可以帮助循环癌细胞在远处如肺部扩散，从而导致转移性群落的持续生长。越来越多的研究表明，肿瘤相关巨噬细胞（TAM）可以增强、介导或拮抗放射线、细胞毒剂和免疫检查点抑制剂的抗肿瘤活性（Grivennikov et al.，2010；Spill et al.，2016）。TME 中最主要的细胞类型是成纤维细胞。成纤维细胞可使癌细胞从原发肿瘤位置迁移到血液中进行全身转移。此外，成纤维细胞为在肿瘤中进行血管生成的内皮细胞提供了可靠的通道（Arneth，2019）。

TME 包含癌细胞和肉瘤细胞以及造血、间充质和非细胞成分，这些成分有助于肿瘤的异质性（Korneev et al.，2017）。LeBleu（2015）指出，TME 代表了细胞和非细胞成分的复杂而动态的环境，在癌症发生发展的过程中具有协同促进作用。根据 Korneev 等（2017）的观点，肿瘤通常通过淋巴或循环系统与 TME 紧密、连续地相互作用。癌细胞与 TME 中细胞和非细胞成分间的相互作用影响肿瘤的侵袭、生长和转移（Arneth，2019）。在癌症发展过程中，肿瘤能通过主动募集和调节各种细胞表型和功能来影响 TME（Campbell and Koch，2011；Tietze et al.，2012）。间充质细胞在肿瘤与 TME 的相互作用中发挥重要作用。这些异质细胞群的功能可以被癌细胞破坏，并转向癌变。已有研究尝试鉴定该过程中肿瘤细胞释放的不同趋化因子，并发现了一些常见的识别因子，包括多肽信号分子、基质细胞衍生因子 1（stromal cell-derived factor-1，SDF-1）、单核细胞趋化蛋白 1（monocyte chemoattractant protein 1，MCP1）等（Lam，2013）。肿瘤间质的状态与患者生存率有关。一些治疗措施、某些 TME 细胞介导的免疫调节以及 TME 成分诱导的癌细胞转移，可能对间质产生不良影响，进而加速肿瘤向高死亡率的方向发展（Chen et al.，2015；Wang et al.，2017）。

TME 是宿主免疫系统和肿瘤之间的战场（Hsieh et al.，2012）。在此特定环境中，免疫细胞间及其与癌细胞的相互作用将决定宿主的耐受性和对肿瘤的反应，如肿瘤引发的炎症反应等。TME 中最突出的免疫细胞类型是巨噬细胞（Hanahan and Weinberg，2011）。巨噬细胞具有与癌症发生和发展相关的多种功能。它们能够促进肿瘤细胞逃逸进入循环系统，还能抑制抗肿瘤免疫机制和反应。研究显示巨噬细胞可以帮助循环癌细胞在肺部扩散，从而导致转移性群落的持续生长。越来越多的研究表明，肿瘤相关巨噬细胞（TAM）可以增强、介导或拮抗放射线、细胞毒剂和免疫检查点抑制剂的抗肿瘤活性（Grivennikov et al.，2010；Spill et al.，2016）。

血管生成是肿瘤获得营养和转移的主要途径，内皮细胞在这一过程中发挥重要作用。肿瘤血管生成通常从先前存在的血管向外分支或衍生自内皮祖细胞。

成纤维细胞为在肿瘤中进行血管生成的内皮细胞提供了可靠的通道（Arneth，2019），帮助癌细胞从原发肿瘤位置迁移到血液中进行全身转移。肿瘤细胞可以激活成纤维细胞，从而促进自身转移。目前这一激活机制尚未被完全揭示，动物模型研究表明，这可能涉及前列腺素 E2 激活和 Wnt 信号转导（Plaks et al.，2015）。此外，成纤维细胞还可能被血管内皮生长因子 A（VEGFA）信号激活，从而诱导了癌症的发展（Mills et al.，2016）。有研究人员将肿瘤与 TME 间的这种复杂的相互作用描述为一种共进化，并提出了假设模型（图 2-5）（Polyak et al.，2009）。

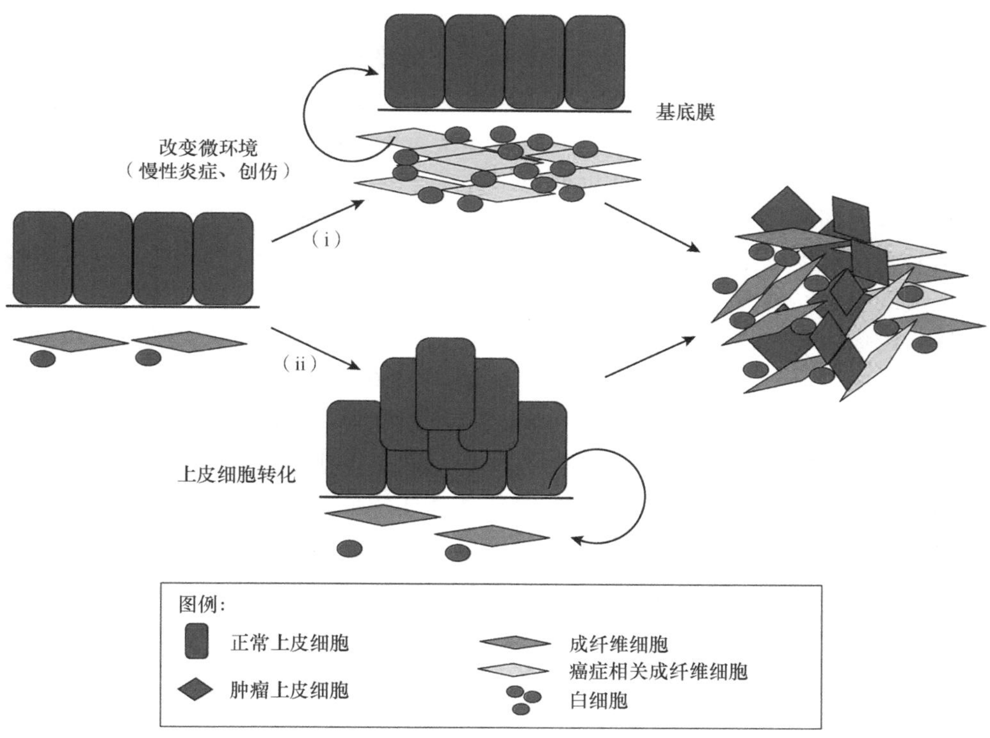

图 2-5　肿瘤与微环境共进化假设模型（Polyak et al.，2009）

（i）基质环境首先发生变化并导致上皮细胞增殖，间接增加了后者转化为癌细胞的风险。

（ii）上皮细胞首先转化为癌细胞，然后通过旁分泌相互作用修饰基质环境。两条不同路线的最终结果可能相同

除了利用正常细胞，有研究表明，携带致癌基因突变的细胞能通过影响周边正常细胞而增加癌症发生的可能。在小鼠模型中发现，携带 *Kras*、*Pik3a* 致癌突变的肠道干细胞能通过分泌 BMP 通路激活因子和 Wnt 通路抑制因子，促进周边正常干细胞的分化（Yum et al.，2021）。Wnt 通路抑制因子还可能引发周边基质细胞的功能异常，后者通常倾向于维持细胞干性，而非促进其分化。由于突变携带者本身的干性受影响较小，其分裂不受影响，该效应使得局部干

细胞群体中致癌突变携带者比例增加，从而提高了癌症发生的可能。这一发现显示致癌突变不仅直接影响携带者，还能改变其所处的细胞环境，同时也暗示了可能通过干预恶性细胞的促分化效应来阻止癌症发生（Chia and DeGregori，2021）。

自然选择和物种进化是生物与环境之间复杂相互作用的结果。环境的变化，以及遗传性状的自然变异，共同塑造着进化的历程。在进化过程中，整个生态系统的适应性而不是任何特定个体的适应性驱动着选择。致癌过程与生态系统的进化有许多相似之处。肿瘤内存在对具有最高存活率和生殖（增殖）优势的肿瘤细胞的连续选择。大多数肿瘤有着复杂的生态系统，它们在来自微环境的强大选择压力下出现和进化，微环境包括营养、代谢、免疫和治疗成分。这种压力促进了TME 中恶性和非恶性（即内皮、间质和免疫）组分（compartment）的多样化，最终导致一定程度的瘤内异质性（intra-tumor heterogeneity，ITH），进而促使疾病进展并对治疗产生抵抗力（Vitale et al.，2021）。此外，在肿瘤中异常表达的大部分基因都编码外泌蛋白质和受体，这意味着随着肿瘤的发展，旁分泌和自分泌信号也会发生变化。在细胞培养和异种移植模型中的大量研究表明，基质和肿瘤上皮细胞之间的旁分泌相互作用促进了永生化的上皮细胞或癌细胞的增殖、侵袭性、致瘤性和转移潜力。已有一些研究结合分子技术和数学计算的方法从生态和进化的角度评估肿瘤的进展（Merlo et al.，2006）。迄今为止，这些研究集中于随着肿瘤进展而积累变异的遗传不稳定的肿瘤细胞，而微环境变化对肿瘤进化的影响却被忽略了。但是，最近的研究表明，肿瘤微环境的作用比以前所认识的更为重要，这些发现对癌症的诊断、预防和治疗具有重要意义。数学建模与实验数据相结合显示，微环境（如低氧和异质细胞外基质）为肿瘤的进化和侵袭发展提供了选择性压力。解析肿瘤细胞及其微环境共同进化的机制，对于了解什么驱动肿瘤的发生和发展以及开发更好的癌症预防和治疗干预措施至关重要（Anderson et al.，2006）。

2.2 精神疾病

精神疾病已成为现代社会主要公共卫生问题之一。一些常见的病症，如精神分裂症、双相情感障碍、孤独症等发病率不断上升。另外，精神疾病患者可能具备超常的思维能力，如部分精神分裂症患者的联想能力很强，有更突出的创造性思维；孤独症患者具有高度的专注能力，在某一方面有着惊人的天赋；历史上亦不乏许多天才受精神障碍所困。这些现象启发了一种观点，即精神疾病与认知能力是一枚硬币的两面，人类在进化过程中认知能力提升的同时，精神疾病的发生风险也变得更高。这一观点已得到了一些研究结果的支持。一项大规模全基因组关联分析研究显示，教育年限（可作为认知能力的一项指征）与双相情感障碍和精神分裂症存在遗传上的正相关关系（Okbay et al.，2016）。同样的现象也发现于孤独症中（Polimanti and Gelernter，2017）。针对美国高智商门萨俱乐部（Mensa club）会员的调查发现其罹患精神疾病的风险显著高于全国平均水平（Karpinski et al.，2018）。

上述研究显示人类认知能力与精神疾病之间具有一定程度的关联，但并未解释二者的关联机制。近年来的研究发现，一些基因和基因组区域同时影响认知能力和精神疾病风险，为揭示精神疾病背后的进化机制提供了可能。

2.2.1　精神疾病与人脑进化关联基因

人类独有的卓越思维能力依赖于复杂的大脑。人脑的发育受到一系列人类特有基因的调控。近年来的研究发现，这些基因及其附近区域的突变可能在精神疾病的发病机制中发挥了重要作用（Marques-Bonet and Eichler，2009；Dennis and Eichler，2016）。

人类特有基因 *ARHGAP11B*（Rho GTPase Activating Protein 11B）有助于基底脑干细胞增殖，从而导致人脑发育过程中产生更多的神经元，使负责语言和思维等高级认知能力的大脑体积增加（Florio et al.，2015）。科学家建立了转基因狨猴模型，这些狨猴在发育的大脑新皮层中表达了人类特异性基因 *ARHGAP11B*。表达了人类特异性基因 *ARHGAP11B* 的狨猴的大脑变得更大，皮质板更厚，大脑皮层上的褶皱更多，且上层神经元数量也大大增加，这是在灵长类动物进化中增加的神经元类型（图 2-6）。这些研究结果表明，*ARHGAP11B* 基因引起了灵长类动物新皮层的扩张。研究者推测 *ARHGAP11B* 在人脑进化中发挥了关键作用。虽然这种基因的出现促进了人类智慧的诞生，但其侧翼区域的拷贝数变异，特别是 15q13.3 区域的微缺失，会导致一系列疾病，如智力障碍、孤独症谱系障碍（autism spectrum disorder，ASD）、精神分裂症和癫痫等（Antonacci et al.，2014）。

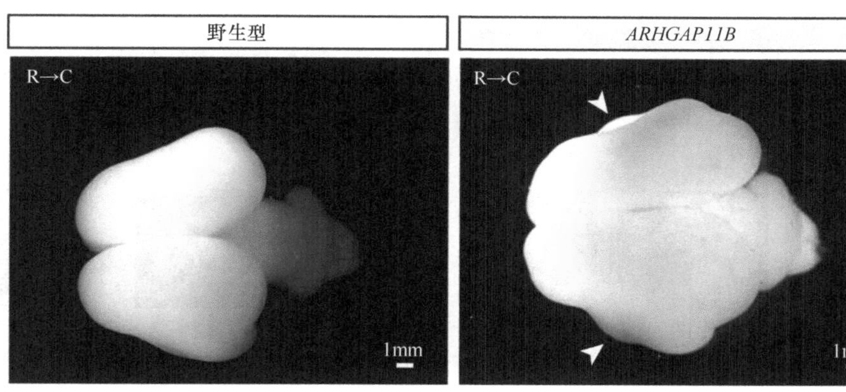

野生型

500μm

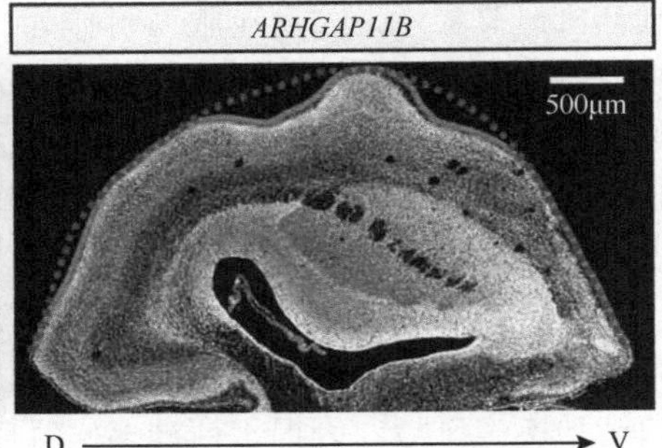

D → V

图 2-6 野生型和转入人 *ARHGAP11B* 基因的猕猴第 101 天胚胎的大脑（Heide et al.，2020）

上图为大脑俯视图，箭头指示大脑皮层折叠；下图为大脑半球横切面图。R：头端；C：尾端；D：背侧；V：腹侧

NOTCH2NL（Notch 2 N-Terminal Like A）是 Notch 基因家族的一员，仅在人类基因组中存在。Notch 信号通路参与调控多能干细胞的分化、细胞凋亡、细胞增殖及细胞边界的形成等细胞生命过程，在神经元的分化过程中起到重要的调控作用。*NOTCH2NL* 起源于人科动物共同祖先中的 *NOTCH2* 部分倍增事件，倍增产物一直以假基因的形式存在。在人与黑猩猩分化后，*NOTCH2NL* 在人类分支中获得了活性（图 2-7）。该基因与人类特异脑皮层发育相关，能够延缓神经干细胞成熟，这符合人脑延迟成熟的特征。延迟成熟使大量神经干细胞集中于正在发育的大脑中，当这些神经干细胞成熟后，人们就能充分发挥阅读、理解、记忆的能力。同时，研究人员发现 *NOTCH2NL* 基因位于 1q21.1 区域，该区域上的位点大多涉及遗传缺陷，当出现 DNA 大片段重复或缺失时，就会导致神经细胞相关基因异常表达（图 2-8），并导致神经系统疾病，这些疾病统称为 1q21.1 微缺失/重复综合征。而 *NOTCH2NL* 基因的复制错误就是这种综合征的贡献者之一。*NOTCH2NL* 基因及其周围区域的复制和缺失会导致孤独症、精神分裂症等精神疾病（Fiddes et al.，2018）。

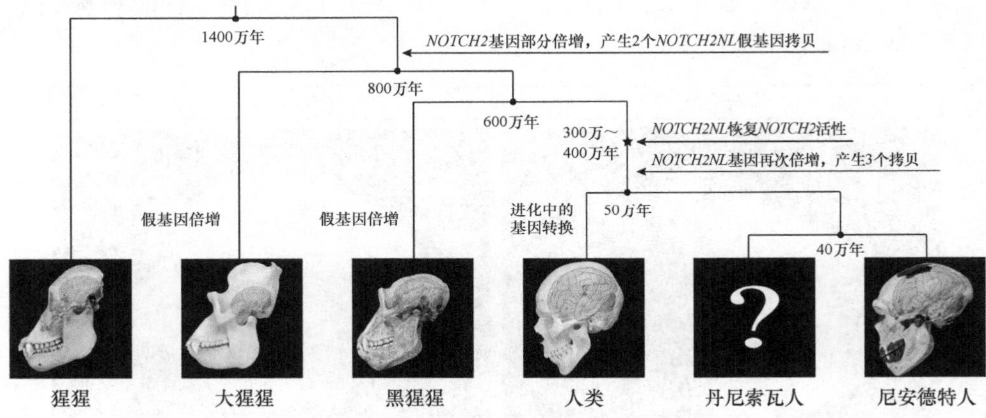

图 2-7 *NOTCH2NL* 在类人猿物种中的进化史（Fiddes et al.，2018）

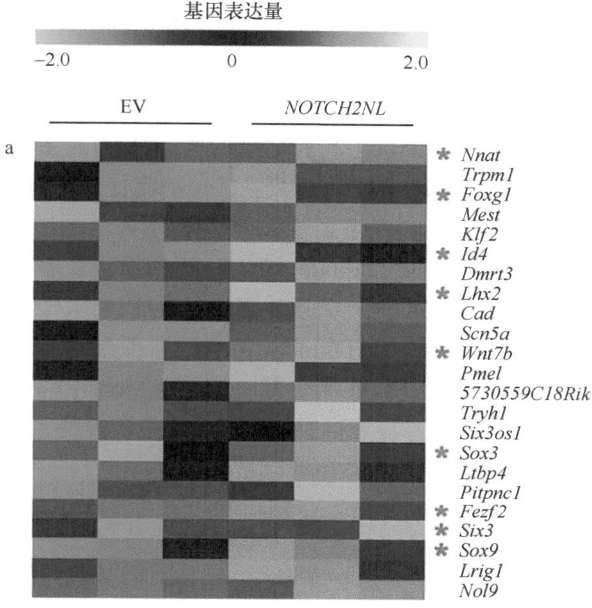

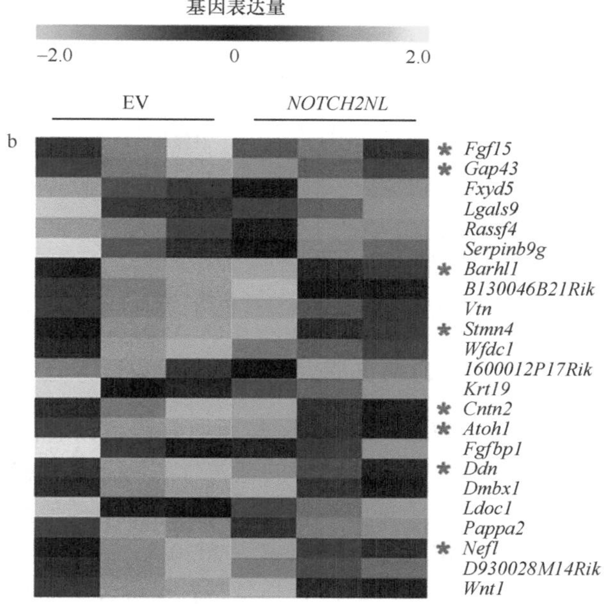

图 2-8　*NOTCH2NL* 与精神疾病相关的位点与功能（Fiddes et al.，2018）

a 图为异位表达 *NOTCH2NL* 组中显著上调的基因，绿色星号表示放射状胶质细胞相关基因。b 图为异位表达 *NOTCH2NL* 组中显著下调的基因，红色星号为神经元分化相关基因。EV：空载体对照组。黄色为高表达基因，蓝色为低表达基因

Olduvai 蛋白结构域（旧称 DUF1220）在灵长类动物进化中拷贝数大量增加。编码该结构域的基因在老鼠中仅有 1 个拷贝，原始灵长类绒猴（marmoset，一种美洲小型长尾猴）拥有 30 个，大猩猩拥有 99 个，黑猩猩拥有大约 125 个，而人类基因组中其拷贝数约为 300 个，远多于其他物种。Olduvai 蛋白结构域在神经母细胞瘤断裂点家族（NBPF）基因中串联排列，这一基因促进了脑容量的增加（Heft et al.，2020）。Olduvai 的复制体越多，大脑尺寸就越大。通过研究 Olduvai 拷贝数与大脑发育的关系发现，如果 Olduvai 过少，就会导致大脑过小，产生小头畸形（microcephaly）；Olduvai 过多时，大脑会超大，导致大头畸形（macrocephaly）（Sikela and Searles Quick，2018）。Olduvai 拷贝数与孤独症和精神分裂症相关。DUF1220 亚型 CON1 拷贝数升高在男性精神分裂症患者中与阴性症状相关，在 ASD 中与社交/交流症状相关，提示这些疾病之间的表型重叠。CON1 拷贝数与阳性症状（亢奋症状）的负相关性表明其可以被认为是 ASD 的相反表型（图 2-9）。

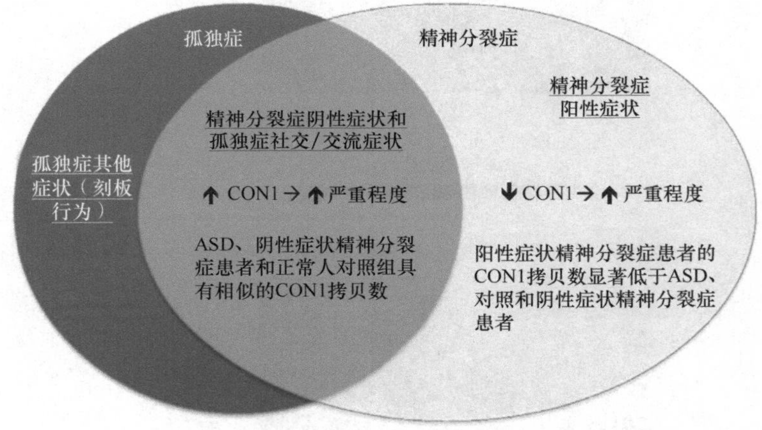

图 2-9　Olduvai 蛋白结构域拷贝数变异与精神疾病（Searles Quick et al.，2016）

2.2.2　精神疾病遗传因素的两面性

遗传因素是发生精神疾病的重要原因。然而如前所述，精神疾病发病率很高。由此产生了一个问题：带来精神疾病风险的遗传位点为何没有在进化历程中被负选择清除?一个可能的答案是：一些增加精神疾病风险的遗传位点也能带来某些进化上的优势，因此得到了保留（Alvares et al.，2020）。

囊泡单胺转运蛋白 1 基因（*VMAT1*）是负责转运神经递质和调节神经元信号的基因之一，其突变与精神疾病有密切关联。*VMAT1* 包含两个人类特有的基因突变，即 130 号氨基酸谷氨酰胺（Glu）变为甘氨酸（Gly），136 号天冬酰胺（Asn）变为苏氨酸（Thr）和异亮氨酸（Ile）。研究表明，拥有 130Gly/136Thr 的个体神经递质摄取减少，焦虑感提升，抑郁的风险增高；而拥有 130Gly/136Ile 的个体则具有较强的抗焦虑能力（图 2-10）（Sato et al.，2019）。研究者在 2500 人的现代人类基因数据库中通过分析调查得到两种类型人的分布情况。此外，还使用了两个古人类物种——尼安德特人和丹尼索瓦人的基因数据。通过古人类和现代人类的基因对比，可以推测出人类进化轨迹。科学家发现：非洲人群中 Thr 型约占总数的 95%，频率极高；在欧洲和亚洲人群中，虽然 Thr 型频率仍然很高，但是 Ile 频率升高更为明显，为 20%～30%。现代人类最早起源于非洲，因此可以推测，非洲常见的 Thr 型即是祖先基因型，这表明人类的祖先可能能够承受更高的焦虑或抑郁风险（Reardon，2017）。由此可以发现，人类进化的早期阶段选择了更易焦虑的个体。有研究显示，焦虑可能促进了危机处理能力（如预测、注意力、学习和管理能力）的提升（Robinson et al.，2013）。因此，早期人类尽管暴露在情绪失调的风险中，却可能更善于应对自然环境中常见的威胁。

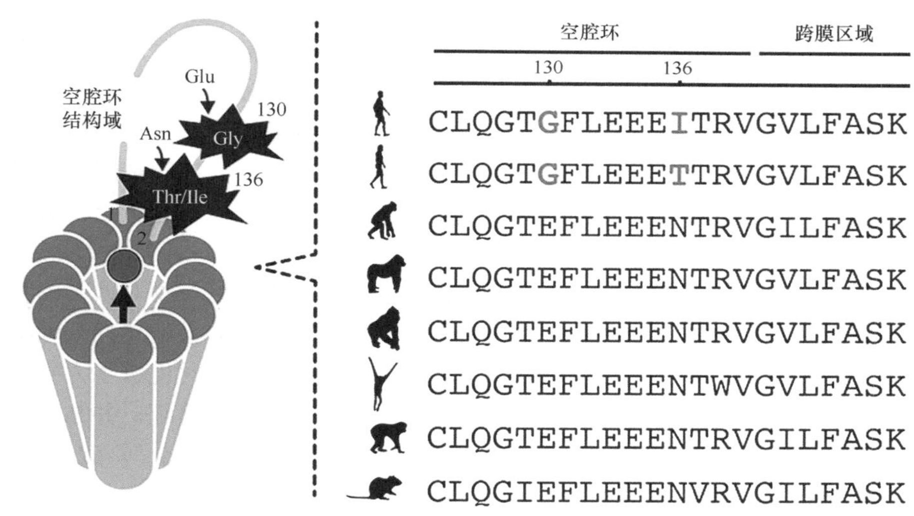

图 2-10　囊泡单胺转运蛋白 1（VMAT1）在其氨基酸序列 130Glu→Gly 和 136Asn→Thr 上有两个人类特异性突变。2019 年又发现了 136Ile 变种，据推测是随着现代人类走出非洲而出现的（Sato et al.，2019）

5-羟色胺转运蛋白编码基因 *SERT* 普遍被认为与多种遗传性精神疾病有关，携带 *SERT* 的基因有长、短两种形态。在高压环境下，短型基因往往容易导致情绪低落。但在正常的环境中，拥有这种基因类型的人则更容易获得成功。所以，缺乏这种基因的灵长类动物只能在某个固定区域内旺盛发展。而携带短型 *SERT* 的人类和恒河猴更容易适应新挑战，因此能遍布世界各地。这种适应性在过去的 10 万年中可能十分重要，因为这正是人类的祖先开始在全世界范围内发展的时期。有证据显示，在这个时期，*SERT* 基因也在快速进化（Kaufman et al.，2006）。

在这一历史阶段中，与注意缺陷多动障碍（attention deficit hyperactivity disorder，ADHD）有关的基因型——*DRD4-7R* 也在人群中增加。ADHD 主要在儿童中发病，表现为过度兴奋、注意力不集中、冲动等（Jensen et al.，1997）。*DRD4-7R* 基因型在某些人群中分布十分广泛，如亚马孙河下游的印第安部落中，80%的人携带着这种基因型。一个可能的解释是 ADHD 症状可能对生活环境相对原始的族群有益。较为分散的注意力和高度兴奋的感官可能更容易觉察到环境中的危险。此外，文化因素也可能导致这类基因被保留，如 ADHD 类似特征在一些游牧民族社会群体中被十分看重。就像 *SERT* 一样，*DRD4-7R* 基因所带来的后果也是两方面的（Swanepoel et al.，2018）。

2.2.3 精神疾病与人类基因组加速进化区域

人类具有复杂的神经系统和独特的认知能力，而某些认知障碍是人类特有的，如精神分裂症和孤独症，这暗示了二者的遗传机制可能有联系。认知能力和精神疾病都是极为复杂的生物学现象，除对特定遗传位点或基因的研究外，还需要从组学水平发掘更广泛的遗传基础。随着测序技术的发展和基因组注释信息的积累，比较人类与其他物种基因组水平的遗传差异成为可能。比较基因组学研究已鉴别出了大量人类独有的序列，其中人类加速进化区（human accelerated region，HAR）尤其值得关注。

人类与其近缘种基因组存在大量差异，但并非所有差异区域都对人类的特有表型有贡献。HAR 是在其他物种中保守，仅在人类中出现特异性变化的基因组区域（图 2-11）。HAR 在人类中的特异性变化可能意味着这些变化促进了人类特有表型的产生。所以通过研究 HAR 可以鉴定人类特异性的遗传特征，并与人类的特异性表型结合起来。通过对比人类和其近缘种的基因组，Pollard 等（2006）首次鉴定了 202 个 HAR。Doan 等（2016）综合了前人的研究结果，构建了一个包含 2737 个 HAR 的数据集。这些研究发现，尽管绝大多数 HAR 不在外显子区，即它们不改变蛋白质序列（Asrar et al.，2013），但一些 HAR 具有基因调节子的功能。例如，Pollard 等定义的 HAR1 编码长链 RNA，并在大脑皮质模式和布局的形成过程中发挥功能。部分 HAR 功能类似于增强子，可以远程调节基因的表达水平（Doan et al.，2016）。这些 HAR 在包括中枢神经系统发育在内的人体发育过程中发挥重要的调控作用。转基因研究显示 HAR 能在小鼠胚胎中引发类似于人类的发育过程。部分 HAR 与神经递质受体基因重合。基因本体论（gene ontology，GO）分析显示 HAR 附近的基因富集了神经发育相关的功能。这些研究显示，在进化过程中，HAR 发生的变化可能导致了人类神经系统的变化（Doan et al.，2016），使人类具有独特的认知能力。

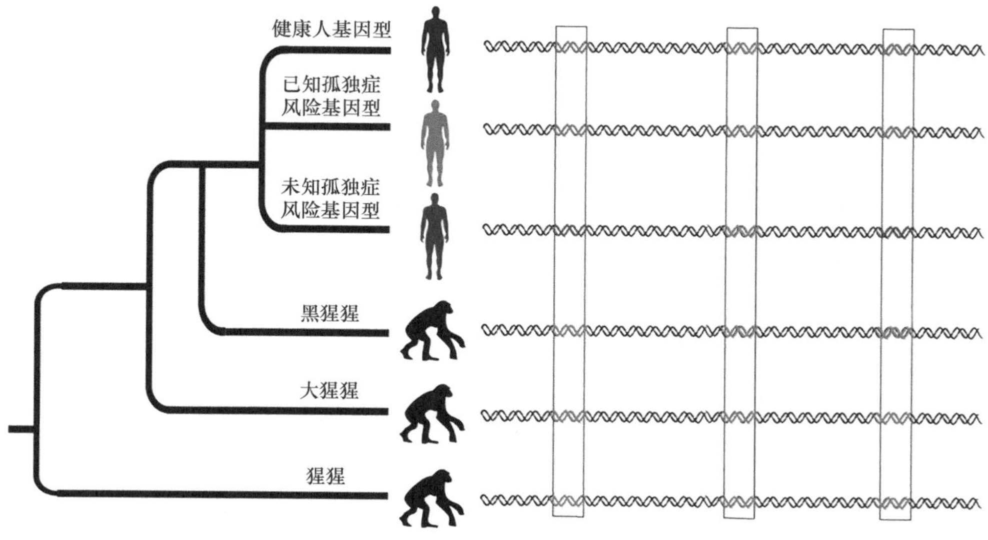

图 2-11　人类基因组加速进化区域（Doan et al.，2016）

另外，HAR 也与认知障碍和神经系统疾病密切相关。Xu 等（2015）发现 HAR 富集了精神分裂症关联的 SNP。Srinivasan 等（2017）在独立的 HAR 数据中观察到相同的现象。已有研究发现 ASD 关联的基因和突变位于 HAR（Doan et al.，2016）。本课题组研究分析了已知疾病基因与 HAR 的关联，发现 HAR 富集了精神和神经系统疾病基因（图 2-12）（Chu et al.，2020）。最近，Erady 等（2022）发现 HAR 不仅富集了精神分裂症和双相情感障碍相关位点，其中包含的新型可读框（novel open reading frame，nORF；一种序列特征有别于传统 ORF 的基因元件，能够被转录）和转座子的转录产物可能也与精神疾病有关。

HAR 与精神疾病的密切关系也启发了相关药物的发现。本课题组的研究显示，32.42%的上市药物靶向 HAR 附近的基因（Chu et al.，2020）。全部二代抗精神病药物靶向至少一个 HAR 基因。这显示了 HAR 基因作为药物靶标的潜力。这些现象显示 HAR 在认知障碍的发病机制中具有重要的作用，暗示了这些基因组区域发生的变化在提升人类认知能力的同时也提高了某些精神疾病的风险（Chu et al.，2020）。部分 HAR nORF 编码的蛋白质结构可被预测，其可能作为治疗精神疾病的靶标（Erady et al.，2022）。然而，目前我们对多数 HAR 如何影响表型尚不清楚，精神疾病风险是不是认知能力提升带来的必然“代价”尚需要更多证据支持。

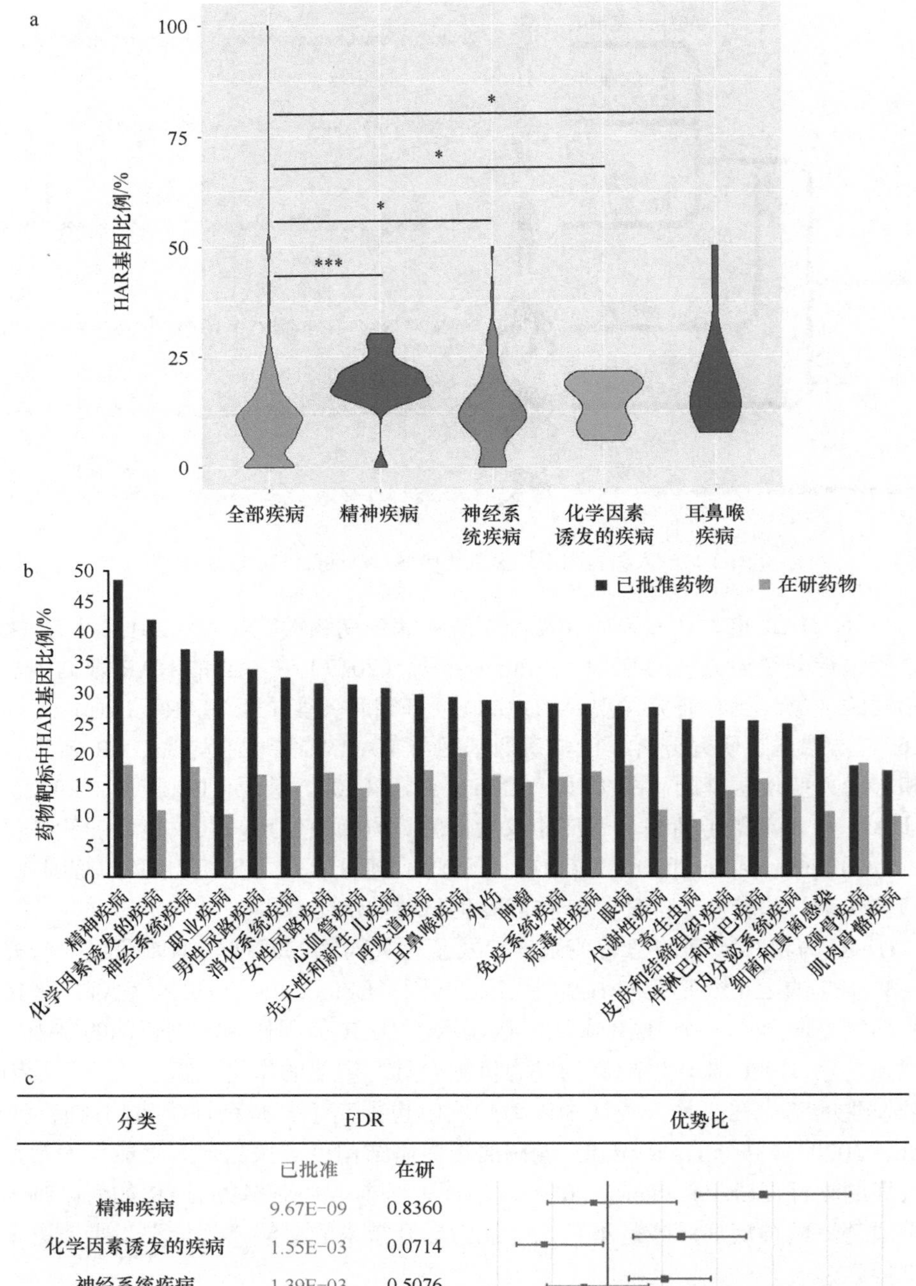

图 2-12　HAR 中疾病基因和药物靶标的分布

a. HAR 富集疾病基因类型（Chu et al.，2020），*表示 $P<0.05$，***表示 $P<0.001$；b. 靶向 HAR 基因药物在不同疾病类别中的分布；c. 三类富集靶向 HAR 基因药物的类别[错误发现率（FDR）<0.1，基于双侧 Fisher 精确检验]

2.3　其他疾病

2.3.1　人类特异生理结构与新生儿疾病

直立行走一直被认为是人类出现的标志之一。尽管关于人类开始直立行走的原因仍然众说纷纭，但其给人类带来的改变却是毋庸置疑的。直立行走给人类带来了许多生存优势，如更广的视野、更低的能耗、解放双手及大脑的进化等，但是直立行走也使人类身体结构发生了极大的变化，如盆骨变窄、脊柱垂直承压弯曲等，导致人类极易受难产、腰椎间盘突出等疾病的困扰。值得注意的是，盆骨变窄对人类的影响不仅仅是容易导致女性生育困难，也给新生儿带来了一些疾病风险。有人类学家认为，人类妊娠期应为 21 个月，正是由于人类身体结构的变化，人类婴儿不得不提前近 12 个月出生（Washburn，1960），代价便是人类新生儿发育不够成熟、体格柔弱，较易发生感染性疾病和一些发育不足导致的新生儿疾病。本节从人类在两足进化过程中生理结构重塑的角度来解释一些常见新生儿疾病的发生机制，有助于儿科医生或者婴儿父母在遇到相关问题时更好地做出决策。

2.3.1.1　人类特异生理结构

在进化过程中，直立行走导致人类身体结构相较于其他灵长类动物发生了巨大的变化。人体骨盆与脊柱及股骨相连，在直立行走进化过程中，人类靠两足站立，骨盆需要承受更多的躯干重量；在行走和奔跑时，还需要在一条腿着地的情况下保持平衡，骨盆侧面变扁变宽可以更好地附着大块肌肉来稳定上半身并拉动大腿前进（图 2-13）。此外，在直立姿势下，变宽骨盆和强化的盆底肌肉也可以更好地支撑腹腔的器官（Snell and Donhuysen，1968）。因此，人类骨盆在进化的过程中逐渐改变了形态，变得又宽又扁，导致女性骨盆的产道出口变得比灵长类祖先狭窄了许多（图 2-14）。另外，直立行走也解放了人类双手，使得手能发挥更多的功能，并变得更加灵巧，进一步促进了古人类大脑的进化，与黑猩猩相比，人类脑容量增大了 3 倍多，头部尺寸也相应变大。

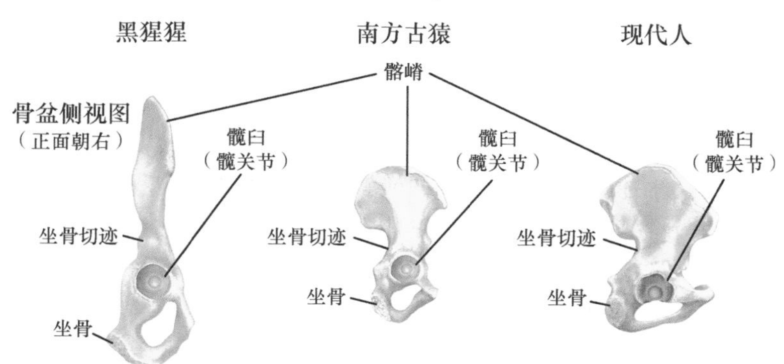

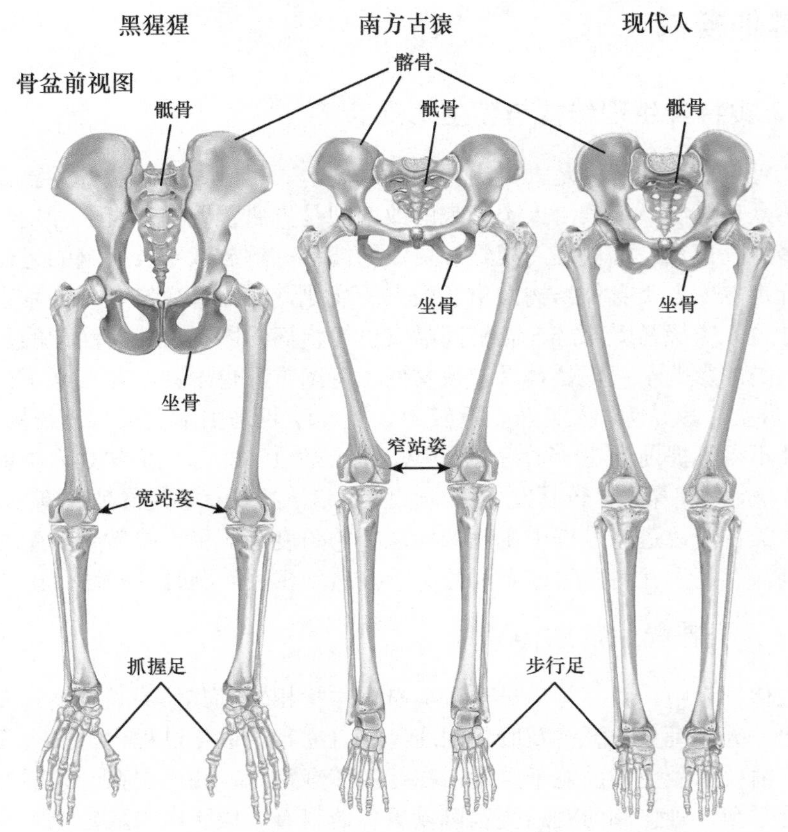

图 2-13 黑猩猩、南方古猿和现代人的骨盆与下肢比较（改自《不列颠百科全书》）

2.3.1.2 新生儿分娩期疾病

与其他灵长类动物相比，人类骨盆的结构变化使得女性产道相对狭窄而扭曲，而脑容量的增长又使得头部尺寸变大，给人类分娩带来了极大的困难，有时甚至是致命的危险（Pinkerton，1973）。分娩困难除了给产妇带来痛苦和危险，也给新生儿带来了更多的风险，如新生儿窒息、产伤等。

新生儿窒息（Groenendaal and van Bel，2021）是指由于产前、产时或产后的各种病因，导致胎儿出现缺氧或者缺血的情况，从而引发缺氧缺血性器官损伤，或其他以低氧血症、高碳酸血症和酸中毒为主要病理生理改变的疾病。分娩时，如果由骨盆狭窄、胎位异常、头盆不称或者其他因素导致产程进展不顺利，出现难产的情况，十分容易导致胎儿、新生儿窒息。新生儿窒息十分危险，可引发中枢神经系统、呼吸系统、心血管系统、代谢系统等多个器官系统的并发症，必须做好预防工作，万一发生，要积极抢救和正确护理，以降低新生儿死亡风险及预防潜在的后遗症。

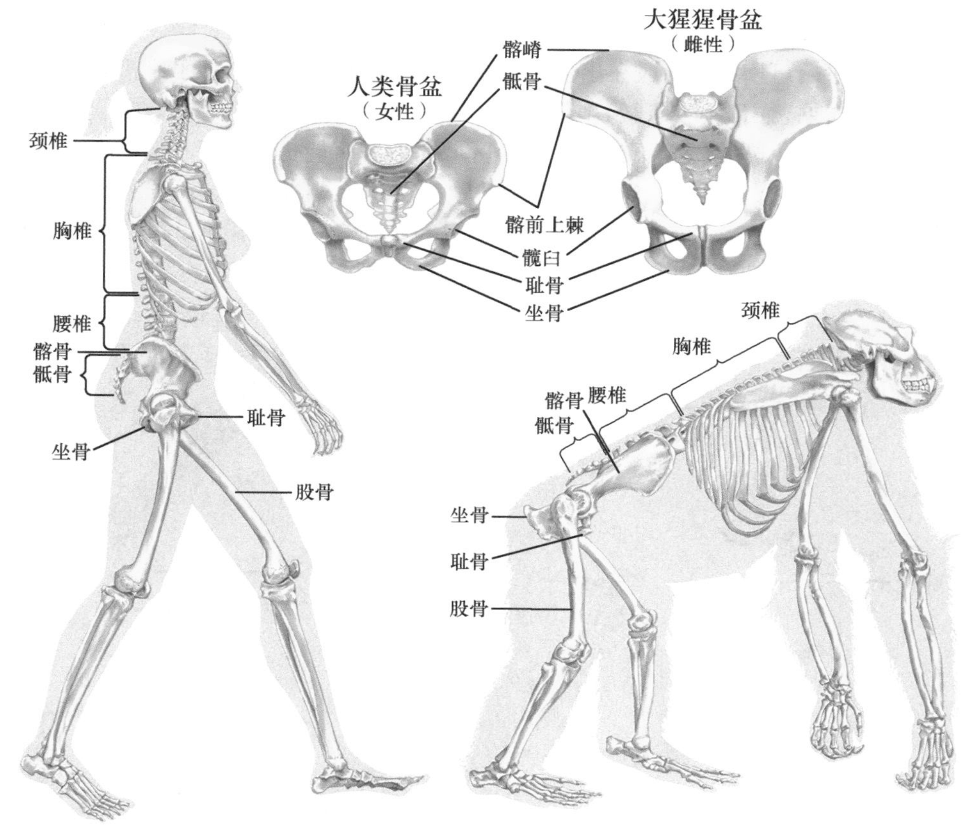

图 2-14　人类和大猩猩的骨盆比较（改自《不列颠百科全书》）

新生儿产伤（Balest，2021）是指分娩过程中的不良事件所致的新生儿身体结构或功能的损伤。产伤的轻重范围很广，从轻微的自限性损伤（如撕裂伤或瘀斑）到可能导致新生儿残疾或死亡的严重损伤（如脊髓损伤）。产伤一般可以分为软组织损伤、颅脑损伤、神经损伤、骨折等。

软组织损伤是最常见的产伤形式，包括瘀伤、皮下脂肪坏死和划伤。新生儿的皮肤娇嫩，在分娩时可能会有轻微损伤，特别是在宫缩时受到挤压的区域，或者分娩时首先经过产道的区域，如头面部。首胎的新生儿眼睛周围和面部可能出现肿胀和瘀伤；臀位分娩时，新生儿生殖器可能出现肿胀和瘀伤。另外，分娩时所用的产钳等器械也可能造成皮肤瘀伤，或损伤皮下脂肪造成新生儿皮下脂肪坏死。皮下脂肪坏死的特征是皮肤表面出现硬化的结节和斑块，通常分布于躯干、手臂、大腿或臀部。瘀伤和皮下脂肪坏死一般不需要治疗，在出生后数周或数月内会自行缓解。分娩时仪器和器械可能造成皮肤划伤，需根据划伤严重程度进行对应处理。

颅脑出血一般分为颅骨外出血和颅内及周围出血（图 2-15）。颅骨外出血可导致颅骨纤维覆盖层（骨膜）上方或下方的血液积聚。骨膜下的血液积聚称为脑内血肿，由骨膜下的血管破裂引起（常见于顶骨或枕骨），不会越过骨缝。脑内血肿手感柔软，出生后可增大，一般在出生后数周到数月内自行消失，几乎不需要任何治疗。但是，如果它们变红或开始排出液体，应该由儿科医生进行评估。骨膜上方头皮正下方出血称为帽状腱膜下出血，这个区域的血液可能扩散，而不像脑内血肿那样局限于一个区域，有可能导致大量失血和休克，甚至需要输血。颅内及周围出血包括蛛网膜下腔出血、硬脑膜下血肿、硬脑膜外血肿和脑室内出血。颅内及周围出血可能引发呼吸暂停（停止呼吸）、癫痫发作或嗜睡，但通常预后良好。

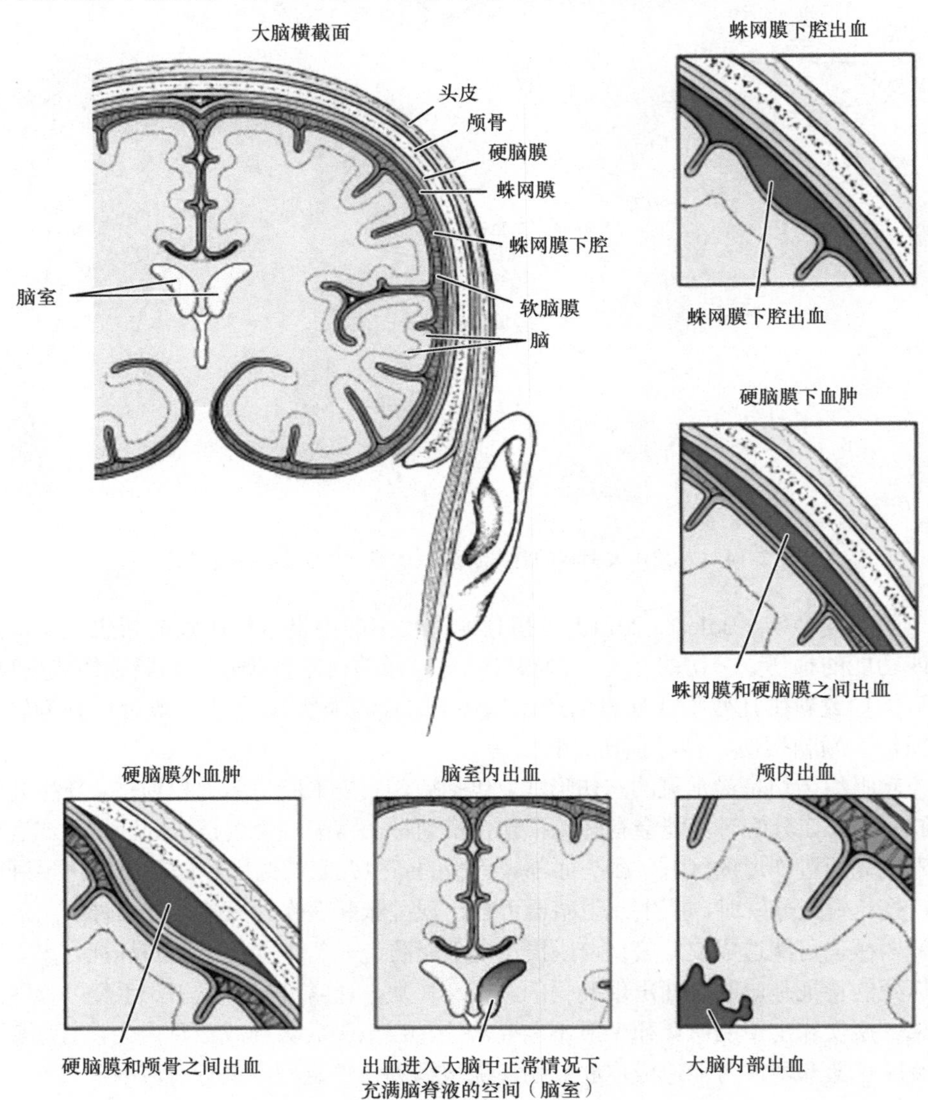

图 2-15　新生儿不同部位的颅脑出血损伤（Balest，2021）

神经损伤通常会导致受神经控制的肌肉无力，损伤发生的部位一般包括面神经、臂丛神经、膈神经和脊髓等。面神经损伤会导致面部表情不平衡，但一般不需要治疗，肌无力通常在婴儿 2～3 个月大的时候就会消失。臂丛神经损伤的表现是手臂和/或手部无力。在分娩困难的情况下，婴儿的一只或两只手臂可能会被拉伸并因此损伤臂丛神经，导致婴儿手臂和手的部分或全部无力或瘫痪。肩膀和肘部的虚弱称为上干型麻痹（Erb 麻痹），手和手腕的虚弱称为下干型麻痹（Klumpke 麻痹）。臂丛神经损伤在剖宫产分娩的婴儿中较少发生，大约 50%臂丛神经损伤病例与难产有关，通常为大体重胎儿。臂丛神经损伤应避免肩部的大幅度运动，以促进神经愈合，损伤较轻的患儿通常会在几天内恢复；如果损伤严重，持续 1～2 周，建议进行物理治疗或专业治疗；如果持续 1～2 个月没有改善，则需要评估是否有手术的必要。膈神经是通向膈肌的神经，偶尔也会受到损伤，导致同侧膈肌麻痹。膈神经损伤可能导致新生儿呼吸困难，有时需要协助呼吸，膈神经损伤一般也会在几周内完全恢复。分娩时过度拉伸造成的脊髓损伤极为少见，不过一旦发生，后果就十分严重，而且不能恢复。脊髓损伤可导致损伤部位下方瘫痪，发生在颈部高处的脊髓损伤甚至是致命的，这会导致新生儿不能正常呼吸。

产伤骨折是指新生儿在分娩过程中造成的骨折，多因胎儿体重过大、臀位生产、剖宫产以及难产所致，即使分娩正常，也有可能发生骨折。锁骨骨折发病率较高，1%～2%的新生儿会发生锁骨骨折。不过，锁骨骨折症状一般并不明显，有时直到骨折愈合后局部骨痂生成而隆起时才被发现。锁骨骨折一般不需要治疗，会在出生后几周内痊愈。上臂骨（肱骨）或大腿骨（股骨）部位的骨折会导致运动疼痛，需要用一个松动的夹板来限制损伤部位的活动，通常愈合良好。颅骨骨折包括线性和凹陷性颅骨骨折，通常不经治疗即可迅速愈合，但是对凹陷过大、过深的凹陷性骨折需要实施复位手术。如果出现全身多发性骨折，应考虑为先天性成骨不全等引起的病理骨折。

2.3.1.3　新生儿感染性疾病

除了出生时的困难，与其他灵长类动物相比，人类新生儿看起来也发育不足。刚出生的人类幼儿完全没有自主行动能力，许多器官也没有发育成熟。而人类的近亲——黑猩猩的幼仔则在刚出生时就能控制四肢抓住它们的母亲，并且很快能够自主行动。因此，人类学家 Washburn（1960）认为在进化的过程中，为了应对人类脑容量变大和骨盆狭窄导致的“分娩困境”（obstetric dilemma），人类缩短了妊娠的时间。他认为，人类的妊娠期应为 21 个月，而不是现在的 9 个月，人类婴儿都出生过早。尽管有其他科学家对此持不同观点，但是和其他物种相比，人类新生儿的柔弱体格却是有目共睹的。人类的视力（视觉敏锐度、对比敏感度、立体深度、精细的空间关系、色觉）在出生时很差，直到出生后 6 个月才达到成人水平（Teller，1997）；人类新生儿的听觉也是在出生后的一年中才发育成熟的（Fria and Doyle，1984）。

人类新生儿的免疫系统也是在出生后才渐渐发育成熟的。尽管新生儿携带了来自母体的抗体，在出生后的第一个月内受到一定程度的保护，可以抵抗一些病菌的感染，但他们的功能性免疫应答和免疫相关功能尚不成熟。这种不成熟的免疫系统使得人类婴儿极易受病菌的感染，较为常见的有中耳炎、败血症、肺炎及破伤风等。

新生儿的许多器官组织在出生时是未发育成熟的。例如，新生儿的咽鼓管较短、软骨部较软、内径较宽，使得鼻咽分泌物容易由于反流、吸气和呼气而进入中耳（Bluestone and Beery，1976）。未发育成熟的咽鼓管结构和功能不全的免疫系统，使得新生儿在出生后的一年中较易发生中耳炎（Miyamoto，2020）。除了鼻咽分泌物，婴儿平躺着喝水、喝奶时，尤其是发生了呛咳时，也有可能使液体进入中耳，诱发炎症。此外，咽鼓管的开口靠近鼻咽部的腺样体（又称咽扁桃体或增殖体，是一种淋巴组织，正常情况下起防御作用），婴幼儿时期的腺样体相对较大，若发生腺样体感染，则导致炎性增大，也会使咽鼓管受到影响而发生感染、肿胀和堵塞，导致中耳炎。中耳炎应及时治疗，以免损伤听力或导致更严重的并发症。

新生儿败血症是指病原体（通常为细菌）感染新生儿并侵入其血液循环，在其中生长、繁殖、产生毒素而引发的系统性感染和全身性反应（Tesini，2020a）。统计数据表明，新生儿败血症发病率为 0.05%～0.8%，败血症每年导致超过 100 万新生儿死亡，是新生儿死亡的第二大原因（GBD 2013 Mortality and Causes of Death Collaborators，2015）。新生儿败血症又分为早发性（出生小于 3 天）和晚发性（出生 3 天后），前者通常为分娩时受到感染导致，大多数婴儿在出生后 6h 内出现症状；后者则是受到外部环境中的病原体感染，在早产儿中发病率更高，特别是那些长期住院、接受静脉输液或两者兼有的早产儿。早发性败血症的总死亡率为 3%～40%，晚发性败血症的总死亡率为 2%～20%。另外，晚发性败血症的死亡率与感染的病因密切相关，由革兰氏阴性杆菌或念珠菌引起的死亡率高达 32%～36%；除死亡率外，患细菌性或念珠菌性败血症的极低出生体重婴儿神经发育不良的风险也显著增加。

新生儿肺炎是新生儿的肺部感染，可以由败血症引发，也可以原发感染并引起败血症（Tesini，2020b）。与败血症相似，新生儿肺炎也分为早发性（出生 1 周内）和晚发性（出生 1 周后）。前者由宫内或分娩时的病原体感染引起；后者是受到外部环境中的病原体感染导致的，最常见于新生儿加护病房内因肺病而需要延长气管插管时间的婴儿。新生儿肺炎是新生儿死亡的重要原因，肺炎合并败血症的婴儿死亡率超过 10%，并且低出生体重婴儿死亡风险更高。

新生儿破伤风是破伤风梭状芽孢杆菌侵入新生儿脐部引发的急性感染性疾病

（Bush and Vazquez-Pertejo，2021）。破伤风梭状芽孢杆菌普遍存在于土壤和动物粪便中，浓度很高。未接种破伤风疫苗的母亲所生的婴儿，在非无菌分娩和脐带护理不当的情况下可能受到感染。破伤风梭状芽孢杆菌产生的外毒素会进入循环系统，引起全身性的肌肉强直和痉挛，严重时可能致命。不过，破伤风是一种可以预防的疾病，母亲的免疫接种、分娩时合理的卫生措施以及正确的脐带护理可以极大地降低这种疾病的风险。

2.3.1.4　其他新生儿疾病

人类新生儿的发育不足也常常引发一些困扰父母的新生儿健康问题，如黄疸、肠绞痛和胃食管反流等。

黄疸是一种很常见的新生儿疾病，尤其是妊娠不足 38 周的早产儿和一些母乳喂养的婴儿（Cochran，2020a）。新生儿胆红素代谢异常导致血液中胆红素含量过高，使得皮肤、黏膜及巩膜出现黄染。之所以会发生这种情况通常是因为婴儿的肝脏还不够成熟，无法清除血液中过量的胆红素。新生儿黄疸通常会随着时间而消退，大多数在妊娠满 35 周到足月之间出生的婴儿不需要治疗。但是，如果持续时间超过 3 周，则可能是潜在疾病的征兆；极少数情况下，血液中持续而异常高的胆红素水平会使新生儿面临脑损伤的风险，这时父母应向儿科医生咨询。

肠绞痛是导致健康婴儿经常性、长时间、剧烈哭闹或烦躁不安的主要原因（Consolini，2020）。这也困扰着婴儿父母，因为婴儿的痛苦没有明显的原因，再多的安慰似乎也不能带来任何缓解，这会让父母很担心，尤其是肠绞痛经常发生在晚上，那时父母自己也常常很累。发生肠绞痛的确切原因尚不清楚，可能的促发因素包括消化系统尚未完全发育、消化道健康菌群失调、食物过敏或不耐受、喂食过量、喂食不足或很少打嗝等。足月婴儿的肠绞痛一般在出生 2 周后开始发作，在 6 周时达到高峰，3～4 个月后显著消退。但是，如果这种情况持续存在，则可能是由于对奶粉的不耐受或其他一些潜在的原因，最好去医院进行检查。

胃食管反流是指胃内容物反流到食管的情况（Cochran，2020b）。健康婴儿一天可能出现多次胃食管反流，这种情况一般是正常的，也不会给婴儿带来任何损害。婴儿发生胃食管反流的原因：婴儿食管和胃之间的肌肉环——食管下括约肌尚未完全发育成熟，这使得婴儿的胃不能很好地关闭，胃内容物很容易回流入食道（图 2-16）。随着婴儿长大，食管下括约肌慢慢发育成熟，胃食管反流会逐渐减少，到一岁之后自然缓解。如果胃食管反流持续到 18 个月以后，或者伴随有发育不良或体重减轻等症状，则有必要进行医学检查，确定是否存在过敏、消化系统阻塞或胃食管反流病。

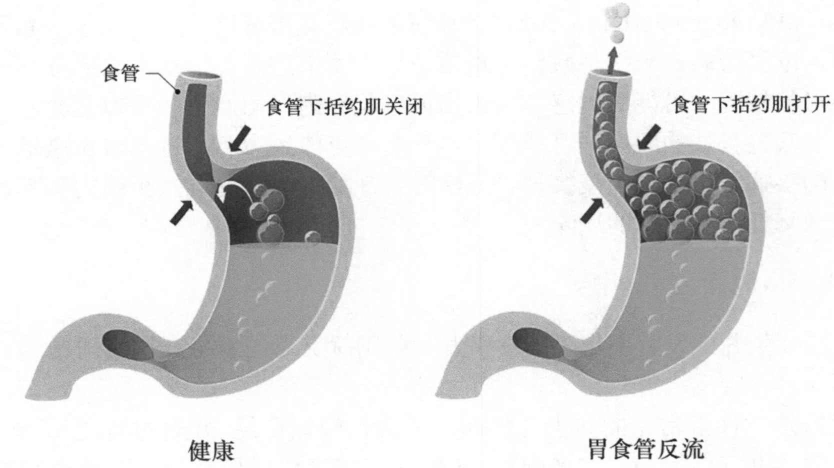

图 2-16 胃食管反流

来源：https://www.vcg.com/creative/1246705565

2.3.2 现代生活方式与慢性代谢性疾病

慢性代谢性疾病是指脂肪、蛋白质及糖类三大基础营养物质代谢紊乱引起的慢性疾病，主要包括糖尿病、肥胖和心血管疾病等。诸多数据表明，慢性代谢性疾病发病率呈现高发态势，已经成为威胁全球公共健康的主要问题。例如，国际糖尿病联合会发布的第 9 版《全球糖尿病地图》（*IDF Diabetes Atlas*）给出的统计数据显示，2019 年全球范围内 20～79 岁的人群中约有 4.63 亿人患有糖尿病，预计 2045 年将增加至 7 亿人；其中我国成人糖尿病发病率接近 10%，拥有患者 1.164 亿人，占全球糖尿病患者总数的 1/4。《中国居民营养与慢性病状况报告（2020 年）》的数据显示，我国城乡各年龄段居民超重、肥胖率持续上升，成人超重、肥胖率超过 50%，6～17 岁的儿童和青少年接近 20%，6 岁以下的儿童达到 10%。另外，2020 年发布的《中国心血管病健康与疾病报告 2019》的调查数据显示，心血管疾病已经成为我国发病率第一的疾病，心血管疾病患者达 3.3 亿人，值得注意的是，儿童和青少年高血压患病率也呈现上升趋势。

不过，一些原始的狩猎采集民族很少或几乎没有糖尿病、肥胖和心血管疾病，与全球现代文明社会慢性代谢性疾病高发态势形成了鲜明对比。调查发现，这些狩猎采集民族维持着接近旧石器时代的生活方式，他们的饮食习惯被称为旧石器时代饮食（图 2-17）。旧石器时代饮食主要由野生动物、鱼和野生植物性食物（如根、块茎、野草、浆果、坚果、蔬菜、水果和蜂蜜）组成，不含谷物、精制糖和乳制品。与狩猎采集民族相比，现代人类生活方式已经发生了重大变化，碳水化合物在人类饮食中扮演着极其重要的角色。现代人饮食特征是大量依赖精制谷物、玉米、土豆、糖（特别是蔗糖和果糖）和乳制品，以及其他高脂肪高蛋白食品，被称为西方饮食（图 2-18）。对比发现，旧石器时代饮食中的碳水化合物食物（野生蜂蜜除外）实际上都是低血糖/低胰岛素指数的，西方饮食则由大量高血糖/高胰岛素指数的碳水化合物食物组成（Cordain et al.，2005）。此外，西方饮食含有大量的 ω-6 多不饱和脂肪酸和少量的 ω-3 多不饱和脂肪酸，二者比率为 20∶1；而旧石器时代饮食两种多不饱和脂肪酸的比例相对均衡。富含 ω-6 多不饱和脂肪酸的饮食（主要以植物油的形式出现）具有促炎和促血栓形成作用，并与 2 型糖尿病、心血管疾病、癌症、肥胖、肠炎、抑郁、阿尔茨海默病等各种慢性疾病的发生有关（Gómez Candela et al.，2011；Simopoulos，2016）。

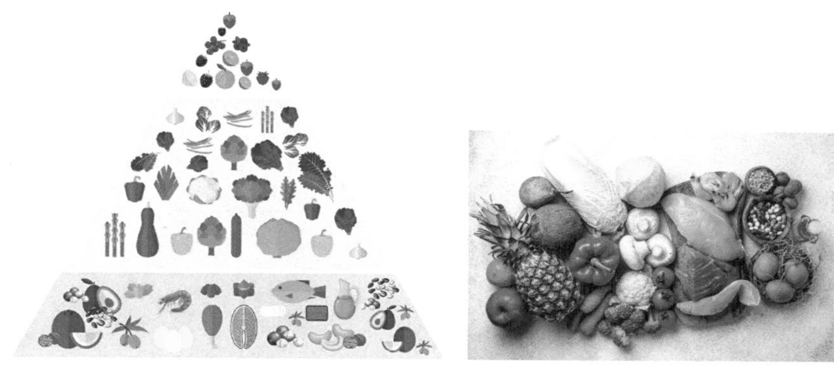

图 2-17　旧石器时代饮食

左图来源：https://www.vcg.com/creative/1316975065；右图来源：https://www.vcg.com/creative/1220733785

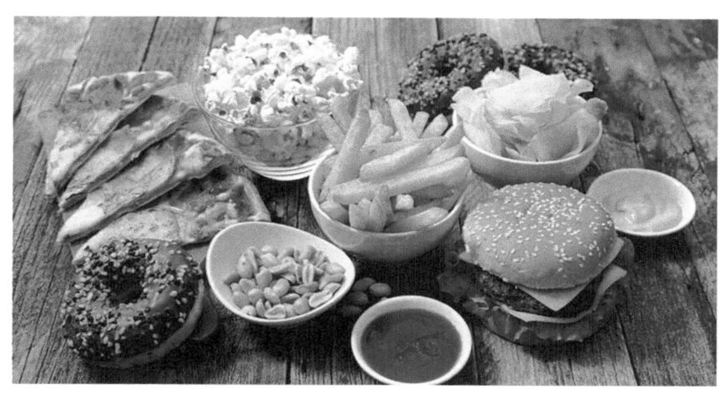

图 2-18　典型的西方饮食

来源：https://www.vcg.com/creative/1081735562

研究表明，如果狩猎采集者坚持他们传统的旧石器时代饮食，就能维持较低的血清胰岛素水平和持续且良好的胰岛素敏感性；而如果过渡到西方饮食就会导致胰岛素抵抗（抑制肝葡萄糖输出和促进外周葡萄糖清除的能力受损）、高胰岛素血症、肥胖、2 型糖尿病、高血压和癌症等疾病的发病率急剧上升（Eaton et al.，

1988；Lindeberg et al.，1999）。另外，回归旧石器时代饮食则能显著改善胰岛素抵抗、空腹胰岛素水平、血糖和血脂水平（Lindeberg et al.，2007）。

考虑到人类的营养在过去 1 万年里，特别是自工业革命以来的 250 多年里发生了重大变化，而人类的基因在从旧石器时代结束到现在 1 万年左右的时间里变化较小。许多学者认为，现代饮食习惯及生活方式与人体生理机能之间的不协调，是慢性代谢性疾病发病率升高的主要原因。深入理解现代人类生活方式与慢性代谢性疾病之间的关系、适当调整生活方式、合理饮食，有助于预防和治疗慢性代谢性疾病，具有重要的社会意义。

2.3.2.1 饮食相关的代谢紊乱

人类基因组进化速度未能匹配迅速变化的现代人类饮食和生活方式，致使现代人类出现了严重的代谢紊乱（图 2-19）。这包括但不限于：与饮食有关的活性氧

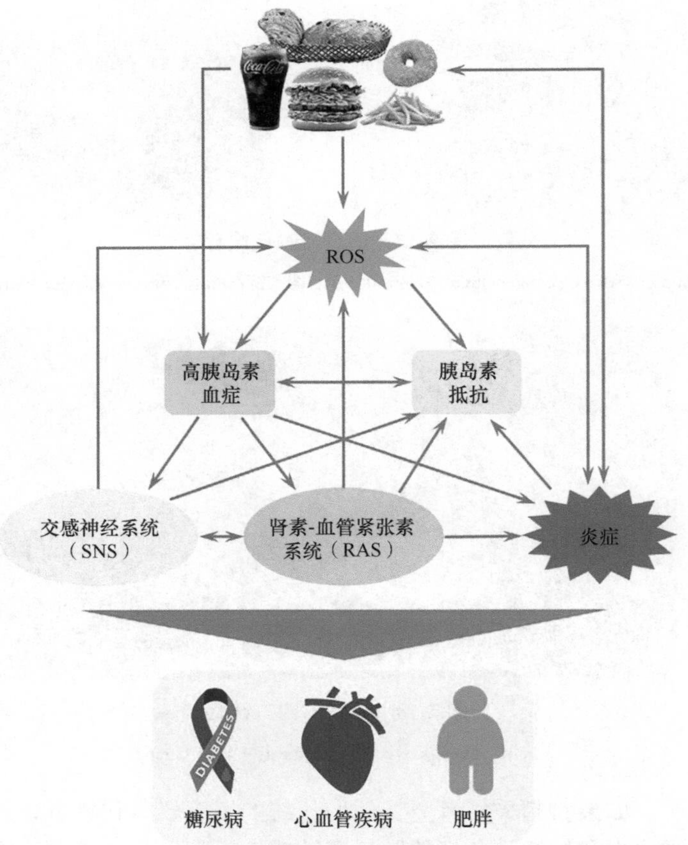

图 2-19 西方饮食会引起广泛的代谢紊乱，与糖尿病、肥胖和心血管疾病等慢性代谢性疾病强烈相关

（reactive oxygen species，ROS）和氧化应激的增加、高胰岛素血症和胰岛素抵抗、交感神经系统（sympathetic nervous system，SNS）和肾素-血管紧张素系统（renin-angiotensin system，RAS）的异常激活，以及轻度炎症，这些因素都在 2 型糖尿病、肥胖和心血管疾病等慢性代谢性疾病的发生发展中起着关键作用。

ROS 具有作为信号分子和破坏因子的双重作用。ROS 是线粒体呼吸链不可避免的副产物，一些沿着电子传递链转移的电子发生逃逸，导致许多 ROS 的形成，包括超氧化物、过氧化氢（H_2O_2）、羟基自由基、羟基离子和一氧化氮等。另外，细胞在代谢过程中也会生成以 H_2O_2 形式存在的较低浓度的活性氧，并作为重要的信号分子（Gough and Cotter，2011）。真核细胞具有多种抗氧化机制，在正常生理条件下，活性氧的生成和清除处于平衡状态。但这些机制的抗衡作用是有限的，现代人类饮食中过多的糖类和游离脂肪酸会导致过多的 ROS 生成，打破稳态，导致氧化应激，造成脂质、蛋白质和 DNA 损伤。此外，ROS 增加和氧化应激作用也会干扰细胞内信号转导过程，并被证明与胰岛素抵抗、炎症和多种慢性疾病有关（Henriksen et al.，2011；Rani et al.，2016）。

西方饮食也会导致高胰岛素血症和胰岛素抵抗的发生。一方面，西方饮食会产生高水平的ROS和氧化应激，可能导致胰岛素抵抗和高胰岛素分泌（Matsuzawa-Nagata et al.，2008；Erdelyi et al.，2009）。ROS 信号通路对于调节胰岛素的分泌至关重要：营养物质（葡萄糖、游离脂肪酸、氨基酸）介导生成 H_2O_2 形式的 ROS，H_2O_2 会刺激胰岛 β 细胞分泌胰岛素并氧化营养物质（Pi et al.，2007）。此外，胰岛 β 细胞的多种抗氧化酶的表达相对较低，过度分泌的 ROS 会对其造成氧化应激损伤（Kulkarni et al.，2018）。ROS 过度分泌也会干扰胰岛素在细胞内作用的生化通路，抑制 4 型葡萄糖转运蛋白（glucose transporter type 4，GLUT4）的表达，阻断细胞对葡萄糖的摄取，导致胰岛素抵抗（Wang et al.，2013）。另一方面，西方饮食也可直接诱导餐后高胰岛素分泌。由于西方饮食模式中经常吃零食和饮用含糖饮料，会导致胰岛素需求增加。而从进化的角度来看，可能由于旧石器时代的人常常不能获得足够的食物，胰岛 β 细胞在基因水平上对高胰岛素需求的适应性较差；高胰岛素饮食可能使胰岛 β 细胞增生或功能障碍，最终导致其对正常饮食的高反应性和高胰岛素分泌（Paris et al.，2003；Schofield and Sutherland，2012）。事实上，临床上的高胰岛素血症确实与胰岛 β 细胞增生和分泌能力增强有关（Mehran et al.，2012；Gonzalez et al.，2013）。在一项研究中发现，胰岛 β 细胞功能障碍和失调导致的餐后胰岛素反应增加，是青少年肥胖发展过程中最早的代谢变化，之后则是逐渐加重的胰岛素抵抗和空腹高胰岛素血症（Le Stunff and Bougneres，1994）。值得注意的是，饮食导致的代谢紊乱可能会遗传。给幼鼠喂食高碳水化合物配方奶粉后，幼鼠表现出过度高胰岛素血症、贪食症和肥胖，这种代谢改变在幼鼠成年后持续存在，甚至遗传给了下一代（Patel and Srinivasan，2011）。

SNS 释放去甲肾上腺素（norepinephrine，NE）和肾上腺素（epinephrine）两种儿茶酚胺神经效应分子，它们作为神经递质和循环激素参与调节人体各主要器官系统的微环境。NE 主要从交感神经释放，肾上腺素主要由肾上腺髓质分泌；肾上腺素受体则几乎在身体的每一种细胞类型上都有表达。大量证据表明，SNS 高度活跃是肥胖及其相关代谢紊乱的一个标志，并可能在 2 型糖尿病等退行性疾病中发挥重要作用（Lambert et al.，2015）。胰岛素和 SNS 之间也有着密切的联系：胰岛素以剂量依赖性的方式激活 SNS，使血浆 NE 水平升高（Rowe et al.，1981）。在饮食中摄入高胰岛素指数的碳水化合物（如淀粉和糖）可显著增强 SNS 活性，其特征是血浆 NE 水平显著升高（Scott et al.，2001）；而摄入蛋白质或脂肪对 NE 水平的影响很小（Welle et al.，1981）。可见，饮食结构也在决定 SNS 活性水平方面起着重要作用。此外，SNS 的激活水平增加可能会通过氧化应激而导致胰岛素抵抗（Schraml et al.，2007），而交感神经节阻滞能够增加胰岛素敏感性（Gamboa et al.，2014）。

RAS 在正常生理和病理状态中均发挥重要作用。RAS 是一个激素循环系统，血管紧张素Ⅱ（angiotensin Ⅱ，ANG Ⅱ）是该系统中主要的效应肽。除了经典的激素循环系统，局部 RAS 存在于各种器官和组织中，通过自分泌和旁分泌效应生成 ANG Ⅱ（Lavoie and Sigmund，2003）。胰岛素（Haenni et al.，2001）和 SNS（Saxena，1992）等多种因素可以激活 RAS。血浆高胰岛素水平会增加血浆肾素活性和 ANG Ⅱ水平（Rooney et al.，1991）。SNS 与 RAS 的相互作用存在一个正反馈回路：NE 通过刺激肾素分泌激活 ANG Ⅱ生成；而血液中的 ANG Ⅱ在不同部位与 SNS 相互作用，并通过 NE 释放过程中的突触前易化调节来放大对交感神经刺激的反应（Saxena，1992）。临床和药理学研究还发现，ANG Ⅱ与胰岛素抵抗（Olivares-Reyes et al.，2009；Ramalingam et al.，2017）、亚临床炎症（Pacurari et al.，2014）和氧化应激（Hitomi et al.，2007）有关。

慢性炎症也与肥胖、2 型糖尿病、心血管疾病、肠炎、骨关节炎、自身免疫性疾病等许多常见病有关（Hunter，2012）。一方面，慢性炎症引起氧化应激，另一方面氧化应激也在炎症的发生和持续中起着重要的作用，说明炎症与氧化应激是密切相关的病理生理事件（Khansari et al.，2009）。除了氧化应激，高胰岛素血症（Rufino et al.，2017）、ANG Ⅱ（Pacurari et al.，2014）以及 SNS 的激活（Karakas et al.，2018）也与慢性亚临床炎症的发生有因果关系。西方饮食可重新编程先天免疫系统，并诱发轻度炎症（Christ et al.，2018）；与之相对，低血糖负荷饮食可减轻炎症，并有助于增加脂联素的分泌，这对超重或肥胖患者大有益处（Neuhouser et al.，2011）。

2.3.2.2 糖尿病

糖尿病是一种影响身体利用葡萄糖的疾病。根据发病原因，糖尿病可以分为

1 型糖尿病、2 型糖尿病和妊娠糖尿病，其中 2 型糖尿病占比超过 90%。2 型糖尿病是一种由胰岛素抵抗和胰岛 β 细胞功能障碍导致的进展性疾病。由于胰岛 β 细胞抗氧化能力较低，氧化应激很容易导致胰岛 β 细胞功能受损。氧化应激也与 2 型糖尿病的长期并发症，如微血管和大血管功能障碍的进展有关（Drews et al., 2010）。ANG Ⅱ可以通过 ANG Ⅱ受体增强细胞内 NADPH 氧化酶的活性，导致氧化应激、胰岛 β 细胞炎症和功能障碍（Chan et al., 2017）。RAS 也被认为参与了导致糖尿病肾病的大多数病理过程（Chawla et al., 2010）。在一项关于动脉粥样硬化风险的社会研究中，通过对8000多名非糖尿病中年人的8年随访调查发现，SNS 过度活跃使患 2 型糖尿病的风险几乎增加了一倍（Carnethon et al., 2003）。上文中也多次提到了 ROS、氧化应激、高胰岛素血症、SNS 和 RAS 异常激活，以及轻度炎症等代谢紊乱与 2 型糖尿病的联系，揭示了现代人类饮食和生活方式可能是导致 2 型糖尿病的主要原因。

在 3 种类型的糖尿病中，1 型糖尿病和妊娠糖尿病占比较低。其中，1 型糖尿病的确切病因尚不清楚，可能与免疫系统攻击并破坏胰腺中的胰岛 β 细胞有关，在患者的血液中可查出多种自身免疫抗体，如胰岛素自身抗体、胰岛 β 细胞抗体、谷氨酸脱羧酶抗体等。妊娠糖尿病主要与妊娠期胰岛素需求增加有关，患有妊娠糖尿病的女性可能会在怀孕后长期存在胰岛素抵抗，从而增加患 2 型糖尿病的风险。

2.3.2.3　肥胖

过去几十年来，肥胖的发病率急剧升高，几乎成为一种流行性疾病。热量摄入过多、缺乏运动和遗传因素等被视为打破能量平衡导致发胖的原因（Ludwig and Ebbeling, 2018）。遗传因素主要体现在胰岛 β 细胞对高胰岛素食物的敏感性和反应性的差异方面，已有研究发现胰岛素启动子基因的变异与胰岛素高分泌和体重增加有关（Le Stunff et al., 2000）。不过，尽管肥胖与遗传有关，但显然不足以解释为何肥胖会在过去几十年中迅速增加。热量摄入过多和运动缺乏在肥胖的发生中可能起着更为重要的作用。在体内，葡萄糖和游离脂肪酸在胰岛素和胰高血糖素的协调下，参与竞争线粒体氧化。在饱腹状态下，高胰岛素/胰高血糖素比促进脂质储存并抑制糖异生；而在空腹状态下，低胰岛素/胰高血糖素比刺激脂肪分解和肝脏葡萄糖生成，为葡萄糖依赖组织提供葡萄糖。现代饮食方式，如西方饮食，为机体提供了高水平的葡萄糖和游离脂肪酸；同时，这些食物中包含大量高胰岛素碳水化合物（如淀粉和糖），导致机体的胰岛素在一天中的大部分时间处于较高水平（Esmaillzadeh et al., 2007）。高胰岛素水平促进脂肪储存、防止脂肪分解，同时维持游离脂肪酸再酯化。因此，一些储存的脂肪酸可以保持储存状态，导致脂肪积累（Campbell et al., 1992）。此外，血浆高胰岛素水平还会增加食欲，导致饮食过量（Seaman, 2013）；高胰岛素指数的食物（如含糖量高的甜味食品）也会让人特别有食欲。最后，现代饮食中大量摄入的 ω-6 多不饱和脂肪酸也与肥胖的发生有关（Simopoulos，2016）。

2.3.2.4 心血管疾病

血管内皮细胞功能障碍是心血管疾病发生发展的关键因素。内皮细胞功能紊乱与诸多诱发动脉粥样硬化及高血压的关键因素，如血管炎症、炎症细胞浸润及活化、趋化因子和细胞因子的分泌、血管收缩、脂蛋白氧化、血小板聚集、白细胞黏附和增殖，以及内皮细胞和血管平滑肌细胞的凋亡等有关（Park and Park，2015）。而氧化应激、RAS 过度活跃、胰岛素抵抗和高胰岛素血症则是引起内皮细胞功能障碍的重要原因。研究发现，即使是中度的高胰岛素血症，也和胰岛素抵抗状态下的空腹高胰岛素血症一样，会导致大导管动脉严重的内皮细胞功能障碍（Arcaro et al.，2002）。RAS（Pacurari et al.，2014）、SNS（Grassi et al.，2009）、胰岛素相关内皮素-1 生成（Sarafidis and Bakris，2007）和氧化应激（Brown and Griendling，2015）会促进血管平滑肌细胞的增殖、迁移、衰老、凋亡、自噬，促进循环系统中阻力血管和肾血管重塑，促进外周和肾血管收缩和增加外周血管阻力，增加心率、心脏每搏输出量、肾素分泌和肾小管钠重吸收，从而导致高血压和动脉粥样硬化的发生发展（Hall et al.，2012）。RAS 的激活还会刺激低密度脂蛋白，特别是氧化修饰的低密度脂蛋白在血管中聚集，低密度脂蛋白在动脉粥样硬化斑块的形成、发展和破裂中起着重要作用（Singh and Mehta，2003）。此外，从植物油中摄入的 ω-6 多不饱和脂肪酸，会与血液中的所有脂蛋白（如低密度脂蛋白、极低密度脂蛋白和高密度脂蛋白）结合，导致脂蛋白容易发生氧化，从而增加患心血管疾病的风险（DiNicolantonio and O'Keefe，2018）。最后，在前文中提到的与高胰岛素血症、SNS 和 RAS 关系紧密的亚临床炎症也与动脉粥样硬化有关，其参与了从最开始的脂肪条纹形成到斑块破裂和血栓形成的所有阶段（Libby，2012）。

2.3.2.5 总结

随着科技发展和社会进步，人类的物质条件、生活方式和生存环境发生了翻天覆地的变化。然而，人类基因的进化速率显然跟不上如此快速的环境变化。基因与环境的不匹配，导致了许多复杂疾病的发生，最具代表性的就是慢性代谢性疾病（如糖尿病、肥胖、心血管疾病），也包括未在本节中讨论的癌症、自身免疫性疾病、神经退行性疾病等慢性疾病。因此，这些疾病又被称为“文明病”（Carrera-Bastos et al.，2011）。除了前文中重点描述的饮食模式，一些不健康的生活方式，如吸烟、饮酒、滥用药物、缺乏体力活动和精神压力过大等也与这些疾病的发展有关（Carrera-Bastos et al.，2011）。吸烟可导致或促成一系列潜在的致命和致残性疾病，如癌症、心血管疾病、慢性阻塞性肺疾病等的发展。与现代饮食一样，吸烟也会导致氧化应激（Pasupathi et al.，2009）、胰岛素抵抗（Facchini et al.，1992）、SNS（Narkiewicz et al.，1998）和 RAS 的过度激活（Oakes et al.，2018），以及轻度炎症（Lee et al.，2012）。从前文可知，所有这些代谢变化都与慢性代谢性疾病的发展有关，当然也包括本节讨论的其他“文明病”。此外，饮酒对于许多健康问题，如肝硬化或交通事故，还包括传染病、癌症、糖尿病、神经精神疾病和心血管疾病等，也是一个重要危险因素。

基于此，本节旨在通过揭示现代人类生活方式与慢性代谢性疾病之间的关系，来对这些疾病的预防和治疗提供指导。根据我们的遗传背景，优化我们的饮食方式和生活习惯，如饮食以蔬菜、水果、鱼类、杂粮、豆类为主，减少糖的摄入，适度运动，摒弃吸烟、饮酒等不良生活方式，已经被证明是预防或限制这些疾病发生发展的有效手段（Carrera-Bastos et al.，2011；Martinez et al.，2017），值得所有人倡导和坚持。

参 考 文 献

Alvares G A, Licari M K, Stevenson P G, et al. 2020. Investigating associations between birth order and autism diagnostic phenotypes. J Child Psychol Psychiatry, 8: 23-29.

Anderson A R, Weaver A M, Cummings P T, et al. 2006. Tumor morphology and phenotypic evolution driven by selective pressure from the microenvironment. Cell, 127(5): 905-915.

Antonacci F, Dennis M Y, Huddleston J, et al. 2014. Palindromic *GOLGA8* core duplicons promote chromosome 15q13.3 microdeletion and evolutionary instability. Nat Genet, 46(12): 1293-1302.

Arcaro G, Cretti A, Balzano S, et al. 2002. Insulin causes endothelial dysfunction in humans: sites and mechanisms. Circulation, 105(5): 576-582.

Arneth B. 2019. Tumor microenvironment. Medicina (Kaunas), 56(1): 15.

Asrar Z, Haq F, Abbasi A A. 2013. Fourfold paralogy regions on human HOX-bearing chromosomes: role of ancient segmental duplications in the evolution of vertebrate genome. Mol Phylogenet Evol, 66(3): 737-747.

Balest A L. 2021. Birth injuries in newborns. https://www.merckmanuals.com/home/children-s-health-issues/general-problems-in-newborns/birth-injuries-in-newborns[2022-5-13].

Balkwill F R, Capasso M, Hagemann T, et al. 2012. The tumor microenvironment at a glance. J Cell Sci, 125(23): 5591-5596.

Bluestone C D, Beery Q C. 1976. Concepts on the pathogenesis of middle ear effusions. Ann Otol Rhinol Laryngol, 85(2 Suppl 25 Pt 2): 182-186.

Brown D I, Griendling K K. 2015. Regulation of signal transduction by reactive oxygen species in the cardiovascular system. Circ Res, 116(3): 531-549.

Bush L M, Vazquez-Pertejo M T. 2021. Tetanus. https://www.msdmanuals.com/professional/infectious-diseases/anaerobic-bacteria/tetanus?query=Neonatal%20tetanus[2022-09-06].

Bussey K J, Cisneros L H, Lineweaver C H, et al. 2017. Ancestral gene regulatory networks drive cancer. Proc Natl Acad Sci USA, 114(24): 6160-6162.

Campbell D J, Koch M A. 2011. Treg cells: patrolling a dangerous neighborhood. Nat Med, 17(8): 929-930.

Campbell P J, Carlson M G, Hill J O, et al. 1992. Regulation of free fatty acid metabolism by insulin in humans: role of lipolysis and reesterification. Am J Physiol, 263(6): E1063-E1069.

Carnethon M R, Golden S H, Folsom A R, et al. 2003. Prospective investigation of autonomic nervous system function and the development of type 2 diabetes: the atherosclerosis risk in communities study, 1987-1998. Circulation, 107(17): 2190-2195.

Carrera-Bastos P, Fontes-Villalba M, O'Keefe J H. 2011. The western diet and lifestyle and diseases of civilization. Res Rep Clin Cardiol, 2: 15-35.

Chan S M H, Lau Y S, Miller A A, et al. 2017. Angiotensin II causes β-cell dysfunction through an ER stress-induced proinflammatory response. Endocrinology, 158(10): 3162-3173.

Chawla T, Sharma D, Singh A. 2010. Role of the renin angiotensin system in diabetic nephropathy. World J Diabetes, 1(5): 141-145.

Chen F, Zhuang X, Lin L, et al. 2015. New horizons in tumor microenvironment biology: challenges and opportunities. BMC Med, 5: 13-45.

Chia S B, DeGregori J. 2021. Cancer stem cells in the gut have a bad influence on neighboring cells. Nature, 594(7863): 340-341.

Chisholm R H, Lorenzi T, Clairambault J. 2016. Cell population heterogeneity and evolution towards drug resistance in cancer: biological and mathematical assessment, theoretical treatment optimisation. Biochim Biophys Acta, 1860(11, Part B): 2627-2645.

Christ A, Günther P, Lauterbach M A R, et al. 2018. Western diet triggers NLRP3-dependent innate immune reprogramming. Cell, 172(1-2): 162-175.

Chu X Y, Jiang L H, Zhou X H, et al. 2017. Evolutionary origins of cancer driver genes and implications for cancer prognosis. Genes (Basel), 8(7): 182.

Chu X Y, Quan Y, Zhang H Y, et al. 2020. Human accelerated genome regions with value in medical genetics and drug discovery. Drug Discov Today, 25(5): 821-827.

Clark D P, Pazdernik N J. 2016. Chapter 19: Cancer // David P C, Nanette J P. Biotechnology. 2nd. Boston: Elsevier: 593-626.

Cochran W J. 2020a. Jaundice in the Newborn. https://www.merckmanuals.com/home/children-s-health-issues/gastrointestinal-gi-and-liver-problems-in-newborns/jaundice-in-the-newborn?query=jaundice%20of%20the%20newborn[2022-05-12].

Cochran W J. 2020b. Gastroesophageal reflux in infants. https://www.msdmanuals.com/professional/pediatrics/gastrointestinal-disorders-in-neonates-and-infants/gastroesophageal-reflux-in-infants?query=gastroesophageal%20reflux[2022-03-15].

Consolini B M. 2020. Colic. https://www.msdmanuals.com/professional/pediatrics/symptoms-in-infants-and-children/colic?query=colic[2022-11-06].

Cordain L, Eaton S B, Sebastian A, et al. 2005. Origins and evolution of the Western diet: health implications for the 21st century. Am J Clin Nutr, 81(2): 341-354.

Davies P C, Lineweaver C H. 2011. Cancer tumors as Metazoa 1.0: tapping genes of ancient ancestors. Phys Biol, 8(1): 015001.

Dennis M Y, Eichler E E. 2016. Human adaptation and evolution by segmental duplication. Curr Opin Genet Dev, 41: 44-52.

DiNicolantonio J J, O'Keefe J H. 2018. Omega-6 vegetable oils as a driver of coronary heart disease: the oxidized linoleic acid hypothesis. Open Heart, 5(2): e000898.

Doan R N, Bae B I, Cubelos B, et al. 2016. Mutations in human accelerated regions disrupt cognition and social behavior. Cell, 167(2): 341-354.

Domazet-Lošo T, Tautz D. 2010. Phylostratigraphic tracking of cancer genes suggests a link to the emergence of multicellularity in metazoa. BMC Biol, 8(1): 1-10.

Drews G, Krippeit-Drews P, Düfer M. 2010. Oxidative stress and beta-cell dysfunction. Pflugers Arch, 460(4): 703-718.

Eaton S B, Konner M, Shostak M. 1988. Stone agers in the fast lane: chronic degenerative diseases in evolutionary perspective. Am J Med, 84(4): 739-749.

Erady C, Amin K, Onilogbo T O A E, et al. 2022. Novel open reading frames in human accelerated regions and transposable elements reveal new leads to understand schizophrenia and bipolar disorder. Mol Psychiatry, 27(3): 1455-1468.

Erdelyi I, Levenkova N, Lin E Y, et al. 2009. Western-Style diets induce oxidative stress and dysregulate immune responses in the colon in a mouse model of sporadic colon cancer. J Nutr, 139(11): 2072-2078.

Esmaillzadeh A, Kimiagar M, Mehrabi Y, et al. 2007. Dietary patterns, insulin resistance, and prevalence of the metabolic syndrome in women. Am J Clin Nutr, 85(3): 910-918.

Facchini F S, Hollenbeck C B, Jeppesen J, et al. 1992. Insulin resistance and cigarette smoking. Lancet, 339(8802): 1128-1130.

Fearon E R, Vogelstein B. 1990. A genetic model for colorectal tumorigenesis. Cell, 61(5): 759-767.

Fiddes I T, Lodewijk G A, Mooring M, et al. 2018. Human-specific *NOTCH2NL* genes affect notch signaling and cortical neurogenesis. Cell, 173(6): 1356-1369.

Florio M, Albert M, Taverna E, et al. 2015. Human-specific gene *ARHGAP11B* promotes basal progenitor amplification and neocortex expansion. Science, 347(6229): 1465-1470.

Fria T J, Doyle W J. 1984. Maturation of the auditory brain stem response (ABR): additional perspectives. Ear Hear, 5(6): 361-365.

Gamboa A, Okamoto L E, Arnold A C. 2014. Autonomic blockade improves insulin sensitivity in obese subjects. Hypertension, 64(4): 867-874.

GBD 2013 Mortality and Causes of Death Collaborators. 2015. Global, regional, and national age-sex specific all-cause and cause-specific mortality for 240 causes of death, 1990-2013: a systematic analysis for the Global Burden of Disease Study 2013. Lancet, 385(9963): 117-171.

Gómez Candela C, Bermejo López L M, Loria Kohen V. 2011. Importance of a balanced omega 6/omega 3 ratio for the maintenance of health: nutritional recommendations. Nutr Hosp, 26(2): 323-329.

Gonzalez A, Merino B, Marroquí L, et al. 2013. Insulin hypersecretion in islets from diet-induced hyperinsulinemic obese female mice is associated with several functional adaptations in individual β-cells. Endocrinology, 154(10): 3515-3524.

Gough D R, Cotter T G. 2011. Hydrogen peroxide: a Jekyll and Hyde signaling molecule. Cell Death Dis, 2(10): 213.

Grassi G, Arenare F, Pieruzzi F, et al. 2009. Sympathetic activation in cardiovascular and renal disease. Nephrol, 22(2): 190-195.

Grivennikov S I, Greten F R, Karin M. 2010. Immunity, inflammation, and cancer. Cell, 140(6): 883-899.

Groenendaal F, van Bel F. 2021. Perinatal asphyxia in term and late preterm infants. https://www.uptodate.com/contents/perinatal-asphyxia-in-term-and-late-preterm-infants[2022-10-25].

Haenni A, Reneland R, Lind L, et al. 2001. Serum aldosterone changes during hyperinsulinemia are correlated to body mass index and insulin sensitivity in patients with essential hypertension. J Hypertens, 19(1): 107-112.

Hall B K. 2010. Atavisms. Curr Biol, 20(20): R871.

Hall J E, Granger J P, Do Carmo J M, et al. 2012. Hypertension: physiology and pathophysiology. Physiol, 31(2): 2393-2442.

Hanahan D, Weinberg R A. 2011. Hallmarks of cancer: the next generation. Cell, 144(5): 646-674.

Heft I E, Mostovoy Y, Levy-Sakin M, et al. 2020. The driver of extreme human-specific olduvai repeat expansion remains highly active in the human genome. Genetics, 214(1): 179-191.

Heide M, Haffner C, Murayama A, et al. 2020. Human-specific *ARHGAP11B* increases size and folding of primate neocortex in the fetal marmoset. Science, 369(6503): 546-550.

Henriksen E, Diamond-Stanic M, Marchionne E. 2011. Oxidative stress and the etiology of insulin resistance and type 2 diabetes. Free Radic Biol Med, 51(5): 993e9.

Hitomi H, Kiyomoto H, Nishiyama A. 2007. Angiotensin II and oxidative stress. Curr Opin Cardiol, 22(4): 311-315.

Hsieh C S, Lee H M, Lio C W. 2012. Selection of regulatory T cells in the thymus. Nat Rev Immunol, 12(3): 157-167.

Hunter P. 2012. The inflammation theory of disease. The growing realization that chronic inflammation is crucial in many diseases opens new avenues for treatment. EMBO Rep, 13(11): 968-970.

Jensen P S, Mrazek D, Knapp P K, et al. 1997. Evolution and revolution in child psychiatry: ADHD as a disorder of adaptation. J Am Acad Child Adolesc Psychiatry, 36(12): 1672-1681.

Joyce J A, Pollard J W. 2009. Microenvironmental regulation of metastasis. Nat Rev Cancer, 9(4): 239-252.

Karakas M, Haase T, Zeller T. 2018. Linking the sympathetic nervous system to the inflammasome: towards new therapeutics for atherosclerotic cardiovascular disease. Eur Heart J, 39(1): 70-72.

Karpinski R I, Kinase Kolb A M, Tetreault N A, et al. 2018. High intelligence: a risk factor for psychological and physiological overexcitabilities. Intelligence, 66: 8-23.

Kaufman J, Yang B Z, Douglas-Palumberi H, et al. 2006. Brain-derived neurotrophic factor-5-HTTLPR gene interactions and environmental modifiers of depression in children. Biol Psychiatry, 59(8): 673-680.

Khansari N, Shakiba Y, Mahmoudi M. 2009. Chronic inflammation and oxidative stress as a major cause of age-related diseases and cancer. Recent Pat Inflamm Allergy Drug Discov, 3(1): 73-80.

Kimberly M N, Erin M B, Donna F K, et al. 2017. Chapter 6: neoplasia and tumor biology // Zachary J F. Pathologic Basis of Veterinary Disease. 6th ed. St. Louis: Mosby: 286-321.

Korneev K V, Atretkhany K N, Drutskaya M S, et al. 2017. TLR-signaling and proinflammatory cytokines as drivers of tumorigenesis. Cytokine, 89: 127-135.

Kulkarni A A, Conteh A M, Sorrell C A, et al. 2018. An *in vivo* Zebrafish model for interrogating ROS-mediated pancreatic β-cell injury, response, and prevention. Oxid Med Cell Longev, 2018: 1324739.

Lam P Y. 2013. Biological effects of cancer-secreted factors on human mesenchymal stem cells. Stem Cell Res Ther, 4(6): 138.

Lambert E A, Straznicky N E, Dixon J B. 2015. Should the sympathetic nervous system be a target to improve cardiometabolic risk in obesity. Am J Physiol Heart Circ Physiol, 309(2): H244-H258.

Lavoie J L, Sigmund C D. 2003. Minireview: overview of the renin-angiotensin system – an endocrine and paracrine system. Endocrinology, 144(6): 2179-2183.

Le Stunff C, Bougneres P. 1994. Early changes in postprandial insulin secretion, not in insulin sensitivity, characterize juvenile obesity. Diabetes, 43(5): 696-702.

Le Stunff C, Fallin D, Schork N J, et al. 2000. The insulin gene VNTR is associated with fasting insulin levels and development of juvenile obesity. Nat Genet, 26(4): 444-446.

LeBleu V S. 2015. Imaging the tumor microenvironment. Cancer J, 21(3): 174-178.

Lee J, Taneja V, Vassallo R. 2012. Cigarette smoking and inflammation: cellular and molecular mechanisms. J Dent Res, 91(2): 142-149.

Libby P. 2012. Inflammation in atherosclerosis. Arterioscler Thromb Vasc Biol, 32(9): 2045-2051.

Lindeberg S, Eliasson M, Lindahl B, et al. 1999. Low serum insulin in traditional Pacific Islanders: the Kitava study. Metabolism, 4(10): 1216-1219.

Lindeberg S, Jönsson T, Granfeldt Y, et al. 2007. A Palaeolithic diet improves glucose tolerance more than a Mediterranean-like diet in individuals with ischaemic heart disease. Diabetologia, 50(9): 1795-1807.

Lineweaver C H, Bussey K J, Blackburn A C, et al. 2021. Cancer progression as a sequence of atavistic reversions. Bioessays, 43(7): e2000305.

Lineweaver C H, Davies P C, Vincent M D, et al. 2014. Targeting cancer's weaknesses (not its strengths): therapeutic strategies suggested by the atavistic model. Bioessays, 36(9): 827-835.

Ludwig D S, Ebbeling C B. 2018. The carbohydrate-insulin model of obesity: beyond "calories in, calories out". JAMA Intern Med, 178(8): 1098-1103.

Marques-Bonet T, Eichler E E. 2009. The evolution of human segmental duplications and the core duplicon hypothesis. Cold Spring Harb Symp Quant Biol, 74: 355-362.

Martinez K B, Leone V, Chang E B. 2017. Western diets, gut dysbiosis, and metabolic diseases: are they linked? Gut Microbes, 8(2): 130-142.

Matsuzawa-Nagata N, Takamura T, Ando H, et al. 2008. Increased oxidative stress precedes the onset of high-fat diet-induced insulin resistance and obesity. Metabolism, 57(8): 1071-1077.

Mehran A E, Templeman N M, Brigidi G S, et al. 2012. Hyperinsulinemia drives diet-induced obesity independently of brain insulin production. Cell Metab, 16(6): 723-737.

Merlo L M, Pepper J W, Reid B J, et al. 2006. Cancer as an evolutionary and ecological process. Nat Rev Cancer, 6(12): 924-935.

Mills C D, Lenz L L, Harris R A. 2016. A breakthrough: macrophage-directed cancer immunotherapy. Cancer Res, 76(3): 513-516.

Miyamoto R T. 2020. Otitis media (acute). https://www.msdmanuals.com/professional/ear,-nose,-and-throat-disorders/middle-ear-and-tympanic-membrane-disorders/otitis-media-acute?query=otitis%20media[2022-11-03].

Narkiewicz K, van de Borne P J, Hausberg M, et al. 1998. Cigarette smoking increases sympathetic outflow in humans. Circulation, 98(6): 528-534.

Neuhouser M L, Schwarz Y, Wang C, et al. 2011. A low-glycemic load diet reduces serum C-reactive protein and modestly increases adiponectin in overweight and obese adults. J Nutr, 142(2): 369-374.

Niida A, Iwasaki W M, Innan H. 2018. Neutral theory in cancer cell population genetics. Mol Biol Evol, 35(6): 1316-1321.

Nowell P C. 1976. The clonal evolution of tumor cell populations. Science, 194(4260): 23-28.

Oakes J M, Fuchs R M, Gardner J D, et al. 2018. Nicotine and the renin-angiotensin system. Am J Physiol Regul Integr Comp Physio, 315(5): R895-R906.

Okbay A, Beauchamp J P, Fontana M A, et al. 2016. Genome-wide association study identifies 74 loci associated with educational attainment. Nature, 533(7604): 539-542.

Olivares-Reyes J A, Arellano-Plancarte A, Castillo-Hernandez J R. 2009. Angiotensin Ⅱ and the development of insulin resistance: implications for diabetes. Mol Cell Endocrinol, 302(2): 128-139.

Pacurari M, Kafoury R, Tchounwou P B, et al. 2014. The renin-angiotensin-aldosterone system in vascular inflammation and remodeling. Int J Inflam, 2014: 689360.

Paris M, Bernard-Kargar C, Berthault M F, et al. 2003. Specific and combined effects of insulin and glucose on functional pancreatic beta-cell mass *in vivo* in adult rats. Endocrinology, 144(6): 2717-2727.

Park K H, Park W J. 2015. Endothelial dysfunction: clinical implications in cardiovascular disease and therapeutic approaches. J Korean Med Sci, 30(9): 1213-1225.

Parker R C, Varmus H E, Bishop J M. 1981. Cellular homologue (*c-src*) of the transforming gene of Rous sarcoma virus: isolation, mapping, and transcriptional analysis of *c-src* and flanking regions. Proc Natl Acad Sci USA, 78(9): 5842-5846.

Pasupathi P, Saravanan G, Farook J. 2009. Oxidative stress bio markers and antioxidant status in smokers compared to nonsmokers. Pharm Sci Res, 1(2): 55-62.

Patel M S, Srinivasan M. 2011. Metabolic programming in the immediate postnatal life. Ann Nutr Metab, 58(Suppl 2): 18-28.

Pi J, Bai Y, Zhang Q, et al. 2007. Reactive oxygen species as a signal in glucose-stimulated insulin secretion. Diabetes, 56(7): 1783-1791.

Pinkerton J H. 1973. Some aspects of the evolution and comparative anatomy of the human pelvis. J Obstet Gynaecol Br Commonw, 80(2): 97-102.

Plaks V, Kong N, Werb Z. 2015. The cancer stem cell niche: how essential is the niche in regulating stemness of tumor cells. Cell Stem Cell, 16(3): 225-238.

Polimanti R, Gelernter J. 2017. Widespread signatures of positive selection in common risk alleles associated to autism spectrum disorder. PLoS Genet, 13(2): e1006618.

Pollard K S, Salama S R, King B, et al. 2006. Forces shaping the fastest evolving regions in the human genome. PLoS Genet, 2(10): e168.

Polyak K, Haviv I, Campbell I G. 2009. Co-evolution of tumor cells and their microenvironment. Trends Genet, 25(1): 30-38.

Ramalingam L, Menikdiwela K, LeMieux M, et al. 2017. The renin angiotensin system, oxidative stress and mitochondrial function in obesity and insulin resistance. Biochim Biophys Acta Mol Basis Dis, 1863(5): 1106-1114.

Rani V, Deep G, Singh R K, et al. 2016. Oxidative stress and metabolic disorders: pathogenesis and therapeutic strategies. Life Sci, 148: 183-193.

Reardon S. 2017. Geneticists are starting to unravel evolution's role in mental illness. Nature, 551(7678): 15-16.

Robinson O J, Vytal K, Cornwell B R, et al. 2013. The impact of anxiety upon cognition: perspectives from human threat of shock studies. Front Hum Neurosci, 17(7): 203.

Rooney D P, Edgar J D, Sheridan B, et al. 1991. The effects of low dose insulin infusions on the renin-angiotensin and sympathetic nervous systems in normal man. Eur J Clin Invest, 21(4): 430-435.

Rowe J W, Young J B, Minaker K L. 1981. Effect of insulin and glucose infusions on sympathetic nervous system activity in normal man. Diabetes, 30(3): 219-225.

Rufino A T, Ribeiro M, Ferreira J P, et al. 2017. Hyperglycemia and hyperinsulinemia-like conditions independently induce inflammatory responses in human chondrocytes. J Funct Morphol Kinesiol, 2(2): 15.

Sarafidis P A, Bakris G L. 2007. Insulin and endothelin: an interplay contributing to hypertension development. Clin Endocrinol Metab, 92(2): 379-385.

Sato D X, Ishii Y, Nagai T, et al. 2019. Human-specific mutations in VMAT1 confer functional changes and multi-directional evolution in the regulation of monoamine circuits. BMC Evol Biol, 19(1): 220.

Saxena P R. 1992. Interaction between the renin-angiotensin-aldosterone and sympathetic nervous systems. J Cardiovasc Pharmacol, 19(6): S80-S88.

Schofield C J, Sutherland C. 2012. Disordered insulin secretion in the development of insulin resistance and Type 2 diabetes. Diabet Med, 29(8): 972-979.

Schraml E, Quan P, Stelzer I. 2007. Norepinephrine treatment and aging lead to systemic and intracellular oxidative stress in rats. Exp Gerontol, 42(11): 1072-1078.

Scott E M, Greenwood J P, Vacca G. 2001. Carbohydrate ingestion, with transient endogenous insulinemia, produces both sympathetic activation and vasodilatation in normal humans. Clin Sci, 102(5): 523-529.

Seaman D R. 2013.Weight gain as a consequence of living a modern lifestyle: a discussion of barriers to effective weight control and how to overcome them. J Chiropr Humanit, 20(1): 27-35.

Searles Quick V B, Davis J M, Olincy A, et al. 2016. DUF1220 copy number is associated with schizophrenia risk and severity: implications for understanding autism and schizophrenia as related diseases. Transl Psychiatry, 6(2): e735.

Sikela J M, Searles Quick V B. 2018. Genomic trade-offs: are autism and schizophrenia the steep price of the human brain. Hum Genet, 137(1): 1-13.

Simopoulos A P. 2016. An increase in the omega-6/omega-3 fatty acid ratio increases the risk for obesity. Nutrients, 8(3): 128.

Singh B M, Mehta J L. 2003. Interactions between the renin-angiotensin system and dyslipidemia: relevance in the therapy of hypertension and coronary heart disease. Arch Intern Med, 163(11): 1296-1304.

Snell C A, Donhuysen H W. 1968. The pelvis in the bipedalism of primates. Am J Phys Anthropol, 28(3): 239-246.

Sondka Z, Bamford S, Cole C G, et al. 2018. The COSMIC Cancer Gene Census: describing genetic dysfunction across all human cancers. Nat Rev Cancer, 18(11): 696-705.

Spill F, Reynolds D S, Kamm R D, et al. 2016. Impact of the physical microenvironment on tumor progression and metastasis. Curr Opin Biotechnol, 40: 41-48.

Srinivasan S, Bettella F, Hassani S, et al. 2017. Probing the association between early evolutionary markers and schizophrenia. PLoS ONE, 12(1): e0169227.

Stephen M, Maronpot R R. 2002. 5-Carcinogenesis // Haschek W M, Rousseaux C G, Wallig M A. Handbook of Toxicologic Pathology. 2nd ed. San Diego: Academic Press: 83-122.

Swanepoel A, Music G, Launel J, et al. 2018. How evolutionary thinking can help us to understand ADHD. BJPsych Adv, 23(6): 410-418.

Teller D Y. 1997. First glances: the vision of infants. the Friedenwald lecture. Invest Ophthalmol Vis Sci, 38(11): 2183-2203.

Tesini B L. 2020a. Neonatal sepsis. https://www.msdmanuals.com/professional/pediatrics/infections-in-neonates/neonatal-sepsis[2022-06-21].

Tesini B L. 2020b. Neonatal pneumonia. https://www.msdmanuals.com/professional/pediatrics/infections-in-neonates/neonatal-pneumonia?query=Neonatal%20pneumonia[2022-06-03].

Thomas F, Ujvari B, Renaud F, et al. 2017. Cancer adaptations: Atavism, *de novo* selection, or something in between. Bioessays, 39(8): 1700039.

Tietze J K, Wilkins D E, Sckisel G D, et al. 2012. Delineation of antigen-specific and antigennonspecific CD8$^+$ memory T-cell responses after cytokine-based cancer immunotherapy. Blood, 119(13): 3073-3083.

Vitale I, Shema E, Loi S, et al. 2021. Intratumoral heterogeneity in cancer progression and response to immunotherapy. Nat Med, 27(2): 212-224.

Walker C, Mojares E, Del Río Hernández A. 2018. Role of extracellular matrix in development and cancer progression. Int J Mol Sci, 19(10): 3028.

Wang C H, Wang C C, Huang H C, et al. 2013. Mitochondrial dysfunction leads to impairment of insulin sensitivity and adiponectin secretion in adipocytes. FEBS J, 280(4): 1039-1050.

Wang M, Zhao J, Zhang L, et al. 2017. Role of tumor microenvironment in tumorigenesis. J Cancer, 8(5): 761-773.

Washburn S L. 1960. Tools and human evolution. Sci Am, 203: 63-75.

Welle S, Ulavivat U, Campell G. 1981. Thermic effect of feeding in men: increased plasma norepinephrine levels following glucose but not protein or fat consumption. Metabolism, 30: 953-958.

Xu K, Schadt E E, Pollard K S, et al. 2015. Genomic and network patterns of schizophrenia genetic variation in human evolutionary accelerated regions. Mol Biol Evol, 32(5): 1148-1160.

Yang X, Chen H, Zhang T, et al. 2021. Global, regional, and national burden of blindness and vision loss due to common eye diseases along with its attributable risk factors from 1990 to 2019: a systematic analysis from the global burden of disease study 2019. Aging (Albany NY), 13(15): 19614-19642.

Yum M K, Han S, Fink J, et al. 2021. Tracing oncogene-driven remodeling of the intestinal stem cell niche. Nature, 594(7863): 442-447.

第 3 章

传染病病原体进化追溯

从古至今，传染病一直是人类健康的重大威胁。传染病病原体种类繁多，传播速度快，突变率高，因此对病原体的进化追溯对理解传染病发病机制和耐药性、降低传染病发病率和死亡率、保障人类健康具有至关重要的作用。

3.1 传染病的起源与传播

3.1.1 传染病概述

传染病（infectious disease），即传染性疾病，又称疫病，是在物种之间经过各种途径相互传播的疾病。通常这种疾病可借由直接接触已感染个体、感染者体液及排泄物、感染者所污染到的物体传播，亦可通过饮食、空气或其他载体（vector）而散布。如果传播速度较快，传染病可成为一种流行性疾病（epidemic disease）。自 20 世纪 70 年代以来，全球范围新发传染病（emerging infectious disease，EID）和再发传染病（re-emerging infectious disease，R-EID）达到 60 多种，其中半数以上是人畜共患病，即不仅仅是人类与其饲养的畜禽之间存在共患疾病，而且与野生脊椎动物之间也存在不少共患疾病，后者甚至在猛恶程度上甚于前者。

从历史角度来看，有 3 种传染病曾给人类带来过巨大灾难：霍乱弧菌引起的霍乱（cholera），见图 3-1a 和图 3-1b；鼠疫杆菌引起的鼠疫（plague），见图 3-1c 和图 3-1d；以疟原虫为病原体的疟疾（malaria），见图 3-1e 和图 3-1f。

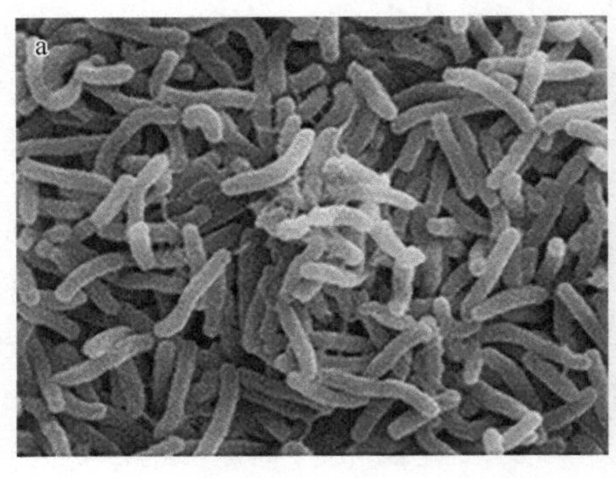

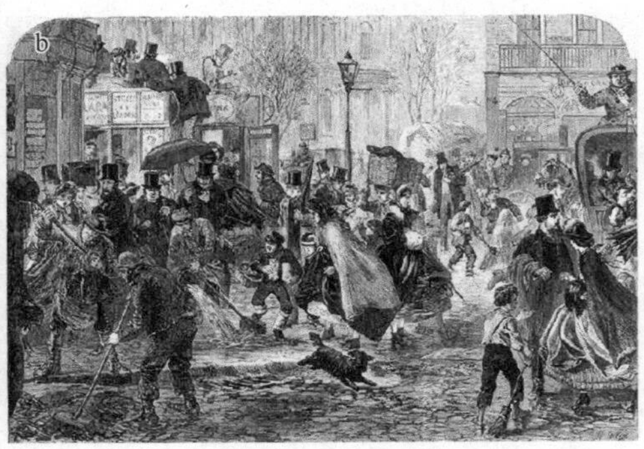

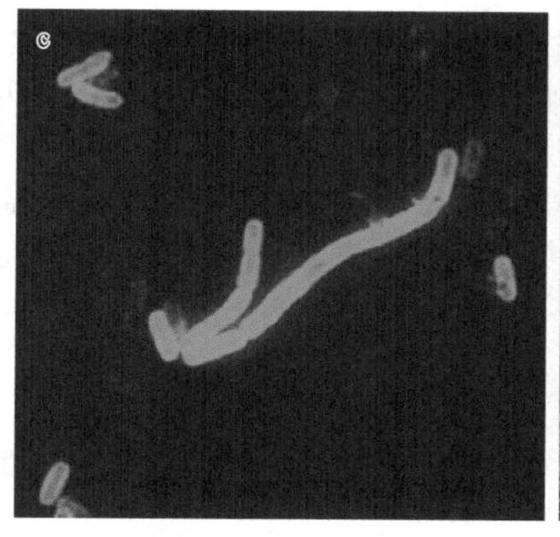

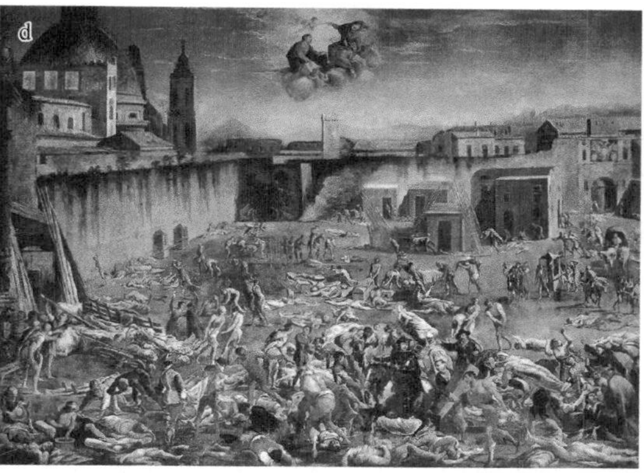

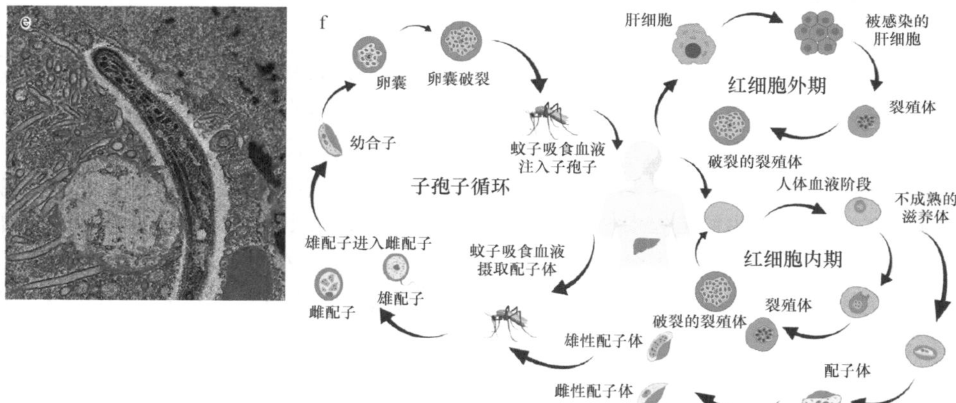

图 3-1 人类历史上三大传染病

a. 霍乱弧菌，来源：https://simple.wikipedia.org/wiki/Cholera；

b. 霍乱，来源：https://en.wikipedia.org/wiki/Cholera#/media/File:Il_cholera_di_Palermo_del_1835.jpg；

c. 鼠疫杆菌，来源：https://en.wikipedia.org/wiki/Plague_(disease)#/media/File:Yersinia_pestis_fluorescent.jpeg；

d. 鼠疫，来源：https://en.wikipedia.org/wiki/Naples_Plague_(1656)；

e. 疟原虫，来源：https://en.wikipedia.org/wiki/Plasmodium#/media/File:Malaria.jpg；

f. 疟疾传播，根据原图改绘，来源：https://www.cdc.gov/malaria/about/biology/index.html

根据《中华人民共和国传染病防治法》，我国对各种传染病进行分类管理，将传染病分为甲、乙、丙三类（甲类传染病是指鼠疫、霍乱；乙类传染病是指传染性非典型肺炎、艾滋病、病毒性肝炎、脊髓灰质炎、人感染高致病性禽流感、麻疹、流行性出血热、狂犬病、流行性乙型脑炎、登革热、炭疽、细菌性和阿米巴性痢疾、肺结核、伤寒和副伤寒、流行性脑脊髓膜炎、百日咳、白喉、新生儿破伤风、猩红热、布鲁氏菌病、淋病、梅毒、钩端螺旋体病、血吸虫病、疟疾；丙类传染病是指流行性感冒、流行性腮腺炎、风疹、急性出血性结膜炎、麻风病、流行性和地方性斑疹伤寒、黑热病、包虫病、丝虫病，除霍乱、细菌性和阿米巴性痢疾、伤寒和副伤寒以外的感染性腹泻病)。2020 年 10 月 2 日，国家卫生健康委员会发布《中华人民共和国传染病防治法》(修订草案征求意见稿)，明确提出甲、乙、丙三类传染病的特征。乙类传染病新增人感染 H7N9 禽流感和新型冠状病毒肺炎两种。

其他法定管理以及重点监测传染病如下：非淋菌性尿道炎、尖锐湿疣、生殖性疱疹、水痘、恙虫病、生殖道沙眼衣原体感染、肝吸虫病、森林脑炎、结核性胸膜炎、人感染猪链球菌、不明原因肺炎、人嗜粒细胞无形体病、发热伴血小板减少综合征、不明原因疾病。

据有关文献记载，动物传染病有 200 余种，其中有半数以上可以传染给人类，另有 100 种以上的寄生虫病也可以感染人类。全世界已证实的人与动物共患传染病和寄生性动物病有 250 多种，其中较为重要的有 89 种。

人与畜禽共患疾病的分类方式，世界各国不尽相同，从其病原体、宿主、流行病学或病原体的生活史等角度有多种分类法。在人与畜禽共患疾病之中，当前最重要的传染病有狂犬病、炭疽、布鲁氏菌病、结核病、鼻疽、钩端螺旋体病、土拉菌病、沙门氏菌病、鹦鹉热、日本血吸虫病、流行性乙型脑炎和禽流行性感冒等。

人的新发传染病 75%～80%来源于动物。要想人类健康，动物、生态系统都必须健康，畜禽养殖是防控人畜共患病的关键环节，兽医的职能不仅仅是诊疗疾病，更重要的是保护畜牧业的健康发展，从而从源头上保障食品安全和人类健康。19 世纪，德国的病理学先驱鲁道夫 · 菲尔绍（Rudolf Virchow）认为动物医学和人类医学不应该存在分界线，而应是紧密相关的。但当时兽医学和人类医学仍分属于不同的专业知识体系，发展至 20 世纪，为了逆转这种逐渐分化的趋势，“同一医学”（One Medicine）的概念被提出，认为人医和兽医两个学科的所有分支应该一样，研究的对象与方式也应该是相同的，两者应该使用通用的医学。21 世纪初，严重急性呼吸综合征（severe acute respiratory syndrome，SARS）的暴发引起全球对公共卫生的关注。兽医学家威廉 · 卡雷什（William Karesh）首次提出“One Health”（同一健康）一词，认为在应对人畜共患病时应该将人类、家畜、野生动物等的健康结合起来研究。

“同一健康”理念提供了一种综合的、统一的方法，旨在可持续地平衡和优化人、动物和生态系统的健康。它认识到人类、家畜和野生动物、植物以及更广泛的环境（包括生态系统）的健康是密切相关和相互依存的。该方法动员了社会不同层次的多个部门、学科和社区，共同应对健康和生态系统面临的威胁，同时满足对健康食品、水、能源和空气的集体需求，对气候变化采取行动，促进可持续发展。专业兽医与卫生部门的协作及联防联控，能够有效防止传染病的发生和传播，未来要防止传染病的暴发，必须重视“人病畜防”。

3.1.2 传染病的起源

1. 传染病的起源地（place 0，PL0）

PL0 即传染病最初发生的地点，其特点是存在大量的野生动物且人口密度低。

起源地内的人类和动物进行频繁且长期的接触，以逐步进化，并且起源地内的动物和人类宿主具有一定水平的群体免疫（图 3-2）。PL0 大概率为边远的自然保护区或者是野生动物多、人口稀少的农村地区（图 3-3）。

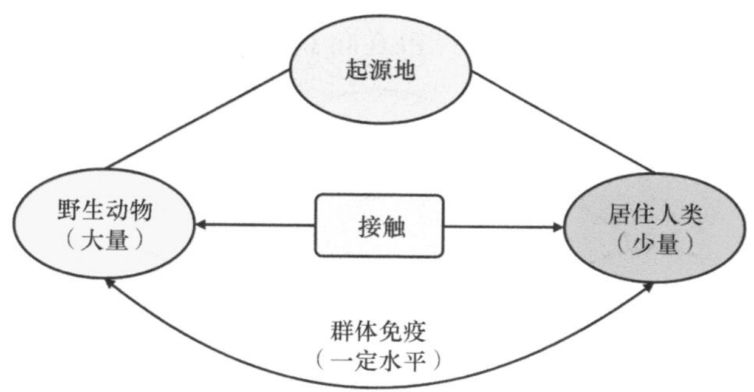

图 3-2　传染病起源地的特点

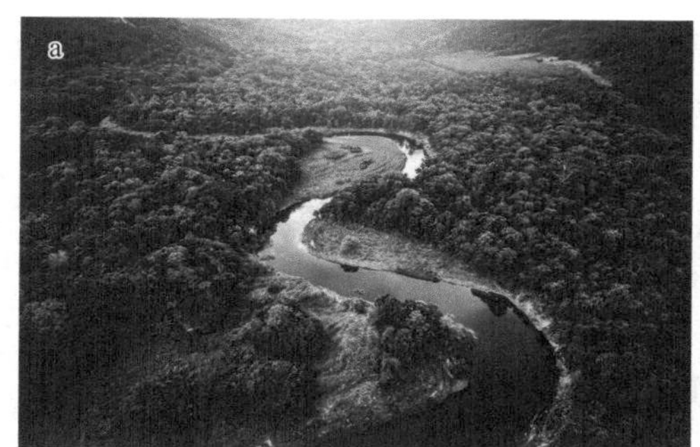

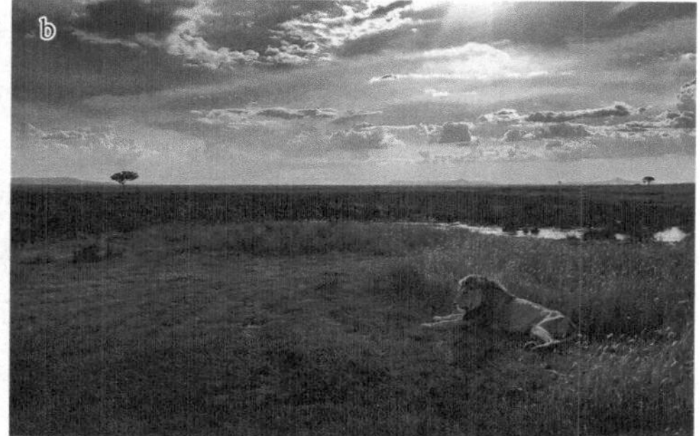

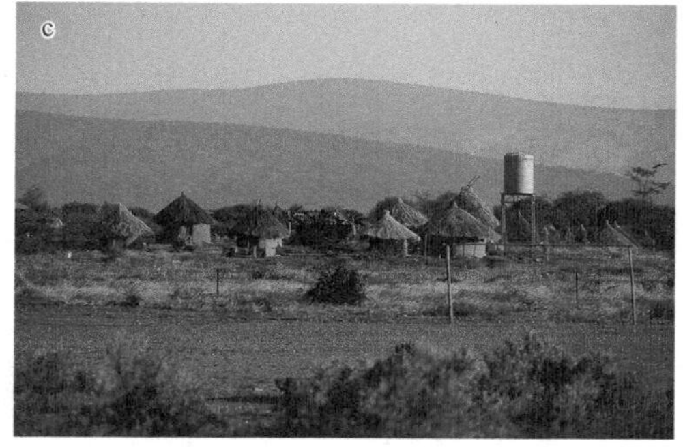

图 3-3　传染病起源地的现实表现

a. 热带雨林，来源：https://news.microsoft.com/apac/2022/02/24/asias-shifting-environmental-sustainability-landscape/；b. 热带草原，来源：https://www.pictorem.com/275037/20190601_170522copy.html；c. 偏远原始村落，来源：https://commons.wikimedia.org/wiki/File:Venda_culture,_Limpopo,_South_Africa_(8714283418).jpg

2. 第一疫区（place 1，PL1）

PL1 是传染病首次进行大面积扩散并被检测到的地点，其中的人群完全没有群体免疫（图 3-4）。PL1 属于人口密度大且人流量大的城市地区或者其他密集人类聚居区（图 3-5）。图 3-6 展示了从 PL0 向 PL1 转移的过程。

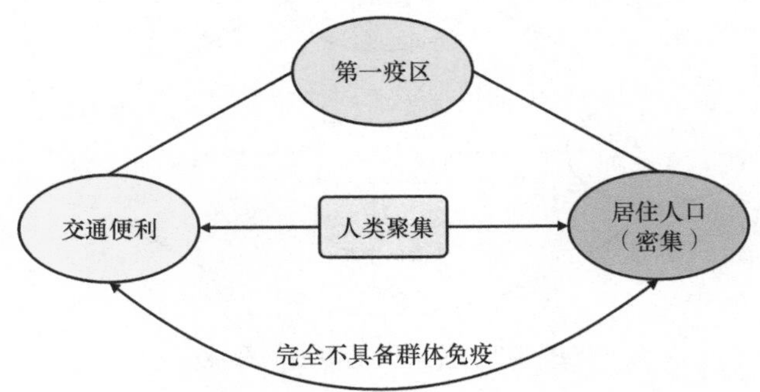

图 3-4 传染病第一疫区的特点

3.1.3 传染病的传播

通常情况下，传染病的传播指的是由第一疫区（PL1）向其他新疫区（place 2，PL2）转移的过程。由于 PL1 的人口外移如外出旅行、出差工作、搬家迁移、运输物流等，将传染病传播至 PL2（图 3-7），只需要 5～10 个入境者便可启动 PL2 的疫情（吴仲义和文海军，2021）。并且，PL2 的人群由于 PL1 人口的迁入和迁出，因此不具备群体免疫。

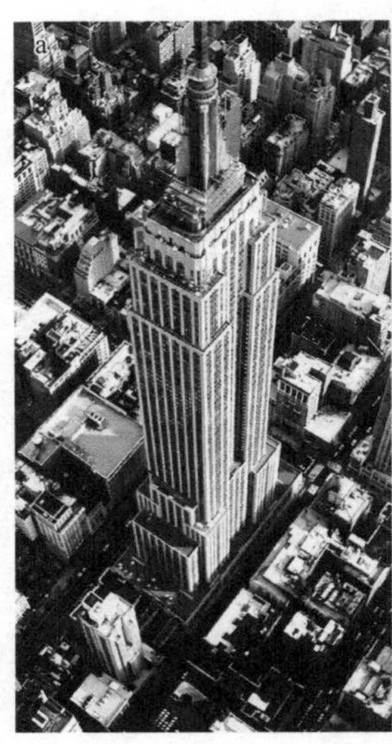

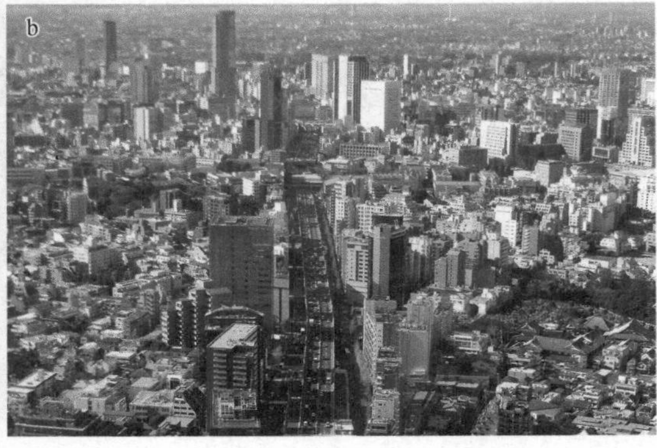

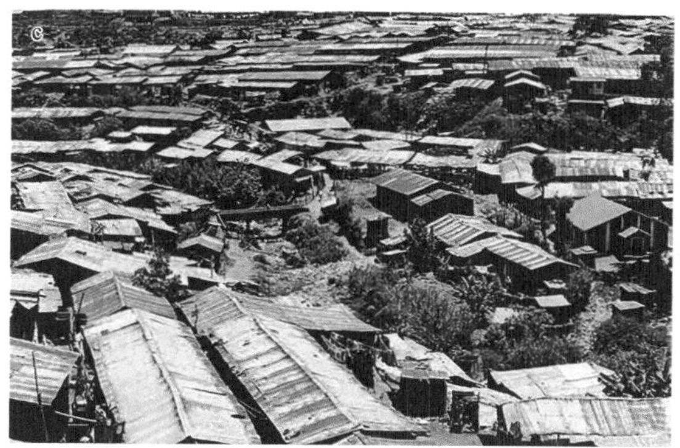

图 3-5 传染病第一疫区的现实表现

a. 繁华城市，来源：https://simple.wikipedia.org/wiki/Empire_State_Building#/media/File:Empire_State_Building_55.jpg；b. 人口密集的城市，来源：https://zh.wikipedia.org/zh-hans/%E9%BA%BB%E5%B8%83_(%E5%9C%B0%E5%90%8D)#/media/File:SHUTO_EXPWY_3.JPG；c. 人类聚集区，来源：https://en.wikipedia.org/wiki/Kibera

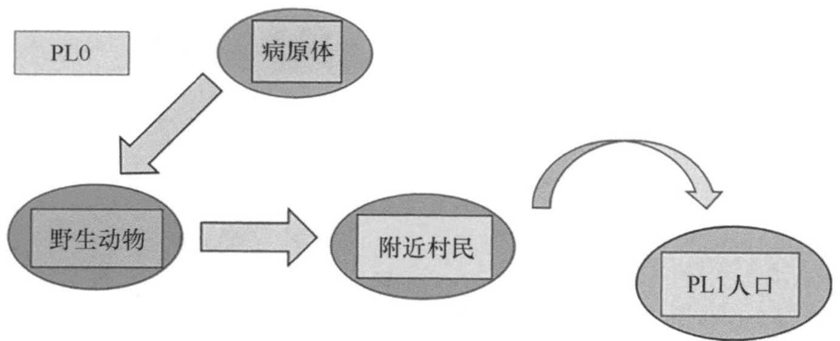

图 3-6 起源地向第一疫区转移的图示

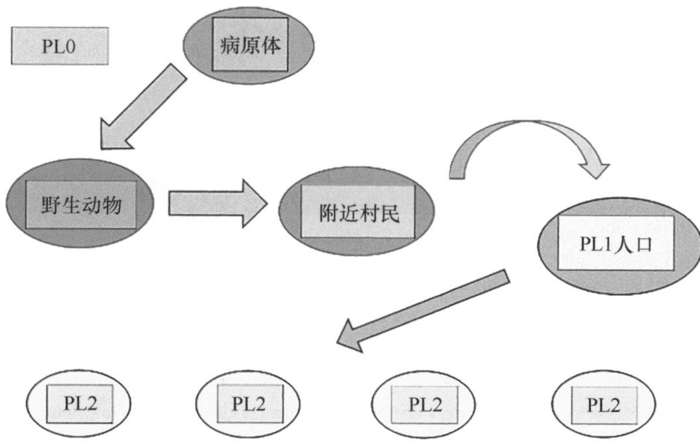

图 3-7 第一疫区向其他疫区转移的图示

3.2 传染病病原体

病原体（pathogen），从最广泛的意义上说，就是任何可以产生疾病的事物。病原体也可以称为传染源，泛指可以导致疾病的生物体。“pathogen”一词早在 19 世纪 80 年代便开始使用（https://www.dictionary.com/browse/pathogen；Casadevall and Pirofski，2014），通常用于描述传染性的微生物或媒介，如病毒、细菌、真菌、原生动物、线虫、寄生虫、类病毒及朊病毒（图 3-8）（Alberts et al.，2002）。非生物类别的致病因子，如重金属、各种化学毒素、霾害、污染等，并不称为病原体。

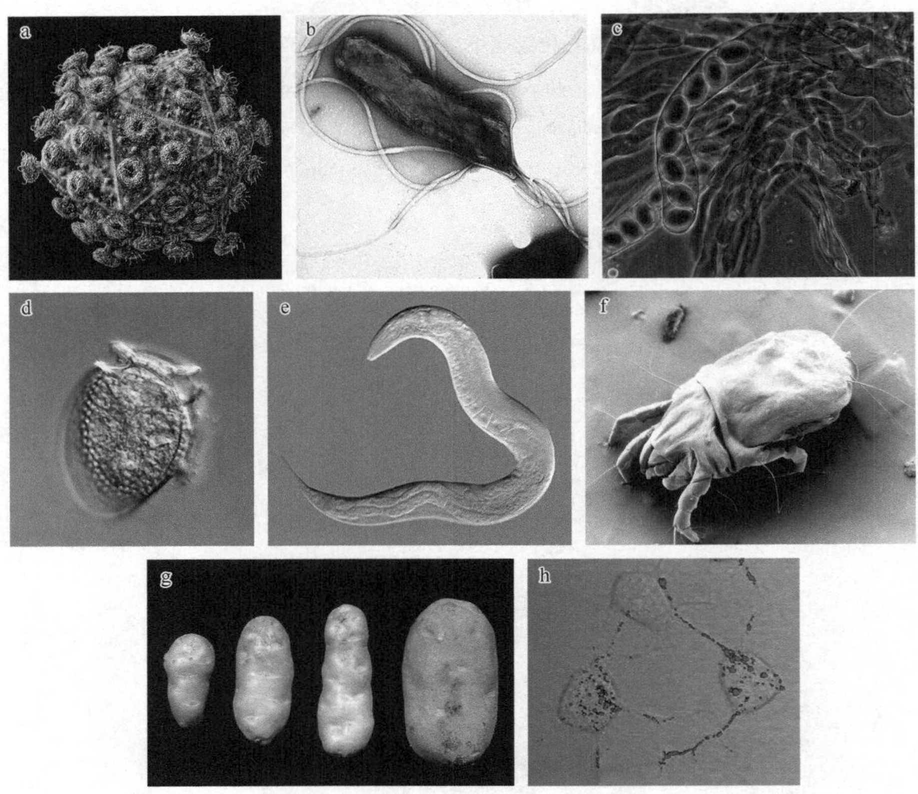

图 3-8　传染病的 8 种常见病原体

a. 病毒，来源：https://www.reddit.com/r/DnD/comments/1xwymb/til_the_hivaids_virus_looks_like_a_d20/；
b. 细菌，来源：https://en.wikipedia.org/wiki/File:EMpylori.jpg；
c. 真菌，来源：https://en.wikipedia.org/wiki/Fungus#/media/File:Morelasci.jpg；
d. 原生生物，来源：https://en.wikipedia.org/wiki/Dinophysis_acuminata；
e. 线虫，来源：https://en.wikipedia.org/wiki/Nematode#/media/File:CelegansGoldsteinLabUNC.jpg；
f. 寄生虫，来源：https://en.wikipedia.org/wiki/House_dust_mite#/media/File:CSIRO_ScienceImage_11085_A_scanning_electron_micrograph_of_a_female_dust_mite.jpg；
g. 类病毒，来源：https://www.ipmimages.org/browse/taxthumb.cfm?class=502；
h. 朊病毒，来源：https://en.wikipedia.org/wiki/Prion#/media/File:Scrapie_prions.jpg

病原体可以通过多种途径侵入宿主并引起相应的疾病，这种由传染性病原体引起的人类疾病称为病原性疾病。由于生物性的致病病原体的特性各不相同，它们在人体外可存活的时间也各不相同，并且存在于人体内的位置、活动方式也都不同，这些因素都会对病原体的传播过程产生影响。为了更好地生存和有效地繁衍，这类病原性的微生物必须具备可传染的性质，每种传染性的病原体通常都有自己特定的传播方式。

回顾人类历史，每次重大传染病都严重危及人类生命，其根源都是病毒、细菌和寄生虫在人类中的传播。实际上，动物病原体转换成人类专属病原体要经历以下 5 个阶段（Nathan et al.，2007）。

第一阶段是在自然条件下（即不包括输血、器官移植或皮下注射等可能无意中转移微生物的现代技术），微生物仅存在于动物体内而在人体中检测不到。例如，大多数疟原虫，它们往往只针对一种宿主物种或一组密切相关的宿主物种。

第二阶段是一种动物病原体，在自然条件下，已从动物传播到人类（“原发感染”），但未在人与人之间传播（“继发感染”）。例如，炭疽杆菌、土拉热杆菌、尼帕病毒、狂犬病病毒和西尼罗病毒。

第三阶段是动物病原体只能经历几个人类之间的二次传播周期，因此由一次感染引发的偶尔的人类疫情很快就会消失。例如，埃博拉病毒、马尔堡病毒和猴痘病毒。

第四阶段是一种原存在于动物体内的病原体，通过动物宿主感染人类，但在没有动物宿主参与的情况下，也会在人类之间经历二次传播。例如，甲型流感病毒、霍乱弧菌、立克次体和布（鲁斯）氏锥虫。

第五阶段是产生人类独有的病原体，如引起恶性疟疾、麻疹、腮腺炎、风疹、天花和梅毒的病原体。原则上，这些病原体可能通过以下两种方式中的一种成为人类独有病原体：一种已经存在于黑猩猩和人类共同祖先身上的祖先病原体可能在 500 万年前黑猩猩和人类谱系分化的时候就共同形成了；一种动物病原体可能是最近才在人类定殖的，并进化成了一种专属人类的病原体。

要从源头上认识某种传染病，就必须从进化的角度来对病原体进行溯源，才能够更准确地确定病原体的传播方式和途径，并且尽量找寻从初始病原体到大范围致病病原体之间的变异。根据病原体的变异趋势和特性有针对性地严格管理与系统控制，这样才可使疾病的发展与扩散得到必要的控制。追溯传染病病原体的两大方向为追溯病原体源头和追溯毒力进化。

3.2.1　病原体源头追溯

通过对基因、蛋白质序列的比对，可将病原体定位到源头宿主。人类感染的许多病毒都可以追溯到它们的源头宿主（图 3-9）。例如，中东呼吸系统综合征冠状病毒（MERS-CoV）、严重急性呼吸综合征冠状病毒（SARS-CoV）等几种病毒就可以追溯到动物传染源宿主是蝙蝠，人类免疫缺陷病毒（HIV）的源头宿主是灵长类动物，鼠疫杆菌的源头宿主是啮齿类动物，新型冠状病毒（2019-nCoV）的源头和中间宿主尚在确定中（图 3-10）。

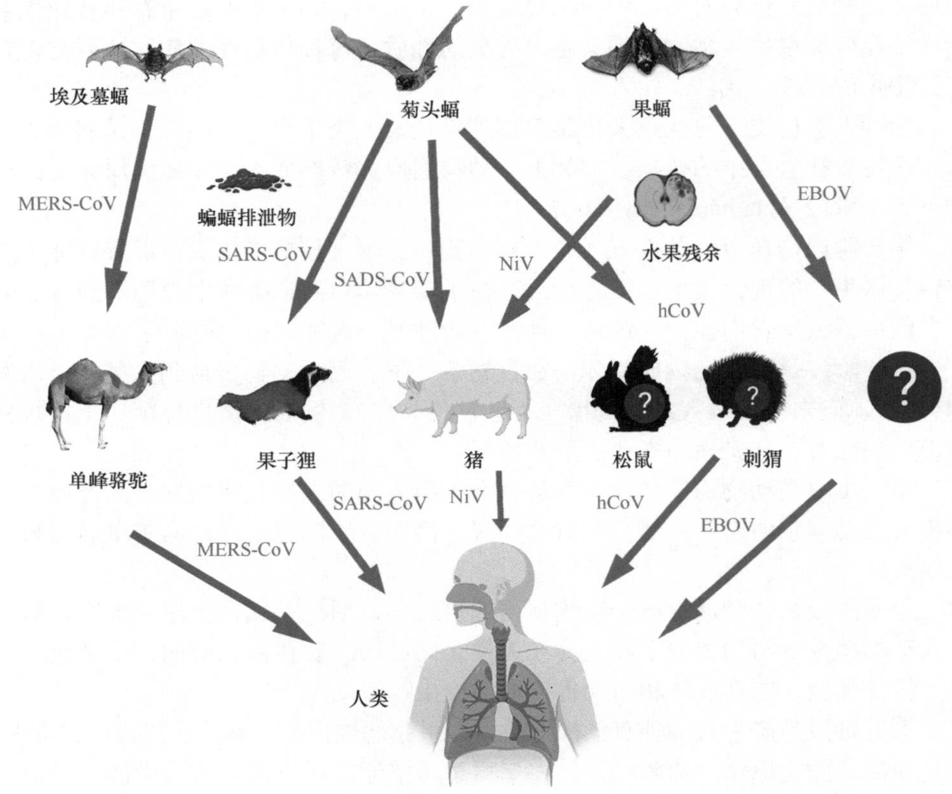

图 3-9 病毒追溯源头宿主

MERS-CoV：中东呼吸系统综合征冠状病毒；SARS-CoV：严重急性呼吸综合征冠状病毒；SADS-CoV：严重急性腹泻综合征冠状病毒；NiV：尼帕病毒；hCoV：人易感冠状病毒；EBOV：埃博拉病毒

1. 病原体源头追溯的方法

目前，医药临床领域追溯病原体的源头，大多利用系统发育分析（phylogenetic analysis）的方法（主要指分子发育分析），通过进化的思想来研究病原体与其宿主的进化关系或类别。而这种进化关系通过系统发育树（phylogenetic tree，又称进化树）来呈现，即以树枝分支状的图形来概括物种间的亲缘及进化关系。系统发育树的形态见图 3-11。

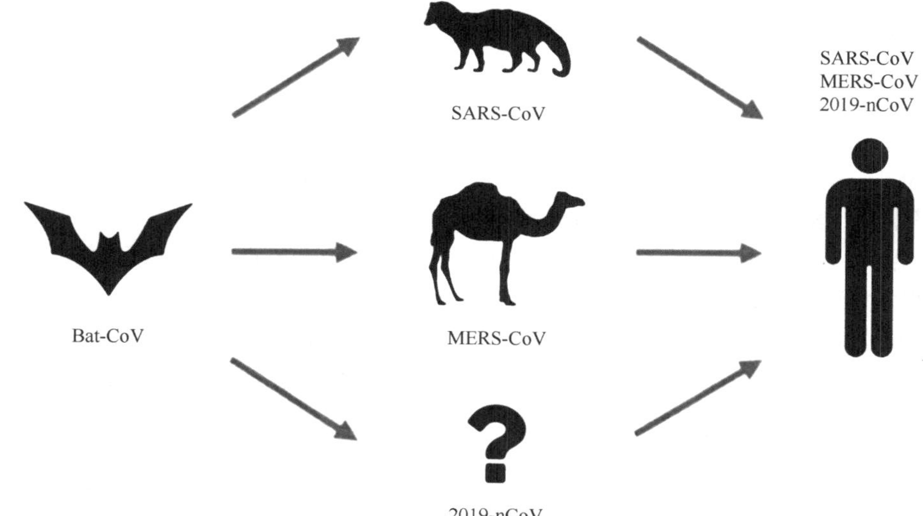

图 3-10　尚在确定源头中的 2019-nCoV

Bat-CoV：蝙蝠冠状病毒；SARS-CoV：严重急性呼吸综合征冠状病毒；

MERS-CoV：中东呼吸系统综合征冠状病毒

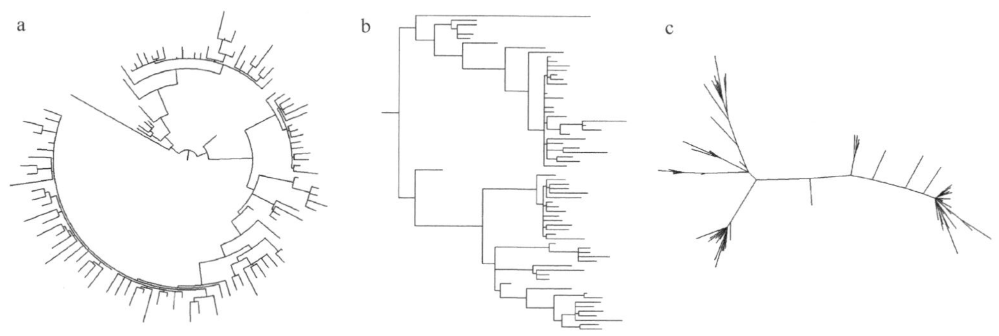

图 3-11　系统发育树的多种形态

a. 环形树（circular tree）。环形树将进化树显示为一个圆环，其中圆环的周边代表不同的物种或序列，常用于显示大量物种或序列之间的关系，特别是研究多样性和进化历史。b. 矩形树（rectangular tree）。矩形树是最常见的进化树形态，由垂直的直线（分支）和水平的连接线（分支点）组成，形成一个类似于矩形的结构。每个分支代表一个物种或序列，而分支点表示进化事件或共同祖先，常用于显示物种或基因之间的进化关系和分类。c. 无根树（unrooted tree）。无根树是一种没有明确根节点的进化树形态，通常显示为一个图形，其中物种或序列通过连接的线条表示它们之间的分支关系。无根树主要用于比较不同物种或序列之间的相对关系，而不涉及确定它们的共同祖先

除了找到病原体宿主、探究病毒传播途径，系统发育分析还可以帮助我们判断病毒在短期内是否有快速变异，为临床医生用药等提供建设性指导。

2. 病原体源头追溯的主要步骤

（1）数据收集

临床医生已经将病毒 DNA 序列数据上传到 GenBank 和 GISAID（Global Initiative on Sharing All Influenza Data）开源网站。GenBank 是美国国家生物技术信息中心（National Center for Biotechnology Information，NCBI）建立的 DNA 序列数据库，从公共资源中获取序列数据，主要是科研人员直接提供或来源于大规模基因组测序计划。GISAID 是全球共享所有流感数据倡议组织，由多位顶尖科学家和诺贝尔奖获得者倡导成立，该平台旨在共享所有流感病毒序列、与人类病毒有关的相关临床和流行病学数据，以及禽类和其他动物病毒有关的地理及物种特定数据，用户只需注册、登录、下载所需的数据即可。

（2）多序列比对

多序列比对的目标是使参与比对的序列中有尽可能多的列具有相同的字符，即使得相同残基的位点位于同一列，这样以便于发现不同的序列之间的相似部分，从而推断它们在结构和功能上的相似关系，主要用于分子进化关系分析、预测蛋白质的二级结构和三级结构、估计蛋白质折叠类型的总数、基因组序列分析等。具体操作是通过比较相似性来分析同源关系，并移除不匹配的序列，多序列比对分析的软件见表 3-1。

表 3-1　多序列比对的软件及其优缺点

软件	优点	缺点
MEGA X	最常用的比对建树软件，可视化图形界面，简单方便	比对速度慢，输出格式单一
ClustalX	可视化图形界面，可输出多种格式（如 phy）	比对速度较慢
Muscle/Phylip	比对速度快	没有可视化界面，需要有一定编程基础去输入代码运用

来源：http://www.thiemechina.com/Index/show/id/944.html

（3）数学建模与分析

系统发育树重构算法通过搜索各种可能的树，从中选出最能够解释给定序列的那棵树，用于刻画研究的物种之间的系统发育关系。利用统计方法定义一个最优化标准，对树的优劣进行评价。该领域的几种主要方法如下。

1）基于距离的方法：非加权分组平均法（unweighted pair group method using arithmetic average，UPGMA）、最小进化法（minimum evolution，ME）、邻接法（neighbor joining，NJ）。

2）基于特征的方法：最大简约法（maximum parsimony，MP）、最大似然法（maximum likelihood，ML）。

3）贝叶斯计算法：随着机器学习（machine learning）的发展，非加权分组平均法经历了抛物线式过程，已被越来越多的学者采用。对于寻求近缘关系，最大似然法+Tamura-Nei 模型效果最好（张树波和赖剑煌，2010）。

（4）检验评估

完成系统发育分析后，需要对分析的结果进行自我检验，即能否找到第一步提供的数据与已有的物种之间的高度相似性，从而判定其来源（origin）。类似于统计学中的效应值（t 值检验、z 值检验、F 值检验），系统发育分析中用自展值（bootstrap）来评估结果是否可靠（一般选取 500 或 1000）。严格来讲，我们选择的自展值要使统计学差异显著，即可信度大于 95%。

（5）系统发育树美化

从美学角度对做出来的系统发育树进行美化。常用图像软件有 AI、PS 或专业软件，还有一些在线网站如 MEGA X、Evolview、ITOL 或者 ggtree 等（林发，2020）。

3.2.2　毒力进化追溯

1. 追溯毒力进化的目的

病原体的毒力，简单的定义就是病原体感染宿主对宿主造成伤害的程度，尤其是在宿主的发病率和死亡率方面。这就需要对宿主（供体）和新宿主（受体）的毒力进行比较。但在许多情况下，宿主物种是未知或不确定的。宿主物种为最初携带、储存此类病原体并且能够与之共存的物种。即使一个已知的宿主物种，我们通常对其毒力也知之甚少，而且对其多数毒力病例有明确偏好性。因此，了解宿主物种在自然条件下的致病过程，需要进行更详细的研究。

同一种 RNA 病毒会进化出不同的亚型，不同亚型的毒力由于进化方向的不同也会显现出差异（Starr et al.，2019）。追溯病原体的毒力进化可以从进化的角度来看待新出现的疾病，而且新的病原体跳转到新宿主后毒力的演变和加强是疾病出现的核心，这也是目前每次新病原体出现以后急需解决的问题。

图 3-12 是猪瘟病毒 23 株变异毒株的系统发育树。对其中变异毒株的毒力测试结果表明，毒力更低的毒株传播性更强。高剂量感染时导致部分宿主死亡并引起急性或亚急性疾病，而低剂量感染导致非致死、亚急性或慢性疾病和持续感染。数据比较显示，毒力更低的毒株具有高度传播性。低毒力毒株成功感染新宿主并稳定传播的机会大于毒力高的毒株。平均而言，低毒力毒株感染在人类中成功建立传播周期的机会大于致死率较高的毒株，可能是因为高毒力的毒株需要在出苗的早期阶段接触并感染尽可能多的易感宿主（Sun et al.，2021）。

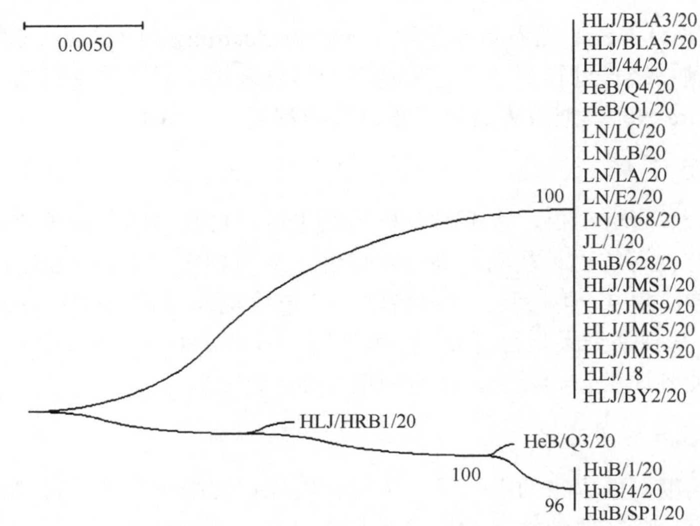

图 3-12　猪瘟病毒 23 株变异毒株的系统发育树

2. 评估毒力进化的方法

（1）传统方法

对病原体毒力进化的传统理解主要基于以下两种独立发展的见解：一是基于有限的真实数据实例的长期进化理论，但实例很少，缺乏基因组基础；二是使用细胞培养和动物模型进行毒力决定突变的实验研究。

（2）改进方法

为了对传统的方法进行改进，在追溯病原体毒力进化时，多采用以病原体基因组序列数据的系统发育分析为实验研究的指南，以缩小两种传统研究途径之间的差距，也可以更全面地了解病原体毒力进化。

病毒的系统发育基因组学为理解自然选择对毒力的作用提供了有价值的信息，并可用于检验毒力进化的一般模型，从而在毒力进化研究的理论和经验方法之间建立联系。系统发育基因组学方法的关键在于将突变映射到原宿主和新宿主的病毒系统发育树上。通过分析这些变化的系统发育位置，就能在广义上推断出作用于毒力突变的这种选择压力，并由此推断出毒力进化的重要原因。

毒力决定因素的适应性越大，它在病毒群体中的传播速度就越快，在病毒系统发育中就越深（即更接近树根）。在重复发生在多个深层节点的突变或多个跨物种的传播事件中，平行进化和趋同进化都可以是适应性进化的标志（Jemma et al., 2018）。

3. 同一物种内病原体毒力进化

病原体在同一物种内毒力进化有以下3种模式。

1）高毒力增加了病原体适应度的深层节点系统发育模型。在此类模型中，病原体的适应度随着毒力进化而变化，更强的毒力会提高该病原体的适应性（图3-13a）。

2）高毒力降低了病原体适应度的浅层节点系统发育模型。在此类模型中，较高的毒力则会降低病原体的适应性，而具有低适应性的病原体最终会被从种群中清除或需要后续补偿性突变来提高适应性（图3-13b）。

3）基于平行进化或趋同进化的系统发育模型。在此类模型中，出现多个独立产生的高毒力突变，这种平行进化或趋同进化发生比偶然发生的频率更高，可能反映了病原体在自然界的适应性进化过程（图3-13c）。

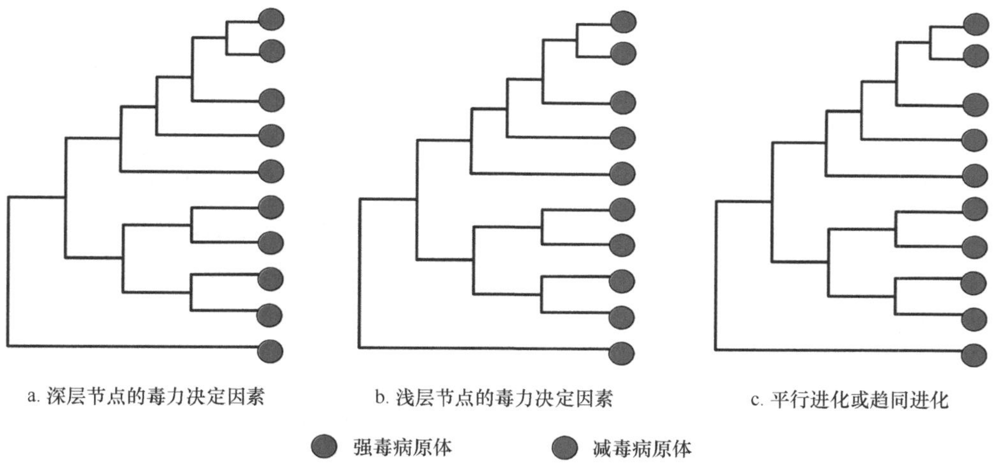

图3-13　病原体在同一物种内毒力进化的系统发育树

4. 跨物种病原体毒力进化

病原体经过宿主跳转之后，毒力进化有以下3种可能的情况（图3-14）。

第一种情况是某些流行性疾病与病原体跨物种传播后毒力增强有关，如人类免疫缺陷病毒如果在人类和非洲非人类灵长类动物中未经治疗，几乎总是会发展为艾滋病，而与之密切相关的猿类免疫缺陷病毒（SIV）能够在人类或者灵长类动物的体内持续存在，却不会引起相关疾病或更少的显性疾病（图3-14a）。第二种情况是某些流行性疾病的病原体毒力与病原体跨物种传播前的毒力无明显变化，如由马传播到狗的H3N8流感病毒，在宿主跳转后毒力没有明显变化（图3-14b）。在图3-14a和图3-14b所示的这两种情况下，疾病都是轻微的，而且病原体之间的生物学差异很小。第三种情况是病原体在进行物种跳转时毒力降低，无毒病原体往往会在宿主群体中持续存在而没有被检测到，所以跳转后的病原体可能在很大程度上被忽视（图 3-14c），如传染性造血组织坏死病病毒（IHNV）从鲑鱼到鳟鱼进行跨物种传播时，病毒在新宿主中一开始几乎是无毒的。

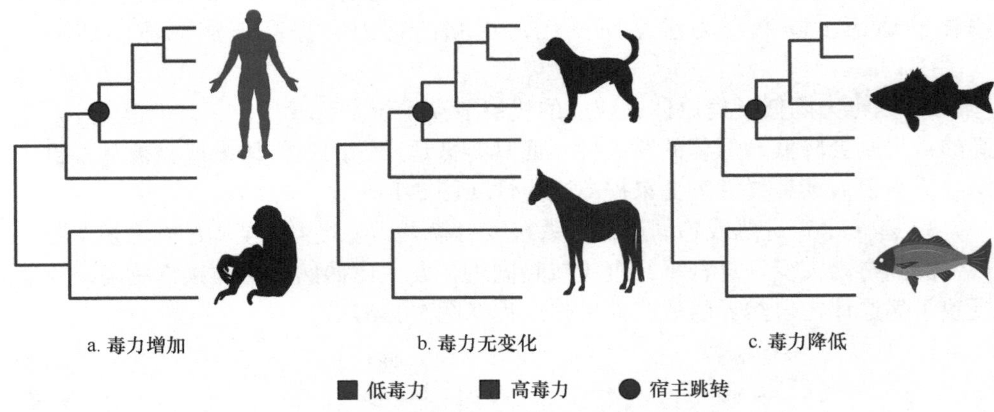

图 3-14 病原体进行跨物种传播后毒力进化的 3 种情况

然而，对于许多疾病，在其初次出现时，其病原体毒力变化的程度尚不清楚，部分原因是通常对宿主的疾病流行病学知之甚少，而且对病原体毒力最高的病例的抽样可能存在偏差。对于新出现的病原体在跳转到新的宿主后，毒力是否会变强或变弱，目前还没有明确的理解。在跳转至宿主之前，病原体很可能已经经历了选择来优化其毒力，以便在宿主中继续传播。

5. 毒力、健康度和跳转能力之间的关系

病原体毒力、健康度和跳转能力之间的关系见图 3-15。假设病原体在宿主体内处于适应度峰值（R0），在这种情况下病原体是高毒力的，因此决定毒力和宿主范围的突变要经过强进化选择。当病原体跳转到新的宿主时，它最初会不适应（即正处于适应度最低的波谷状态），并且由于宿主较小，会受到遗传漂变的影响。随着对新宿主的适应，病原体毒力将被选择性优化，在这种病原体适应新宿主的情况下毒力是下降的。

6. 毒力进化的决定因素

系统发育学方法可用于鉴定毒力决定因素，也可以用来对毒力进化本质进行一般性分析。如果多个突变落在与毒力变化相关的分支上，则一些突变可能是毒力决定因素，而另一些突变与其他性状的进化权衡相关。口服脊髓灰质炎病毒活疫苗（OPV）毒株毒力的演变追溯就是利用的系统发育学方法。现有的 OPV 毒株的系统发育分析表明，一些与高毒力相关的突变经历了比预期更频繁的平行进化。计算进化分析显示，这种高毒力的平行进化与假设的苏氨酸到脯氨酸（T 到 P）

的氨基酸变化有关。这些突变的毒力影响随后在体外（细胞培养）和体内（小鼠体内）的实验研究，OPV 毒株毒力的演变如图 3-16 所示。

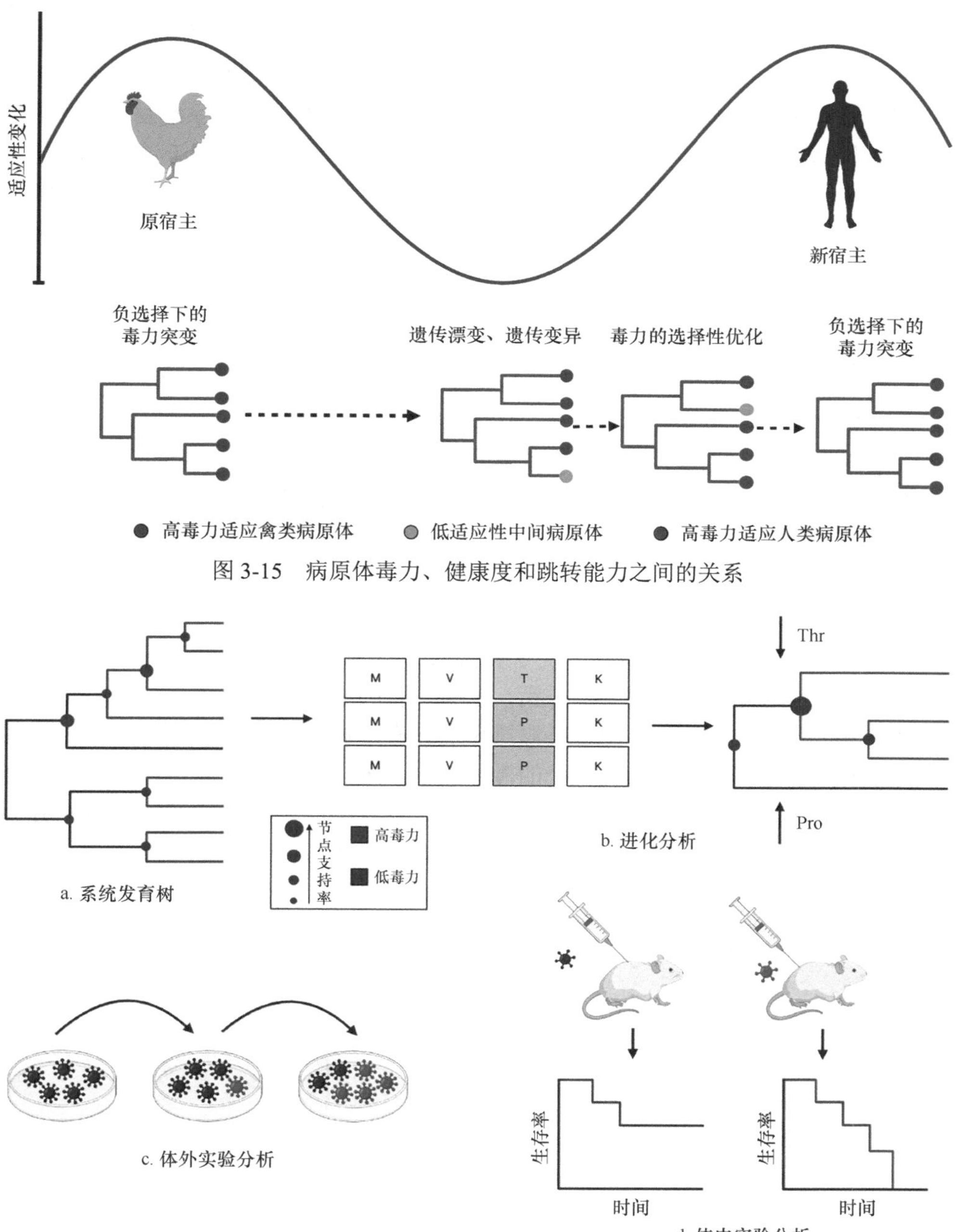

图 3-15　病原体毒力、健康度和跳转能力之间的关系

图 3-16　口服脊髓灰质炎病毒活疫苗（OPV）毒株毒力的演变

7. 研究毒力进化的意义

毒力进化一直是进化生物学中最受关注的问题之一。尽管已经形成了强大的理论体系，但了解形成特定毒力的进化驱动力的实例很少，能成功地将进化理论与个体基因组变化联系起来的实例更少。将毒力决定因素的实验研究和系统基因组框架内长期存在的毒力进化理论综合起来，将对毒力进化产生更全面的认识。系统发育学方法能够识别潜在的毒力决定因素，在新出现的病原体毒力进化研究中被越来越多地使用。

利用系统发育学方法了解毒力进化不仅可能有助于制定新的病原体控制和根除策略，而且可以为疾病管理和入侵性害虫的生物控制提供有价值的信息和改进策略。虽然预测一种新疾病可能出现的地点和时间是不可能的，但预测一个新病原体毒力进化的总体轨迹是可能实现的。

3.2.3 传染病病原体传播

在医学、公共卫生学、生物学、传染病学中，传播途径是指病原体从原宿主排出体外，经过一定的传播方式，到达并入侵新感染者的过程（Bush et al.，2002）。在传播过程中，微生物从一个个体传播到另一个个体，并可以通过以下一个或多个途径继续传播。

传染病病原体的传播主要有以下 5 种方式：空气传播、食物传播、接触传播（包含性传播）、母婴传播、血液传播。

1）传染病病原体经空气传播的 3 种方式（图 3-17）如下：①飞沫传播，指含有病原体的飞沫经传染源呼气、说话、咳嗽、打喷嚏等通过口、鼻、咽部喷出体外而传播；②飞沫核传播，由传染源排出的含有病原体的飞沫悬浮在空气中，由于蒸发失去水分，剩下蛋白质外壳的微小颗粒，内含病原体，称为飞沫核；③尘埃传播，指含有病原体的分泌物或较大的飞沫落在地面，干燥后形成尘埃，由于人类的活动，使尘埃重新悬浮于空气中，被人吸入而造成传播。

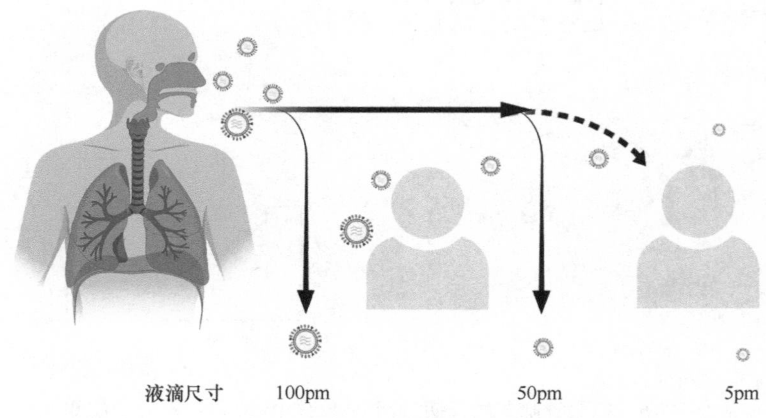

图 3-17 空气传播途径

2）食物传播的主要途径为粪口路径（图 3-18），即病原体存在于患者粪便中，粪便排出后常污染水源、食品、衣物、玩具、用具等，当健康人接触了这些物品时，会通过手、口途径进入人体，引起疾病。

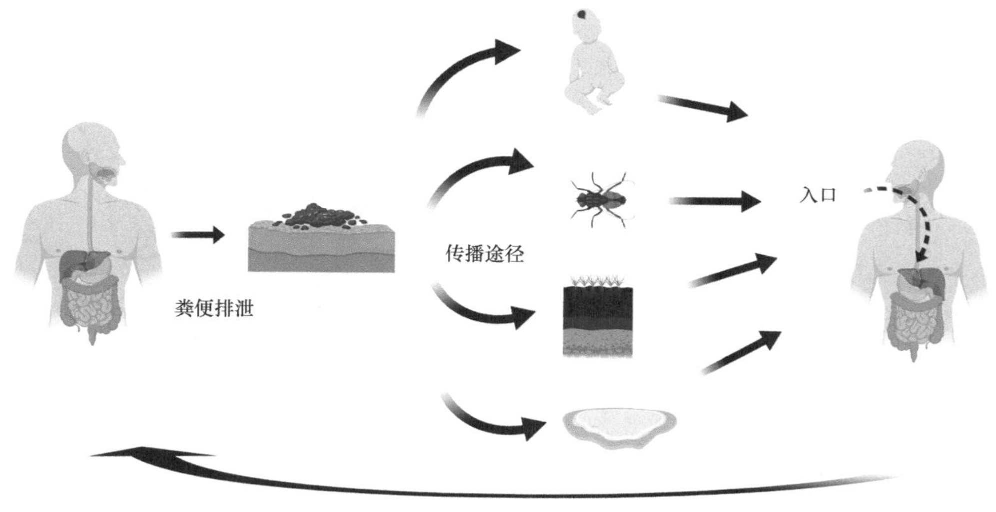

图 3-18　食物传播的粪口路径

3）接触传播（包括性传播）（图 3-19）：易感人群通过媒介物直接或间接接触病原体，病原体从传染源直接传播至人体，从而致病。

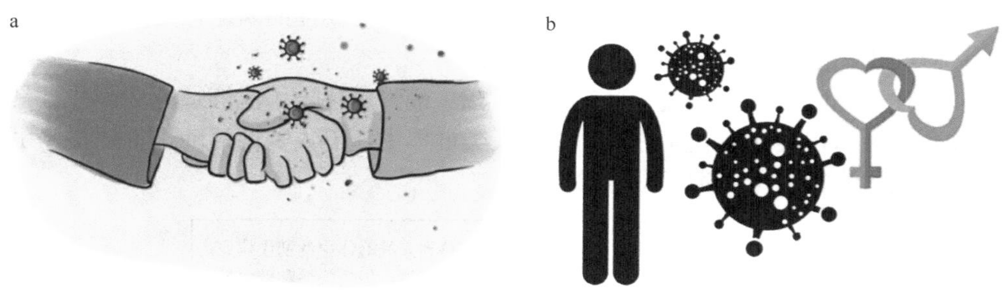

图 3-19　接触传播途径

a. 接触传播；b. 性传播

4）母婴传播，又称“垂直传播”，传播途径有以下 3 种：①通过胎盘的血液循环，传播到胎儿体内（图 3-20）；②在分娩过程中，胎儿经过已被污染的阴道时被病原体感染；③在出生后，婴儿通过携带病原体的母乳或与母亲密切接触而感染。

5）血液传播：主要有两种传播方式。①医源性传播：医源性传播有两种类型，一类是在进行医疗时由于所用器械被污染而导致传染病病原体进入人体；另一类是由于药品或生物制品受污染而引起的传播，或器官移植引起的传播。②血液传播：指除吸血节肢动物外，经输血和血液制品或注射针头引起的传播（图 3-21）。

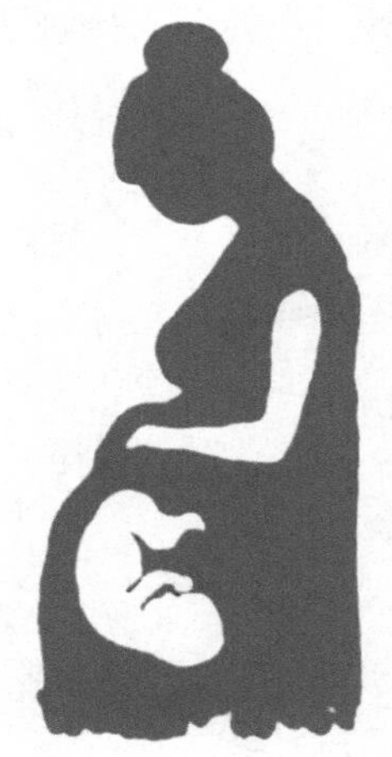

图 3-20 母婴传播途径

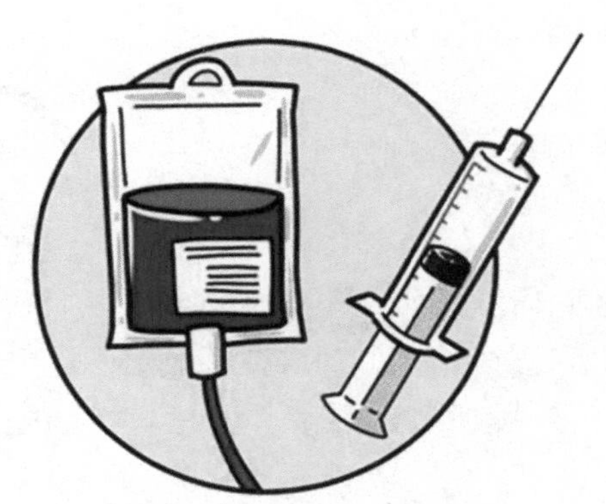

图 3-21 血液传播途径

3.2.4 传染病病原体在迁徙进化过程中的表现

1. 时间表现

随着时间的变迁，病原体会进行变异进化，适应性弱的变异种类会因为无法适应环境而被淘汰。任何一种高致病性的传染病病原体都必须要经过一定时间的变异过程，所以最后在人类群体中能具有流行性和传染性的病原体必定是经过了一段时间进化的变异病原体。

初代病原体 A 在经过足够的时间变异后，最终进化出了能够适应环境并且具有高致病性和传染性的变异种 G，G 在人类群体中随着人类的活动进行传播，引起大范围的流行性传染病（图 3-22）。

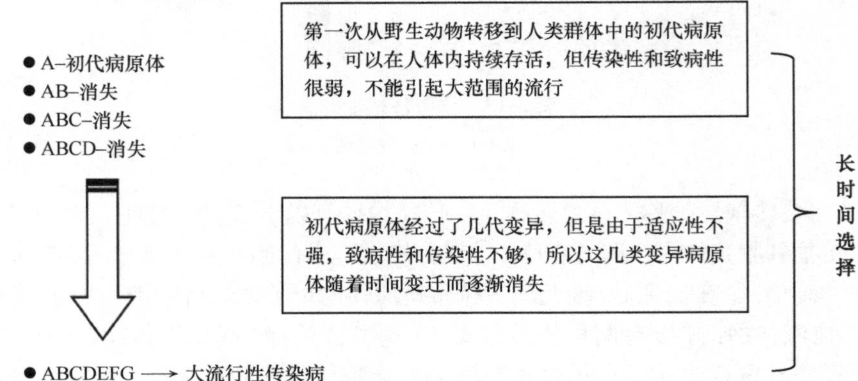

图 3-22 传染病病原体在迁徙进化过程中的时间表现

2. 空间表现

由于种群的基因库存在遗传漂变现象，因此同一种本身就存在几种变异体的病原体在进入不同区域后会因为遗传漂变而改变原有亚型的比例，并由不同区域的环境进行一定时间的随机选择（图 3-23）。

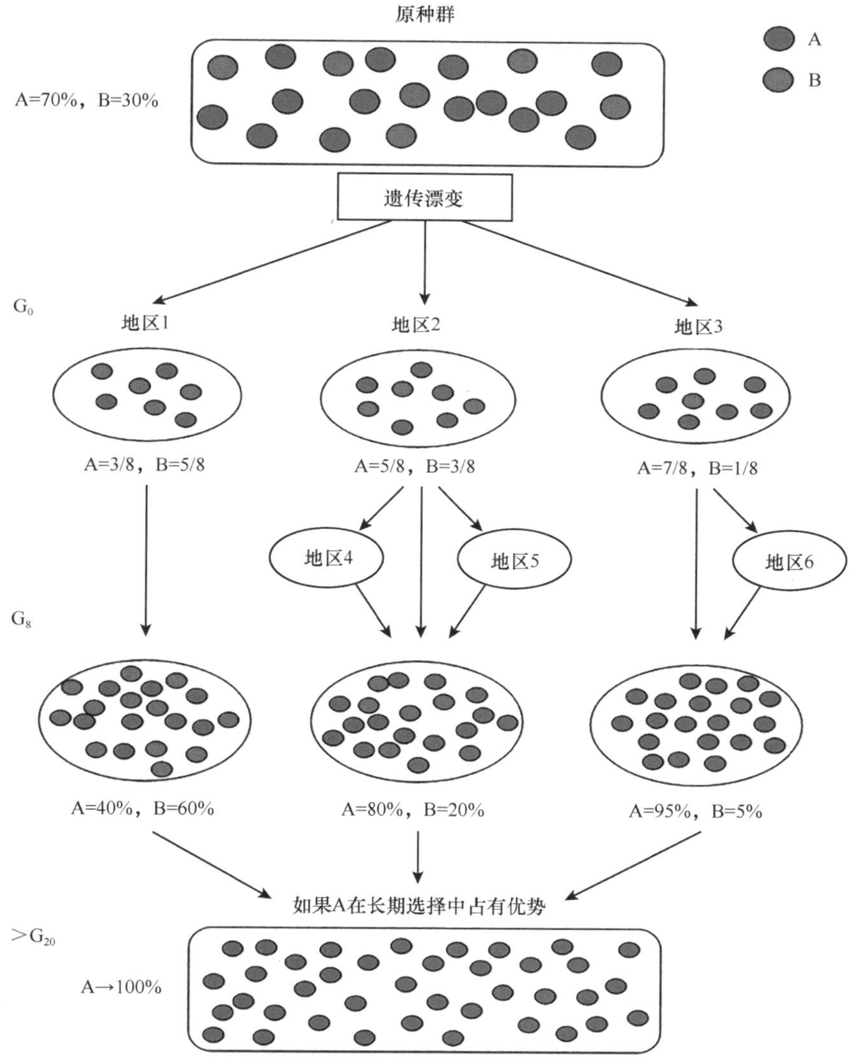

图 3-23　传染病病原体在迁徙进化过程中的空间表现

如图 3-23 所示，某病原体变异后有两种亚型 A、B。在原种群中，A 和 B 的比例约为 7∶3。在时间和空间的共同选择下，A 亚型在种群中出现趋近于 100%的趋势。

3. 群体表现

奠基者效应（founder effect），亦称建立者效应、创始者效应或始祖效应，是加速族群遗传漂变作用的一种形式。主要表现是由带有亲代群体的少数个体重新建立新的群体，这个群体后来的数量虽然会增加，但因未与其他生物群体交配繁殖，所以彼此之间基因的差异性甚小。一般发生于对外隔绝的海岛，或较为封闭的新开辟村落等，但是在传染病传播过程中，由 PL1 向 PL2 转移的过程会发生，时间和空间因素会引起病原体亚型比例重新排布（图 3-24）（吴仲义和文海军，2021）。

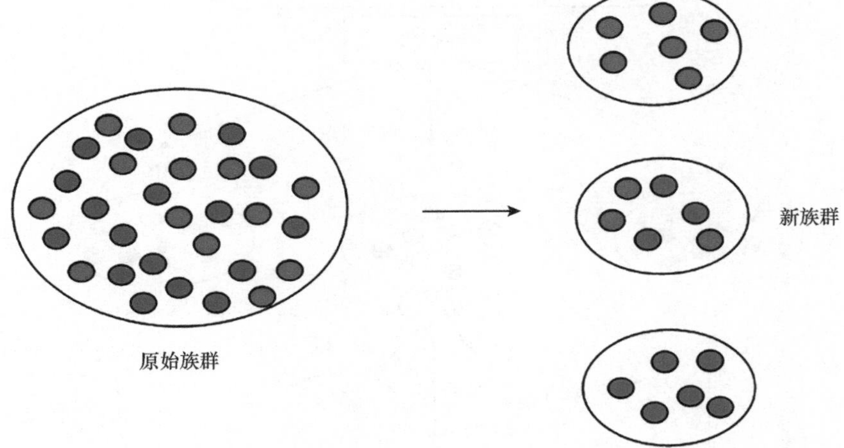

图 3-24　传染病病原体在迁徙进化过程中的群体表现

图中红色和蓝色圆圈表示病原体的两种亚型

如图 3-24 所示，原始族群（左）分出 3 个由少数个体建立的新族群（右）。新族群与原始族群在基因上有显著差异，这种群体表现也是时间和空间作用的共同表现。

3.3　细菌的进化追溯——以鼠疫杆菌为例

3.3.1　鼠疫杆菌概述

鼠疫是一种发病急、传播快、病死率高、传染性强的自然疫源性烈性传染病。其病原体是鼠疫耶尔森菌（*Yersinia pestis*），以下简称鼠疫杆菌。鼠疫杆菌在电镜下的形态如图 3-25 所示。

人类历史上，曾先后发生过 3 次鼠疫世界大流行，导致至少 1.6 亿人死亡（Perry and Fetherston，1997）。

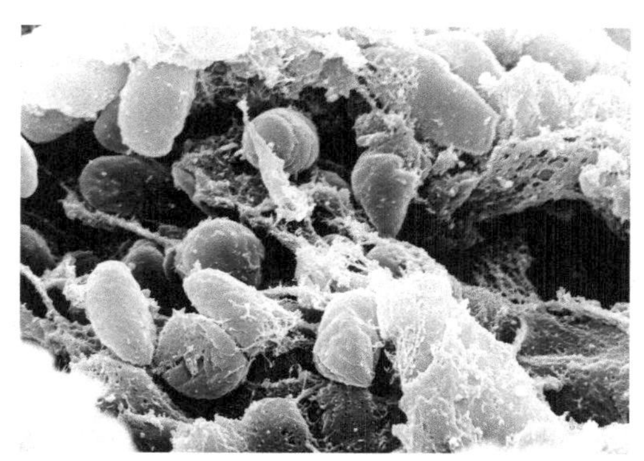

图 3-25　电镜下的鼠疫杆菌

第一次鼠疫大流行：公元 541～542 年的查士丁尼大瘟疫是历史上第一次记录的鼠疫大流行，也是第一次鼠疫大流行的开端。第二次鼠疫大流行：作为第二次鼠疫大流行的开端，黑死病在公元 1347～1351 年大规模袭击欧洲，导致欧洲人口急剧下降，死亡率高达 30%。当时没有治疗药物，只能使用隔离的方法阻止疫情蔓延。此后在 15～16 世纪黑死病多次侵袭欧洲，但死亡率及严重程度逐渐下降。第三次鼠疫大流行：1855 年中国云南首先发生了大型鼠疫，1894 年在广东暴发，广州在十日之内全城蔓延，并传至香港，广州和香港成为鼠疫流行的中心（曹树基，2005）。也是在这一年，鼠疫杆菌在香港被首次分离出来（Xiao et al.，2020），经过航海交通，最终散布到所有有人居住的陆地，估计在中国和印度共导致约 1200 万人死亡。此次全球大流行一直持续至 1959 年才正式结束。

在 19 世纪的第三次鼠疫大流行中发现鼠疫杆菌及鼠疫传播方法后，大部分医学学者及历史学家都认为 14～16 世纪肆虐欧亚的黑死病是鼠疫的一次大流行。有研究质疑这种说法，认为黑死病只有部分特征与第三次大流行的鼠疫相近，怀疑真正导致 14 世纪黑死病的可能是另一种仍未发现的病原体，不过近年来已经被研究证实。查士丁尼大瘟疫（Wagner et al.，2014）及黑死病（Kirsten et al.，2011）均是由鼠疫杆菌引起的，与第三次大流行的鼠疫属于同一种致病菌，不过目前尚不能排除有其他病原体共同作用的可能。

1. 鼠疫的类型

按感染症状，可将鼠疫分成三类：淋巴腺鼠疫、肺鼠疫、败血性鼠疫。

（1）淋巴腺鼠疫

淋巴腺鼠疫是最常见的鼠疫类型，传播途径大致可分为两类：被感染的跳蚤（尤其是印度鼠蚤）叮咬而感染；碰触感染的动物（尤其是老鼠和家兔）组织，或不慎接触病患身上伤口的脓液而感染。

受感染者最初反应为跳蚤咬伤部位邻近的淋巴腺发炎，经常发生于鼠蹊部，少数发生于腋下或颈部，受感染的淋巴腺发炎、红肿、压痛且可能流脓，通常会有发热现象。在感染后3～8天会出现倦怠感、寒颤、发热等现象，亦可能扩散到全身的淋巴腺。未治疗的淋巴腺鼠疫死亡率为30%～90%。

（2）肺鼠疫

肺鼠疫的传播大致上可分为两种：吸入其他肺鼠疫病患的痰与飞沫染病，不慎接触脓液、餐具、口罩唾液飞沫而感染（原发性肺鼠疫）；先得淋巴腺鼠疫，再经血行蔓延至肺部造成肺炎（次发性肺鼠疫）。

原发性肺鼠疫的潜伏期通常为1～4天，但急性患者亦可能数小时即发病。最初的症状有头痛、双眼充血、咳嗽及怠倦感，虽然与普通呼吸道疾病相似，但后期会恶化为咽炎和颈部淋巴腺炎。次发性肺鼠疫则可能造成肺炎、纵膈炎或引起胸膜渗液。未经治疗的肺鼠疫可能在1～6天内死亡，死亡率高达95%。肺鼠疫患者亦可能因病原体侵入血液而发生败血症。

（3）败血性鼠疫

败血性鼠疫是鼠疫杆菌经由血液感染全身，皮肤会出现血斑，高热，或脸部肿胀，最后全身长满黑斑而死亡，这也是鼠疫被称为黑死病的原因。部分败血性鼠疫患者并没有淋巴肿胀的症状，有些患者从染病至死亡可能不足一天。未经治疗的原发性败血性鼠疫及肺鼠疫死亡率颇高。及早用抗生素治疗可降低肺鼠疫及败血性鼠疫的致死率。

淋巴腺鼠疫、肺鼠疫皆可能引起败血性鼠疫，经由血液感染身体各部位，包括脑膜。

2. 鼠疫杆菌的进化

鼠疫杆菌是2万～1.5万年前由O:1b血清型假结核耶尔森菌（以下简称假结核菌）进化而来的（Achtman et al.，1999；Skurnik et al.，2000）。鼠疫杆菌在假结核菌演化的过程中，一直显现出高杀伤力、基因突变率低的特点；鼠疫杆菌的进化可能借用了肠系膜淋巴结来作为中间途径，由原来的肠道致病菌，逐渐进化为嗜淋巴组织的致病菌，同时借助鼠体媒介跳蚤的有效传播，成为在自然界有效调控鼠类数量平衡的秘密武器（周冬生等，2004）。

进化过程：小肠结肠炎菌→假结核菌→鼠疫杆菌→鼠体媒介跳蚤→人群。

假结核菌在环境中广泛存在，可经食物或水传播而引发非致死性肠道疾病。鼠疫杆菌在自然界的传播与循环依赖于啮齿类储存宿主和蚤类传播媒介，可引发全身系统性感染的致死性疾病。在研究鼠疫杆菌的进化过程中，以假结核菌作为进化研究的模式生物。虽然鼠疫杆菌和假结核菌在致病力与传播特性上相差甚远，但它们在遗传组成上亲缘关系很近，二者 90%以上的基因是相同或几乎相同的（Chain et al.，2004）。

相较于假结核菌，鼠疫杆菌基因组经历了大量的遗传漂变：通过同源重组进行了大段染色体片段重排；通过水平基因转移获得了质粒和染色体基因；积累了大量假基因，基因组正经历着早期的基因缺失。

鼠疫杆菌的进化是一个典型的弱毒力细菌进化成强毒力细菌的过程，其作为一个新生的病原体，在进化过程中正处于活跃时期。鼠疫也是典型的自然疫源性疾病，鼠疫杆菌适应不同的生态环境，在各个自然疫源地中的分化差异明显，不同来源的菌株在基因组结构与组成上也存在着差异。

3.3.2　鼠疫杆菌的分型

根据糖醇代谢能力的不同，鼠疫杆菌过去被分成 3 个生物型，即古典型（antiqua）、中世纪型（mediaevalis）和东方型（orientalis），分别与人类历史上先后发生过的 3 次鼠疫世界大流行有关。

比较基因组学研究表明，拟将田鼠属相关鼠疫疫源地的菌株组成一个新的生物型——田鼠型（voles，拉丁文 *Microtus*），其对人不致病，仅在自然疫源地导致田鼠鼠疫的发生和流行。

基于发酵甘油和阿拉伯糖以及还原硝酸盐的能力，鼠疫杆菌可以被划分为 4 个生物群：古典型（甘油阳性，阿拉伯糖阳性，硝酸盐阳性）、中世纪型（甘油阳性，阿拉伯糖阳性，硝酸盐阴性）、东方型（甘油阴性，阿拉伯糖阳性，硝酸盐阳性）和田鼠型（甘油阳性，阿拉伯糖阴性，硝酸盐阴性）（Zhou et al.，2004）。

3.3.3　鼠疫杆菌进化追溯技术

近年来，细菌遗传多态性与微进化研究技术日渐成熟，主要包括多位点可变数目串联重复序列分析（MLVA）、CRISPR 分析、单核苷酸多态性（SNP）分析、DNA 芯片、比较基因组杂交和基因组测序等。这些研究技术辅以强大的分析软件，显著促进了人们对细菌比较基因组学和进化基因组学的认识（朱鹏等，2012）。

目前常见的 4 种用来研究鼠疫杆菌进化的分析方法见表 3-2。

表 3-2　研究鼠疫杆菌进化的 4 种常见方法

方法	特征	优点
MLVA	通过区分基因组上可变数目串联重复序列的重复数来区分菌株，用于鼠疫杆菌溯源分析	分辨率高、重复性好、快速、简便
CRISPR 分析	对鼠疫杆菌的遗传物质进行分析检测	具有优异的序列识别能力
SNP 分析	对由单个核苷酸的变异所引起的 DNA 序列多态性分析	SNP 分布广泛、稳定性高，易于对其进行自动化、规模化分析
DNA 芯片	将 DNA 探针与标记的鼠疫杆菌样品杂交，通过对杂交信号的检测分析获得样品的遗传信息	计算速度快，信息存储量大

（1）MLVA

多位点可变数目串联重复序列分析（multiple locus variable number tandem repeat analysis，MLVA）是一种基于 PCR 技术的分型方法，该方法通过区分基因组上可变数目串联重复序列（variable number tandem repeat，VNTR）的重复数来区分菌株。串联重复数不同的核酸片段经位于串联重复的两端引物扩增，通过琼脂糖凝胶电泳、测序或毛细管电泳确定扩增产物大小，进而确定串联重复数。此方法分辨率高、重复性好、快速、简便，可用于流行病学溯源分析，但是易受趋同进化（convergent evolution）的干扰。

（2）CRISPR 分析

规律成簇的间隔短回文重复（clustered regularly interspaced short palindromic repeats，CRISPR）系统广泛存在于细菌和古菌中，是抵抗外源遗传物质（如噬菌体和质粒）侵入的获得性免疫系统，实现该功能的典型模式是 Cas 蛋白在指导 RNA（guide RNA，gRNA）的引导下，利用碱基互补配对原则对入侵的核酸靶向定位剪切。菌株间间隔区的高度多态性，使得基于 CRISPR 亚型的分型成为可能。CRISPR 基因型和单个间隔子的分布与区域和鼠疫焦点密切相关，表明 CRISPR 分析能够识别鼠疫杆菌的种群和广泛的系统地理模式，CRISPR 分析也被用于建立系统发育假设，缺点是需要进行多个位点的测序，分析流程相对复杂。

（3）SNP 分析

单核苷酸多态性（single nucleotide polymorphism，SNP）主要是指在基因组水平上由单个核苷酸的变异所引起的 DNA 序列多态性。SNP 是一种二态的标记，由单个碱基的转换或颠换所引起，也可由碱基的插入或缺失所致。SNP 既可能在基因序列内，也可能在基因以外的非编码序列上。在整个系统发育过程中，SNP 固定率在不同发育时期存在显著差异，这可能是流行期和流行期交替所致，可以用于研究更多地理或时间限制的鼠疫杆菌的进化和传播的切入点，能够真实地反映出鼠疫杆菌的系统发育与进化路径。SNP 检测技术手段包括直接测序、高分辨率熔解曲线（high-resolution melting，HRM）、等位基因特异寡核苷酸连接反应、基因芯片、逆转录聚合酶链反应（RT-PCR）、质谱和变性高效液相色谱（DHPLC）等。因为 SNP 分析能够真实地反映出鼠疫杆菌的系统发育与进化路径，故目前研究多使用此方法。

（4）DNA 芯片

DNA 芯片是指在固相支持物上原位合成寡核苷酸或者直接将大量的 DNA 探针以显微打印的方式有序地固化于支持物表面，然后与标记的样品杂交，通过对杂交信号的检测分析，即可获得鼠疫杆菌的遗传信息，是伴随“人类基因组计划”的研究进展而快速发展起来的一种高新技术（Ramsay，1998）。

3.3.4　鼠疫杆菌的进化分析结果

1. 鼠疫杆菌的进化分支顺序

在过去的 0.5 万～1 万年（相对于其他物种进化，已是很短的进化时间了），鼠疫杆菌从相对温和的肠道病原体假结核耶尔森菌（*Yersinia pseudotu- berculosis*）进化而来，在这个进化过程中的某一时刻，鼠疫杆菌发展出了新的传播模式和临床表现，这使得它能够适应新的动物和环境（图 3-26）（Cui et al.，2012）。

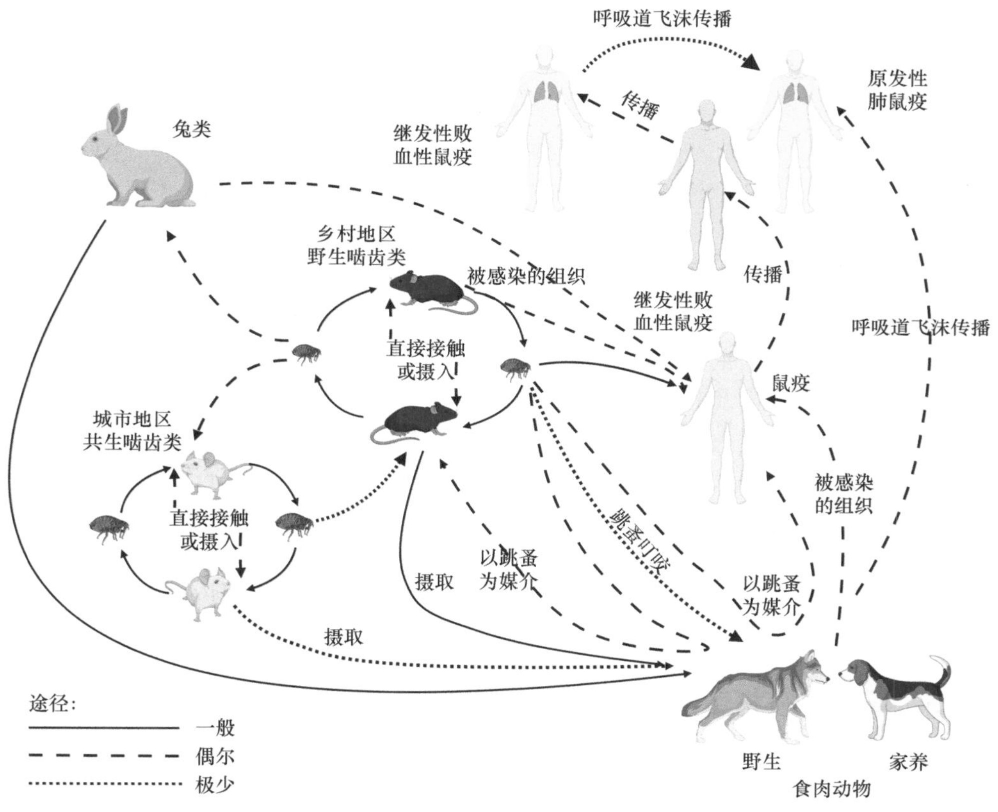

图 3-26　鼠疫杆菌的进化分支顺序

2. 鼠疫杆菌的可能起源地

针对中国、俄罗斯及中亚地区的代表性鼠疫杆菌菌株进行 MLVA 和 CRISPR 分析，结果显示，鼠疫杆菌可能起源于中亚地区（图 3-27）。第三次鼠疫世界大流行起源于中国云南的分子生物学证据，揭示了东方型菌株与第三次鼠疫世界大流行之间的关系（Pourcel et al.，2004）。MLVA 和 CRISPR 分析表明，鼠疫杆菌可能起源于中亚地区。

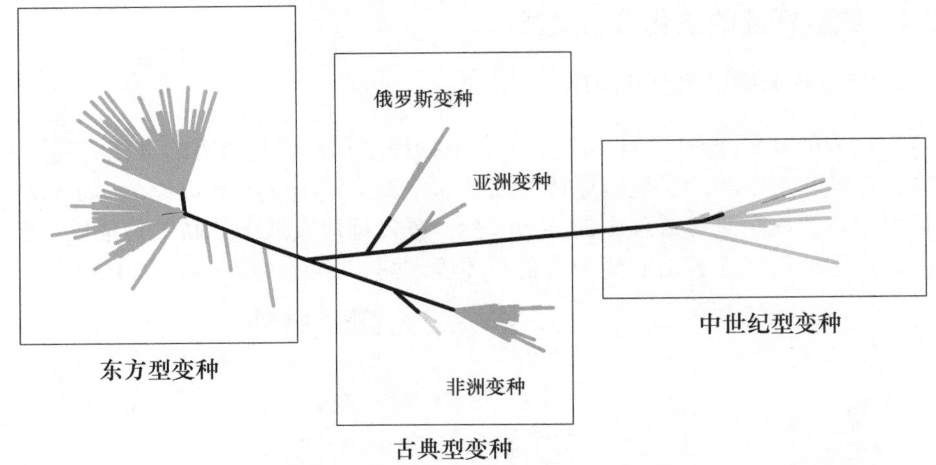

图 3-27 鼠疫杆菌可能的起源地

3. 鼠疫杆菌各基因组类型的系统发育关系

在利用鼠疫杆菌来进行比较基因组学的研究中，利用 DNA 芯片，根据简约进化理论建立了中国鼠疫杆菌各基因组类型的系统发育关系，初步揭示了鼠疫杆菌基因组的进化规律及其与鼠疫杆菌生态位适应和鼠疫疫源地扩展之间的关系。挑选出适当数量的代表菌株，选用上述研究技术可揭示鼠疫杆菌和假结核菌在遗传组成上的差异，深入探究鼠疫杆菌微进化的分子机制，认识分子进化与鼠疫杆菌生态位适应和毒力分化之间的关系。明确各型别菌株栖息于特定生态位中的机制，阐明鼠疫杆菌在自然界传播和演化的规律，可为更加深入地认识鼠疫杆菌的强大致病力以及鼠疫在自然界长期传播和循环并形成自然疫源性的原因提供分子遗传学证据（周冬生等，2003）。

3.3.5 研究鼠疫杆菌进化的意义

目前虽然已经鉴定出一系列鼠疫杆菌毒力因子，并对其功能有了一定的认识，但鼠疫杆菌致病是一个极其复杂的过程，对鼠疫杆菌的毒力因子及其与宿主的作用关系还有诸多未解之谜，针对毒力基因及其编码蛋白质进行深入的功能研究，对揭示鼠疫杆菌独特的毒力表型特征具有重要意义。在从假结核菌演化为鼠疫杆菌的进程中，基因表达调控网络重塑（remodeling）对其宿主适应、毒力、传播机制的进化发挥着不可取代的作用。相比于其祖先假结核菌，基因表达调控网络重塑与鼠疫杆菌的毒力和传播机制的分子进化直接相关，可能有以下几种原因。

通过水平基因转移，原有调控网络内新加入靶基因（编码毒力因子或生物膜形成相关基因）；通过直系同源遗传变异，新加入靶基因（编码毒力因子或生物膜形成相关基因）；原有靶基因失活；调控因子失活；外源获得毒力基因或生物膜形成相关基因，并自带调控因子。

构建假结核菌、非典型鼠疫杆菌（对人不致病株）、典型鼠疫杆菌的基因转录调控网络，精细分析各数据单元（生化表型、毒力表型、单个基因转录调控、调控元件）并比较它们在三株菌之间的差异，综合分析基因调控网络的动态变化，并将其与表型特征结合起来，有助于阐明与其祖先假结核菌相比，鼠疫杆菌的宿主适应力、致病力、经蚤传播机制是如何演化而来的（周冬生和杨瑞馥，2010）。

如果现代技术能够掌握鼠疫杆菌的遗传变异规律，就会在与鼠疫的斗争中占据主动地位，在可能的暴发流行出现前进行预警，提前做好防控，并根据其变异规律制订有效的防治策略。建立相应的遗传多态性数据库及其分析方法，也会为鼠疫杆菌的分子流行病学分析和溯源奠定基础。当暴发鼠疫或其他疫情时，可利用现有技术平台进行鉴定、分型、溯源追踪，从而为疾病防控和保障生物安全奠定基础。有关鼠疫杆菌的研究为防生物危害医学提供了很好的借鉴，其致病机制研究综合运用了组学技术，为疫苗及其靶标的研究奠定了基础，也为诊断靶标的筛选提供了科学依据。

3.4　病毒的进化追溯——以 HIV 为例

3.4.1　HIV 概述

人类免疫缺陷病毒（human immunodeficiency virus，HIV）是一种感染人类免疫系统的慢病毒，通常也俗称艾滋病病毒。人类免疫缺陷病毒作为逆转录病毒，在感染后会整合入宿主细胞的基因组中，而目前广泛应用于临床的抗病毒治疗并不能将病毒根除。自 1981 年美国发现第一例获得性免疫缺陷综合征（acquired immunodeficiency syndrome，AIDS，简称艾滋病）患者以来，全球艾滋病的感染和发病人数与日俱增（郑锡文，2001）。流行状况最为严重的是撒哈拉以南的非洲，其次是南亚与东南亚，增长速度最快的地区是东亚、东欧及中亚。

HIV 和艾滋病经常被一起提到，但是两者是不同的概念。简单来说，HIV 指的是“病毒”，但是艾滋病指的是因免疫系统能力下降而出现的“感染”，HIV 感染者不会马上发病，只有呈现发病的状况才会称为艾滋病。

HIV 直径约 120nm，大致呈球形（图 3-28）。病毒外膜是类脂包膜，来自宿主细胞，并嵌有病毒的蛋白 gp120 与 gp41；gp41 是跨膜蛋白，gp120 位于表面，并与 gp41 通过非共价作用结合。向内是由蛋白 p17 形成的球形基质（matrix），以及由蛋白 p24 形成的半锥形衣壳（capsid），衣壳在电镜下呈高电子密度。衣壳内含有病毒的 RNA 基因组、酶（逆转录酶、整合酶、蛋白酶）以及其他来自宿主细胞的成分（如 tRNAlys3，作为逆转录的引物）。

HIV 选择性地侵染带有 CD4 分子的细胞，主要有 T4 淋巴细胞、单核巨噬细胞、树突状细胞等。细胞表面的 CD4 分子是 HIV 受体，透过 HIV 囊膜蛋白 gp120 与细胞膜上的 CD4 结合后由 gp41 介导使病毒穿入易感细胞内，破坏细胞。

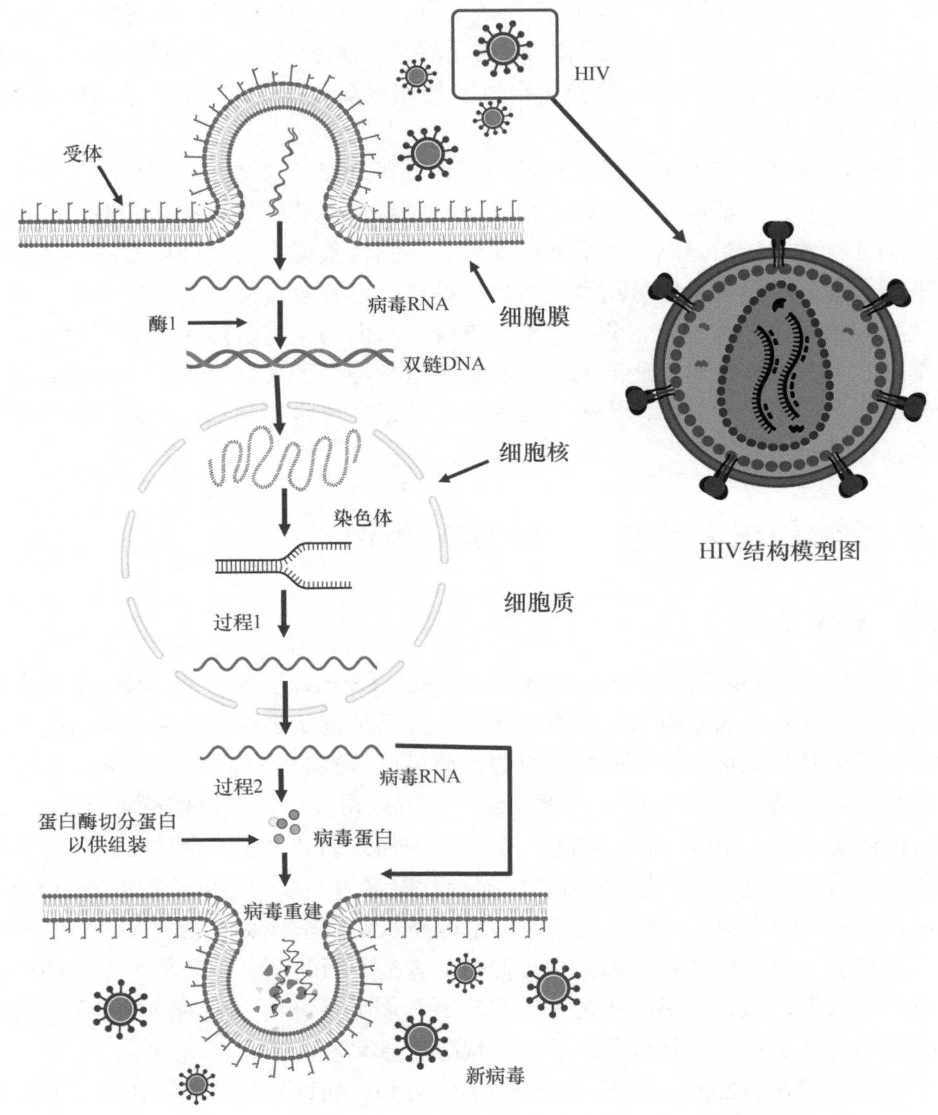

图 3-28 HIV 的形态特征和感染方式

3.4.2 HIV 的起源

自发现第一例艾滋病患者以来，全球艾滋病的感染和发病人数与日俱增，这种被称为“世纪瘟疫”的病魔给人们的生命安全和身心健康带来了极大的威胁。在人类发现艾滋病病毒将近 30 年后，艾滋病疫情的有效控制仍然是一个极具挑战的世界性难题（郑锡文，2001）。虽然已经有许多控制策略付诸实施，但还是不能从根本上消除这种疾病。在过去的几十年里，基因测序和进化分析技术的高速发展，使得研究者在探索 HIV 起源方面有了更多的方法，因此争论就更加激烈。迄今，共有 4 种关于 HIV 起源的假说。

1. “猎人”假说

“猎人”假说是目前最被学者广泛接受的假说。在非洲的部分区域，猎人捕杀黑猩猩来作为食物，在这种情况下，当一些感染了 SIVcpz（黑猩猩免疫缺陷病毒）的黑猩猩被宰杀时，其血液中的 SIVcpz 可能通过猎人破损的伤口进入体内，从而使他们感染 SIVcpz，人体内的免疫系统会对病毒进行免疫应答。在某些特定情况下，如果发生了免疫抑制，SIVcpz 便会逐渐适应新的宿主（人体）而变成 HIV。已经有一些证据支持这种假说：研究发现，早期的一些 HIV 毒株，它们的基因构成存在着很细微的差别。每一次 SIVcpz 从黑猩猩传染到人，病毒就会以略微不同的方式适应人体，久而久之就产生了不同的 HIV 毒株。

2. “特别病毒癌症项目”假说

“特别病毒癌症项目”（Special Virus Cancer Program，SVCP）假说是由 Cantwell 提出的。1964 年，在美国马里兰州的国家癌症研究所（National Cancer Institute，NCI）获得了一个由政府资助的特别病毒癌症项目，这个项目的内容是研究各种能引起人类癌症和免疫缺陷的动物病毒，最初研究白血病和淋巴瘤，不久，这个项目就扩大到研究各种不同的癌症（Rapp，1972）。每年，美国国家癌症研究所会发布一份研究成果的年报。1971 年，SVCP 报道了鼠的白血病病毒可以在人的体细胞内生长；通过基因工程技术，改造出了杂合了鼠的肉瘤病毒和猫的白血病病毒的“杂交瘤病毒”，其可以在猫科动物的细胞内生长；禽类和猫科动物的逆转录病毒感染了猴子后，猴子身上会产生癌细胞；猫科动物和鼠类的杂交瘤病毒及猫白血病病毒可以适应人工培养的人体组织细胞。在这些实验中，病毒跨物种传播是经常发生的。

3. “针具污染”假说

“针具污染”假说是对“猎人”假说的扩展。自 20 世纪 50 年代起，一次性塑料注射器作为一种廉价、不需要消毒的注射器开始在医药卫生领域大范围使用。然而，对于从事免疫接种和其他医疗活动的非洲医疗保健人员，大量使用一次性注射器也是相当昂贵的。因此，一支未经过消毒的注射器便会在多个患者之间使用，这将使病毒快速在人群之间传播，每个新感染者体内将会有大量的病毒颗粒复制成熟，尽管最初猎人感染的 SIVcpz 还没转变成 HIV。

4. “殖民主义”假说

“殖民主义”假说是近期争论最为激烈的假说之一。该假说也以“猎人”假说为前提，但其全面解释了从原发感染到流行的过程。19 世纪晚期到 20 世纪早期，非洲的许多国家被殖民统治。当时的殖民统治政策极端苛刻和严厉，许多非洲人被驱赶到劳动集中营。集中营卫生条件差，食物供给不足，劳动强度大，单单一个因素，就足以危害任何一个人的健康。由于食物缺乏，对于被殖民者，捕食黑猩猩成为额外获取食物的来源，一些感染了 SIVcpz 的黑猩猩被捕杀，捕杀者很可能就感染了 SIVcpz，在免疫力低下时，SIVcpz 可能就转变成了 HIV。研究人员认为 20 世纪早期 HIV 开始在人群中流行，这刚好与集中营建立的时间相一致，可以支持这个假说。

目前，研究者基本达成共识，艾滋病是一种动物源性的病毒性疾病，起源于非洲中部的野生灵长类动物。

目前，人类群体中的 HIV 分为两种亚型：HIV-1 与 HIV-2（表 3-3）。全球多数国家的 HIV 感染是由 HIV-1 造成的，并且感染 HIV-1 后超过 90%的患者会在 10～12 年内发展为艾滋病；HIV-2 主要分布在非洲西部，其感染往往没有相关的病症。HIV-1 与 SIVcpz 在基因构成方面非常接近，很可能是跨种群传播给了人类；而 HIV-2 与乌白眉猴的免疫缺陷病毒（SIVsm）非常接近。

表 3-3 HIV 的两种亚型及其特性

亚型	致病性	感染性	传播范围	跨物种
HIV-1	高	高	全球	黑猩猩
HIV-2	较低	低	西非	乌白眉猴

通过对 HIV 进行进化分析，HIV-1 可以继续分为 3 个组：M 组、N 组和 O 组（Keele et al.，2006），其中 M 组又可分为多种不同的亚型；HIV-2 可以分为流行型和非流行型（Yamaguchi et al.，2000；Marx et al.，2001），如图 3-29 所示。

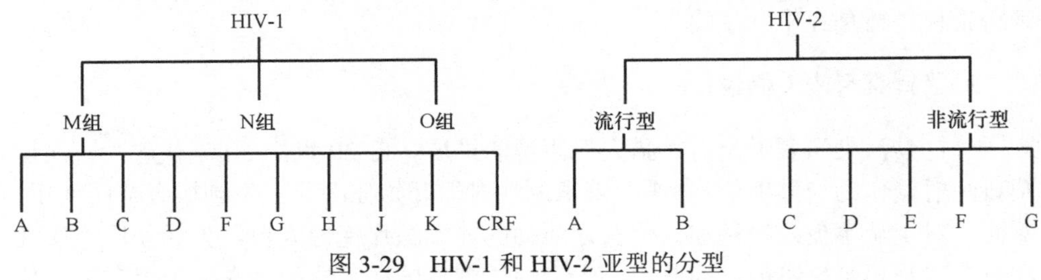

图 3-29 HIV-1 和 HIV-2 亚型的分型

3.4.3　HIV 的进化

HIV 来源于 SIVcpz 的跨物种传播，尽管 HIV 已在人群中广泛传播和流行，但实际上 HIV-1 和 HIV-2 是动物源性病毒。SIVcpz 在过去几十年中多次跨越种属屏障传播给人，在人群中进化、分化为各种 HIV 毒株，每一种毒株都具有不同的流行和致病特征。多种证据支持 HIV 的动物源性，包括基因组结构的相似性、种系发生（phylogenetic）的相关性、地理分布的一致性、传播途径的合理性以及病毒在自然宿主中的流行。研究证实 SIVcpz 进入人群不少于 11 次，在全球广泛流行的 HIV-1 M 组病毒来自其中的一次跨物种传播。

1. HIV-1

AIDS 是一种患病人数多且社会影响巨大的人畜共患传染病。然而，其自然储量仍存在不确定性。与 HIV-1 最密切相关的病毒是 SIVcpz。SIV 与 HIV 毒株的进化关系如图 3-30 所示（Heuverswyn and Peeters，2007）。

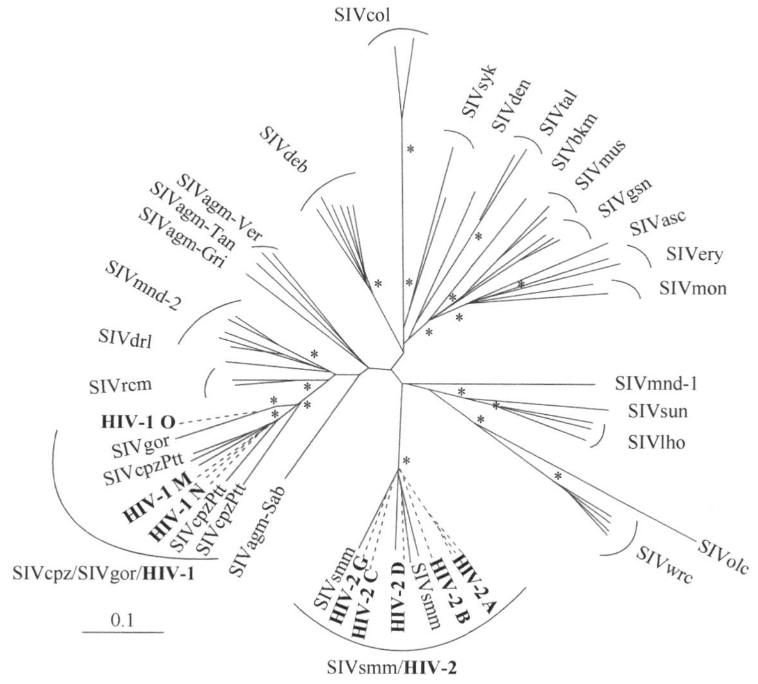

图 3-30　SIV 与 HIV 毒株的进化关系

迄今为止，只在泛穴居亚种穴居黑猩猩（*Pan troglodytes*，Ptt）中检测到 SIVcpz，通过抗体和核酸检测，一些黑猩猩群体的患病率达到 29%～35%。地方性 SIVcpz 的序列分析研究结果表明，HIV-1 的流行（M 组）和非流行（N 组）的起源可以追溯到不同的地域上孤立的黑猩猩种群。以上这些发现都支持了黑猩猩作为

HIV-1 天然宿主的理论。

野生黑猩猩 SIVcpzPtt 株的系统发育树见图 3-31。建立 HIV-1 系统发育树的方法：基于全序列分析 SIVcpz 与 HIV-1 毒株的进化关系，采用贝叶斯方法对 Gag、Pol 和 Env 进行树的推断；Pol 蛋白在先前 HIV-1 N 组中发现的重组断点处分离成两个片段；Pol 的 C 端与下游 Vif 序列相连。序列用颜色编码，如图 3-31 所示。内部分支上的数字表示估计的后验概率（仅显示大于 95%的值）。比例尺代表每个地点的 0.05 和 0.1 次替换。箭头表示跨物种传播产生 HIV-1 M 组和 N 组的分支（Keele et al.，2006）。

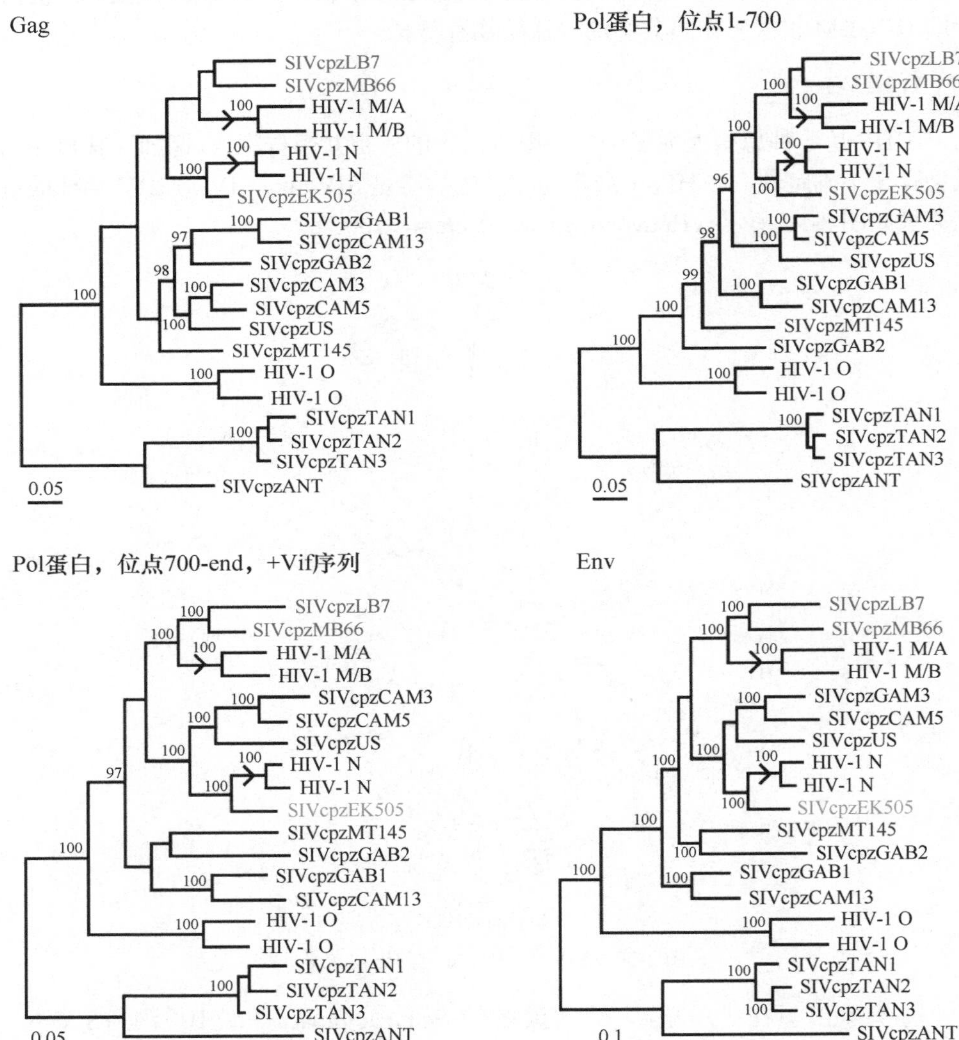

图 3-31 野生黑猩猩 SIVcpzPtt 株的系统发育树

来自 MB/LB 和 EK 地点的 SIVcpzPtt 株系与 HIV-1 M 组（标红）和 N 组（标黄）的关系更为密切

2. HIV-2

HIV-2起源于SIVsm，经过毒株跨物种传播跳转到人类种群中（Palesch et al.，2018）。支持HIV-2起源于白枕白眉猴（*Cercocebus atys*）来源的SIVsm毒株跨物种传播的多个证据如下。

1）HIV-2与SIVsm享有共同的基因组结构。

2）每个病毒均包含有附属蛋白VPx，而其他灵长类慢病毒均没有这一结构。

3）SIVsm与HIV-2在种系发生上紧密相关，同一地区动物的SIVsm和人类的HIV-2关系最为密切。

4）白枕白眉猴在西非国家广泛分布，野生情况下感染SIVsm的频率约为22%。

5）白枕白眉猴的自然栖息地与HIV-2流行的地区一致。

6）白枕白眉猴经常被人类猎食，幼猴常被作为宠物饲养。人类与动物接触的机会很多，猎杀是最可能的传播途径。

7）在系统发育树上，HIV-2与SIVsm的序列交织在一起，已知至少有8个独立的SIVsm传入人类的事件（Heuverswyn and Peeters，2007）。

3.4.4 HIV进化追溯的方法

1. HIV的系统发育树

已知的HIV和SIV慢病毒的最小长度系统发育树如图3-32所示。调查的地

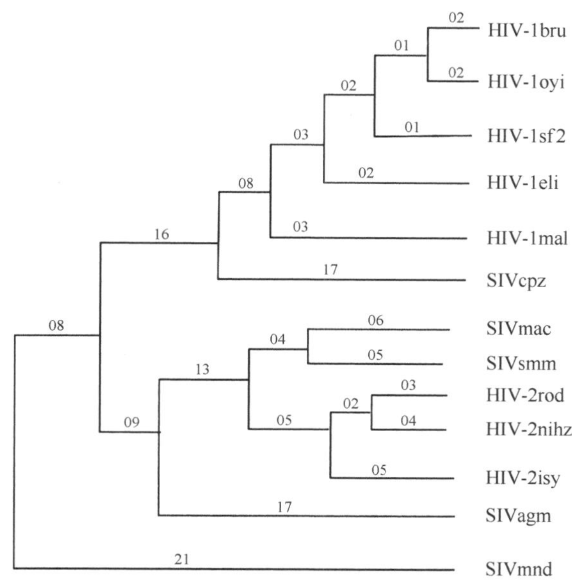

图3-32 已知的HIV和SIV慢病毒的最小长度系统发育树

点总数为 1473 个，其中 967 个是可变的。一致性指数为 0.675。水平线的长度与产生观察到的变异所需的最小单核苷酸替换数成正比（也由每行上面的数字分支长度表示）。

蛋白质序列使用聚类和模式分析算法进行对齐；对应的核苷酸序列从蛋白质比对中获得，并使用 PAUP 程序进行多次检验，使用 PHYLIP 中的 DNABOOT 程序进行辅助分析（Huet et al.，1990）。

2. HIV 进化追溯结果

HIV 起源于至少 11 次非人灵长类动物携带的 SIV 病毒向人类的跨物种传播。HIV-1 的 M 组、N 组和 O 组源于中部非洲黑猩猩携带的 SIVcpz 的 3 次跨物种传播；HIV-2 的 A 群-H 型源于白枕白眉猴携带的 SIVsm 的 8 次跨物种传播。估计 1908 年前后（1884～1924 年）的 SIVcpz 是 HIV-1 M 组病毒最近的共同祖先。HIV 和 SIV 的种系关系见图 3-33（Sharp et al.，2005）。

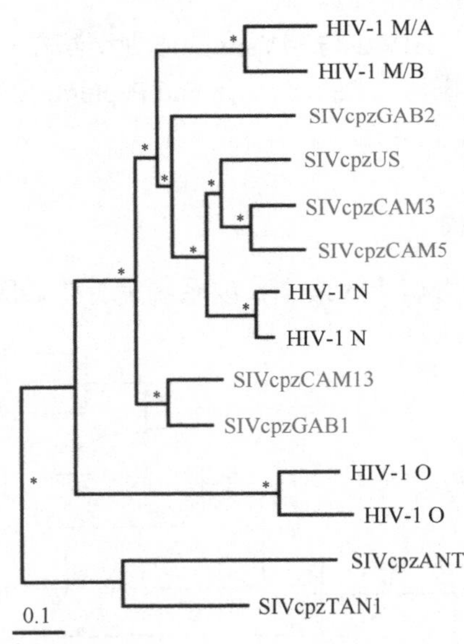

图 3-33　HIV 和 SIV 的系统发育树

红色和紫色标注分别表示两种黑猩猩亚种的 SIVcpz 株系。星号表示具有 95%或更高的估计后验概率的内部分支

3.4.5　研究 HIV 进化的意义

目前 HIV 的遗传多样性是其从非洲非人灵长类动物多次跨物种跳转至人类的结果。在感染过程中，达尔文选择（正向选择）是单个患者体内 HIV 进化的主要模式，基因重组是 HIV 进化的基本机制。艾滋病的肆虐给人类社会带来了莫大的恐慌，如果不进行治疗，根据 HIV 不同亚型，感染 HIV 后的净存活时间平均为 9～

11 年，而诊断为艾滋病之后，如果在资源受限导致无法治疗的情况下，不同的研究表明，平均存活时间为 6～19 个月。

到目前为止，对艾滋病的治疗仅是综合疗法，包括抗 HIV、抗机会感染和继发性肿瘤，以及对症治疗（周伟等，2005）。在医疗资源充足的地区，用高效抗逆转录病毒治疗（HAART，即多种抗病毒药物联合使用，也称鸡尾酒疗法）HIV 感染者和艾滋病患者，可以使死亡率降低 80%，并能将新诊断出的 HIV 感染者的寿命延长最少 30 年。药物治疗的发展大大延长了 HIV 阳性者的预期寿命，并提高了其生活质量，但耐药性的发展一直是一个重大挫折，导致目前的药物治疗在临床上受到限制（罗士德和鞠鹏，2007）。

临床疾病的发病率因为个体的不同而呈现巨大差异，已有研究表明其受许多因素的影响，如宿主的易感性和免疫功能、保健措施和交叉感染，以及特定病毒品种。而耐药突变可能在治疗前就存在于潜伏或活跃的病毒群中，也可能在治疗期间出现。如果选择突变菌株而不是野生型菌株，则临床上会产生耐药性。选择取决于突变的适应性成本和收益，以及药物水平，这随给药间隔、药物半衰期和患者的依从性而变化。基因型在临床结果的分析中如果与病毒学突变相关，则通常将其归类为耐药基因型，否则归类成敏感基因型。但这种分类具有误导性：突变促进病毒生长的能力取决于治疗方案中的所有药物、患者依从性和存在的其他突变。随着护理标准的发展和研究人群的变化，这些混杂变量的变化导致的突变可能会使病毒获得或失去耐药状态。

病毒进化在免疫逃逸中的重要性已广为人知，但那些提出将 HAART 疗法作为艾滋病治疗方法的人严重低估了 HIV 的进化潜力。因为单一药物治疗的耐药性演变已被证实，而传统观点认为突变是单独发生的，并且以有序的方式积累。然而，这种观点完全忽略了重组，病毒重组以非线性方式积累和交换耐药突变，导致耐药突变体的快速进化，甚至在不同的宿主之间也是如此。对艾滋病患者的早期研究认为病毒在检测不到病毒载量的患者中没有发生进化。然而，事实上 HIV 一直处于进化状态并且突变会被积累。所以 HIV 获得耐药性的突变只是时间问题（Rambaut et al.，2004）。

通过研究 HIV 的进化，使用计算和数学方法，现在可以更好地了解 HIV 的进化动力学及其对药物治疗的反应，可以在分子进化的理论上使用动态演化模型来预测临床结果，为评估耐药性提供一个严格的替代方案，也可以帮助研究人员确定临床试验药物的优先顺序，并选择个性化治疗方案，为艾滋病的临床研究和治疗提供助力（Rosenbloom et al.，2012）。

参考文献

曹树基. 2005. 1894 年鼠疫大流行中的广州、香港和上海. 上海交通大学学报, 4: 72-81.

林发. 2020. 系统发育分析追溯新冠病毒的元凶. http://thiemechina.com/Index/show/catid/153/

id/944.html[2020-02-19].

罗士德，鞠鹏. 2007. “中式鸡尾酒疗法”防治艾滋病. 医学研究杂志, (1): 3-7.

吴仲义，文海军. 2021. 新冠病毒的起源、传播与控制：从演化观点看问题. 北京：中国生物信息学论坛报告会（第十五场）.

张树波，赖剑煌. 2010. 分子系统发育分析的生物信息学方法. 计算机科学, (8): 47-51, 66.

赵彩飞，刘宇，郑雪倩，等. 2021. 传染病分类及预警问题探究. 中国医院, 25(1): 18-20.

郑锡文. 2001. 加强我国艾滋病性病综合监测能力. 中国预防医学杂志, 2(1): 3-4.

周冬生，杨瑞馥. 2010. 鼠疫菌毒力调控研究. 生命科学, 22(11): 1092-1096.

周冬生，韩延平，宋亚军，等. 2003. 利用鼠疫耶尔森氏菌全基因组 DNA 芯片对比较基因组学、进化基因组学与生态位适应的研究 // 中国生态学学会. 微生物生态学研究进展：第五届微生物生态学术研讨会论文集: 14-26.

周冬生，韩延平，宋亚军，等. 2004. 鼠疫耶尔森菌基因组进化与生态位适应研究. 解放军医学杂志, 29(3): 204-210.

周伟，危剑安，孙利民，等. 2005. AIDS 的高效抗逆转录病毒疗法的毒副作用. 中国艾滋病性病, (1): 73-75.

朱鹏，张青雯，祁芝珍，等. 2012. 基于 Luminex 悬浮芯片的鼠疫耶尔森菌 SNP 分型方法研究. 军事医学, 36(7): 502-507.

Achtman M, Zurth K, Morelli G, et al. 1999. *Yersinia pestis*, the cause of plague, is a recently emerged clone of *Yersinia pseudotuberculosis*. Proc Natl Acad Sci USA, 96(24): 14043-14048.

Alberts B, Johnson A, Lewis J, et al. 2002. Introduction to pathogens//Alberts B, Johnson A, Lewis J, et al. Molecular Biology of the Cell. 4th ed. New York: Garland Science.

Bush A O, Fernandez J C, Esch G W, et al. 2002. Parasitism: the Diversity and Ecology of Animal Parasites. Cambridge: Cambridge University Press: 531.

Casadevall A, Pirofski L A. 2014. Microbiology: Ditch the term pathogen. Nature, 516(7530): 165-166.

Chain P S, Carniel E, Larimer F W, et al. 2004. Insights into the evolution of *Yersinia pestis* through whole-genome comparison with *Yersinia pseudotuberculosis*. Proc Natl Acad Sci USA, 101(38): 13826-13831.

Cui Y, Yu C, Yan Y, et al. 2012. Historical variations in mutation rate in an epidemic pathogen, *Yersinia pestis*. Proc Natl Acad Sci USA, 110: 577-582.

Hahn B H, Shaw G M, De Cock K M, et al. 2000. AIDS as a zoonosis: scientific and public health implications. Science, 287: 607-614.

Heuverswyn F, Peeters M. 2007. The origins of HIV and implications for the global epidemic. Current Infectious Disease Reports, (9): 338-346.

Huet T, Cheynier R, Meyerhans A, et al. 1990. Genetic organization of a chimpanzee lentivirus related to HIV-1. Nature, 345: 356-359.

Jemma L, Geoghegan, Edward C. 2018. Holmes, the phylogenomics of evolving virus virulence. Nature Reviews Genetics, 19: 756-769.

Keele B F, Van Heuverswyn F, Li Y, et al. 2006. Chimpanzee reservoirs of pandemic and nonpandemic HIV-1. Science, 313(5786): 523-526.

Kirsten B, Schuenemann V J, Golding G B, et al. 2011. A draft genome of *Yersinia pestis* from victims of the Black Death. Nature, 478(7370): 506-510.

Marx P A, Alcabes P G, Drucker E. 2001. Serial human passage of simian immunodeficiency virus by unsterile injections and the emergence of epidemic human immunodeficiency virus in Africa. Philos Trans R Soc Lond B Biol Sci, 356(1410): 911-920.

Nathan D W, Claire P D, Jared D. 2007. Origins of major human infectious. Nature, 447(7142): 279-283.

Palesch D, Bosinger S E, Tharp G K, et al. 2018. Sooty mangabey genome sequence provides insight into AIDS resistance in a natural SIV host. Nature, 553(7686): 77-81.

Perry R D, Fetherston J D. 1997. *Yersinia pestis*: etiologic agent of plague. Clin Microbiol Rev, 10(1): 35-66.

Pourcel C, André-Mazeaud F, Neubauer H. 2004. Tandem repeats analysis for the high resolution phylogenetic analysis of *Yersinia pestis*. BMC Microbiol, 4(1): 22.

Rambaut A, Posada D, Crandall K, et al. 2004. The causes and consequences of HIV evolution. Nat Rev Genet, 5: 52-61.

Ramsay G. 1998. DNA chips: state-of-the art. Nat Biotechnol, 16: 40-44.

Rapp F. 1972. Special Virus Cancer Program. Science, 175(4026): 1061-1062.

Rosenbloom D S, Hill A L, Rabi S A, et al. 2012. Antiretroviral dynamics determines HIV evolution and predicts therapy outcome. Nature Medicine, 18(9): 1378-1385.

Sharp P M, Shaw G M, Hahn B H. 2005. Simian immunodeficiency virus infection of chimpanzees. J Virol, 79: 3891-3902.

Skurnik M, Peippo A, Ervela E. 2000. Characterization of the O-antigen gene clusters of *Yersinia pseudotuberculosis* and the cryptic O-antigen gene cluster of *Yersinia pestis* shows that the plague bacillus is most closely related to and has evolved from *Y. pseudotuberculosis* serotype O:1b. Mol Microbiol, 37(2): 316-330.

Starr E P, Nuccio E E, Pett-Ridge J, et al. 2019. Metatranscriptomic reconstruction reveals RNA viruses with the potential to shape carbon cycling in soil. Proc Natl Acad Sci USA, 116(51): 25900-25908.

Sun E, Zhang Z, Wang Z, et al. 2021. Emergence and prevalence of naturally occurring lower virulent African swine fever viruses in domestic pigs in China in 2020. Sci China Life Sci, 64: 752-765.

Wagner D M, Klunk J, Harbeck M, et al. 2014. *Yersinia pestis* and the plague of Justinian 541-543 AD: a genomic analysis. Lancet Infect Dis, 14(4): 319-326.

Xiao Z H, Zhang L B, Xu L, et al. 2020. Problems and countermeasures in the surveillance and research of wildlife epidemics based on mammals in China. Biodiversity Science, 28(5): 566.

Yamaguchi J, Devare S G, Brennan C A. 2000. Identification of a new HIV-2 subtype based on phylogenetic analysis of full-length genomic sequence. AIDS Res Hum Retroviruses, 16(9): 925-930.

Zhou D, Tong Z, Song Y, et al. 2004. Genetics of metabolic variations between *Yersinia pestis* biovars and the proposal of a new biovar microtus. Journal of Bacteriology, 186(15): 5147-5152.

第 4 章

耐药性机制与进化抑制剂的发现

耐药性是限制药物疗效的关键因素之一，常见的耐药性集中于肿瘤和传染性疾病。很多癌症患者在化疗初期疗效显著，但是随着治疗时间延长，癌细胞的耐药性增强，最终导致治疗失败。耐药微生物的出现也给传染性疾病的防控带来了巨大挑战。因此，解决耐药性问题是肿瘤和传染性疾病治疗的关键。从进化角度出发，抑制肿瘤细胞的基因变异以及传染性疾病病原体的变异，将延缓疾病耐药性的发生，有望成为治疗这些疾病的新方法。本章将阐述肿瘤与传染性疾病耐药性的进化产生机制，并介绍一些有发展潜力的进化抑制剂。

4.1 肿瘤耐药性机制

4.1.1 肿瘤耐药性机制概述

肿瘤耐药性指的是肿瘤经抗癌药物治疗有所缓解后，由于某些肿瘤细胞基因变异而对使用过的药物不再敏感的特性。研究表明，耐药性与癌症的进化息息相关，遗传多样性是癌症适应和进化的核心。恶性肿瘤中的诱变以增量或瞬时暴发的形式发生，提供增加的细胞间变异，有助于适应选择性压力，进而产生耐药性。肿瘤细胞对一种抗癌药产生抗药性后，对许多其他类型抗癌药亦可产生交叉抗药性。肿瘤耐药性大大降低了药物治疗的效果，也导致许多患者治疗后的复发。目前已经有大量研究致力于解析肿瘤耐药性的产生机制（图 4-1），“肿瘤进化”假说认为，耐药性不是肿瘤针对某种特定药物才进行的改变，而是机体因外界环境变化而产生进化的过程中，组织对额外增加的环境变化进行的反应。在进化需求的推动下，细胞中的遗传物质会不断随机排列组合，以图进化到新的阶段。在遗传物质的排列组合过程中会有多种表现，包括适应性表现和防御性表现。防御性表现包括药物排出、细胞死亡抑制等。适应性表现包括 DNA 损伤修复、药物靶点的突变等。所以，肿瘤耐药性实际上是机体的防御性进化和细胞的适应性进化相结合的结果。目前，肿瘤耐药性机制的主要研究进展如下。

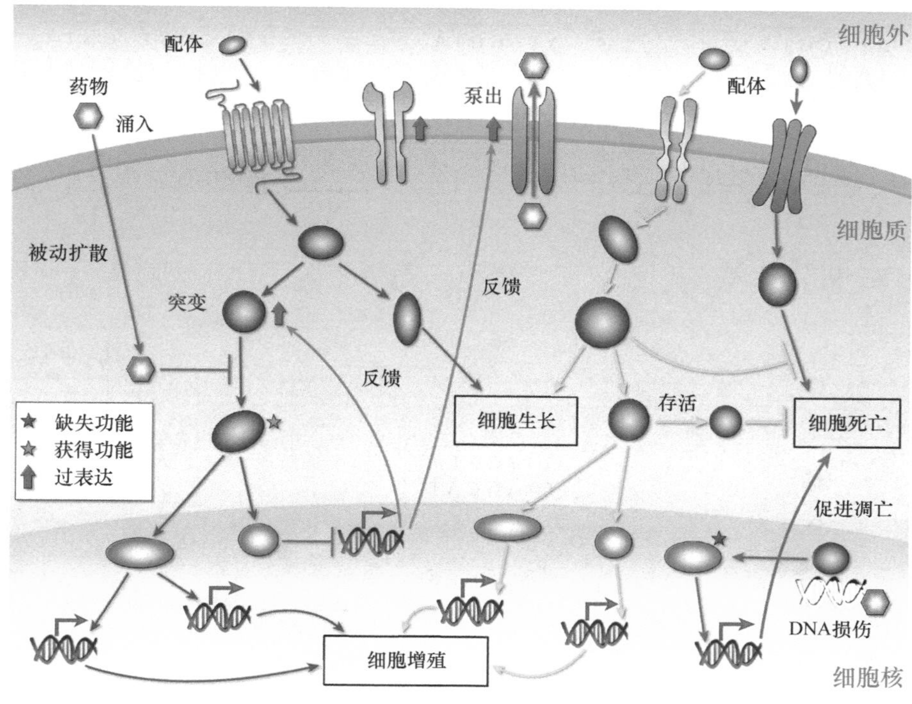

图 4-1　肿瘤耐药性的产生机制（Nussinov et al.，2017）

1. DNA 修复能力与肿瘤耐药性的关系

DNA 是很多化疗药物抑制肿瘤细胞生长的重要靶点。DNA 损伤会直接影响到 DNA 的复制和转录功能，从而抑制细胞的增殖和分裂。肿瘤在进行化疗时会累积 DNA 损伤，并增加基因突变的概率，最终少部分肿瘤细胞会被筛选出来从而进化出耐药性。DNA 聚合酶、核酸内切酶和 DNA 连接酶与细胞内的 DNA 损伤修复机制有关，这些蛋白酶在肿瘤细胞中的合成会加快肿瘤细胞 DNA 损伤的修复，使抗癌药物作用在一定程度上被减弱，导致细胞产生耐药性。通常细胞 DNA 修复的途径主要有核苷酸切除修复（nucleotide excision repair，NER）、双链断裂（double strand break，DSB）修复、错配修复（mismatch repair，MMR）和合成致死等。

（1）核苷酸切除修复（NER）

核苷酸切除修复主要修复 DNA 双螺旋结构的损伤。基因切除修复交叉互补基因 1（*ERCC1*）作为核苷酸切除修复途径中的关键基因（图 4-2），在顺铂诱导的 DNA 损伤修复中起关键作用，而且可以作为预测顺铂类药物化疗效果的有效指标（Assaraf et al.，2019；Naghizadeh et al.，2019）。

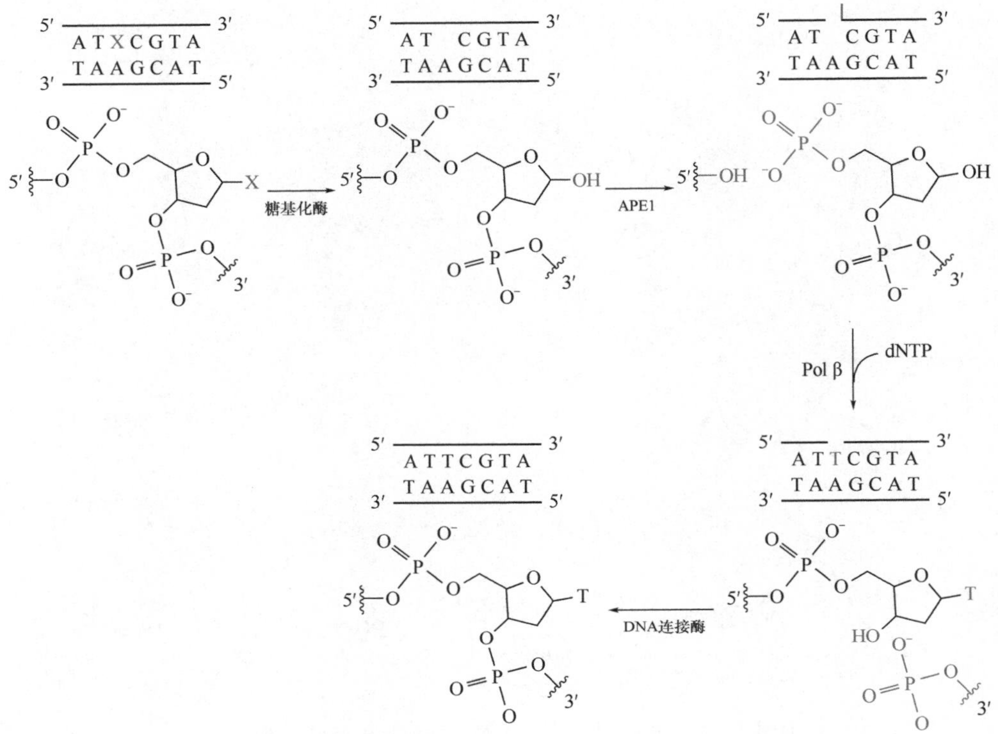

图 4-2 NER 途径概述（Assaraf et al.，2019）

糖基化酶识别并去除离开 AP 位点的修饰核碱基。APE1 切割 DNA 骨架，留下 3′-OH 和 5′-dRP。Pol β 去除 5′-dRP 并催化 3′-OH 处的核苷酸掺入。最后，修复由 DNA 连接酶完成，该酶密封骨架中的切口。红色突出显示的区域表示 BER（碱基切除修复）酶催化的化学变化发生的位置

（2）双链断裂（DSB）修复

双链断裂修复的方式有同源重组（homologous recombination，HR）修复、非同源末端连接（non-homologous end joining，NHEJ）修复两种方式，其中 NHEJ 修复是主要修复方式（Williamson et al.，2012）。

（3）错配修复（MMR）

DNA 错配修复系统被称为人体内的安全保障体系。DNA 错配修复具有识别 DNA 损伤和诱导细胞凋亡两种生理功能，主要的 DNA 错配修复基因有 *hMSH1-6*、*hMLH1-5* 等。*hMSH2* 和 *hMLH1* 的遗传缺陷可导致肿瘤细胞对顺铂类 DNA 损伤药物的耐药性（Hou et al.，2018）。

（4）合成致死

PARP1 参与肿瘤细胞中 DNA 损伤修复。降低 *PARP1* 的表达会导致癌细胞 DNA 单链的修复缺陷，但在正常细胞中，同源重组可对这一过程进行修复；若肿

瘤细胞发生 *BRCA1* 或 *BRCA2* 突变，则不能依靠同源重组来对 DNA 双链进行修复，促使肿瘤细胞死亡，这一过程称为合成致死（synthetic lethality）（Oza et al.，2017；Ashworth and Lord，2018）。

2. 生理因素与肿瘤耐药性的关系

近年来，由肿瘤所处的生理环境引起的多药耐药性越来越引起人们的关注。目前研究涉及的生理因素主要有较高的肿瘤组织间隙液压（interstitial fluid pressure，IFP）、缺氧以及细胞外低 pH。这些因素是相互关联并相互影响的。

（1）IFP

在正常的组织中，血管生成是在促血管生成因子和抗血管生成因子的协同作用下完成的。研究报道，IFP 升高与实体肿瘤的多药耐药性密切相关。不规则的肿瘤血管和高 IFP 阻碍了药物的运输（Heldin et al.，2004）。

（2）缺氧和细胞外低 pH

可以通过多种途径导致肿瘤的多药耐药性。缺氧可激活缺氧诱导因子（hypoxia-inducible factor，HIF）家族活性。HIF 家族通过与缺氧敏感诱导性调控元件（hypoxia-responsive element，HRE）结合，启动下游多药耐药基因（*MDR1*）转录，介导由 p 蛋白引起的多药耐药性（Curti et al.，1993）。

与正常细胞相比，肿瘤细胞具有细胞外低 pH、细胞质内高 pH 的特点。临床应用的大部分化学肿瘤治疗药物都是弱碱性的，这些药物分子在人体细胞外的酸环境中会大量质子化，导致弱碱性抗肿瘤药物在肿瘤细胞中的聚集被抑制（Sethi et al.，1999）。有研究报道，体内和体外实验都显示低 pH 有助于肿瘤细胞形成多药耐药性（Scozzafava et al.，2004）。

4.1.2　HSP90 介导的肿瘤耐药机制

热休克蛋白 90（heat shock protein 90，HSP90）是一种分子质量为 90kDa 的蛋白质，从酵母到人类都是保守的。HSP90 是一种分子伴侣，具有 200 多种已鉴定的靶向结合蛋白。HSP90 是抗癌药物中的一个特别有前途的靶标，因为它的许多靶向结合蛋白都是多种癌症中关键的变异蛋白，如乳腺癌中的 HER2 蛋白（Sauvant et al.，2008）。HSP90 靶向结合蛋白主要包括凋亡因子、蛋白激酶、转录因子和信号蛋白。一部分靶向结合蛋白，如类固醇受体、表皮生长因子受体（epidermal growth factor receptor，EGFR）家族成员、间质表皮转化因子（mesenchymal epidermal transforming factor，MET）、Raf-1 激酶、Akt 激酶、BCR-ABL 融合蛋白、p53、周期蛋白依赖性激酶 4（cyclin-dependent kinase 4，CDK4）、缺氧诱导因子 1α（HIF1α）、基质金属蛋白酶 2（matrix metalloproteinase 2，MMP2）和染色质重塑蛋白[包括组蛋白脱乙酰酶（histone deacetylase，HDAC）、SET 和

MYND 结构域 3 蛋白（SET and MYND domain containing 3，SMYD3）]，经常在癌细胞中发生突变。

虽然所有细胞都需要 HSP90，但肿瘤细胞对 HSP90 抑制剂特别敏感，因为它们存在“致癌基因成瘾”现象（致癌基因成瘾是指肿瘤细胞依赖过度活跃的基因或途径以实现其生长和存活），并且需要特别高水平的 HSP90（Folkman and Ryeom，2005；Ruden et al.，2005；Yan et al.，2011；Zuber et al.，2011）。基因不稳定的癌细胞生活在多种压力下，包括突变和放大的信号与客户蛋白、染色体和微卫星不稳定性和非整倍性、缺氧、低 pH 和低营养浓度（Workman，2002；Jonkers and Berns，2004；Kim et al.，2008；Beck et al.，2009；Tan et al.，2011）。通过快速选择适应性突变和染色体重排，癌细胞可以在压力微环境中生存和成长，从而提高它们的生存和增殖能力。

HSP90 作为肿瘤进化耐药中的关键分子，主要是由于它在细胞中起到的分子伴侣作用（Azoitei et al.，2012；Acquaviva et al.，2014；Cercek et al.，2014）。在此过程中，HSP90 通过防止其客户蛋白错误折叠，而使癌细胞中的突变蛋白仍然可以发挥正常功能，从而导致耐药。

细胞活性依赖于细胞蛋白质稳态的持续维持，以承受持续暴露于各种因素的压力分子伴侣介导的蛋白质正确折叠是基本的应激反应机制之一。特别是在响应温度应激时，热休克蛋白（HSP）会为此目的而触发。该级联的核心参与者是 HSP90。

由于依赖于持续的致癌信号，癌细胞特别容易受到蛋白毒性应激的影响，使得 HSP 高度参与其病理生理学。HSP90 促进许多癌蛋白的折叠、促进肿瘤细胞增殖，且 HSP90 更倾向于结合已变异的癌症蛋白（Wandinger et al.，2008）。事实上，HSP90 已经成为由癌基因（如 *HER2*、*BRAF*、*EML4-ALK*、*EGFR*、*CDK4*、*CRAF*、*AKT*、*MET* 和 *BCR-ABL*）驱动的癌症潜在治疗靶点（Chiosis and Neckers，2006）。

细胞外的 HSP90 同样也与癌症的发生有关，血浆内 HSP90α 参与调节肿瘤侵袭和转移（Jhaveri et al.，2014）。在分泌的外泌体表面也检测到细胞外 HSP90。外泌体是细胞衍生的囊泡，在肿瘤生长、转移、耐药性和免疫反应中发挥各种作用（Neckers and Workman，2012）。最近的一项研究描述了 HSP90 在果蝇中（与人类 HSP90 的相似性为 78%）通过支持多泡体与质膜的融合来控制外泌体的释放（Wong and Jay，2016）。因此，可以推断抑制 HSP90 活性会影响肿瘤细胞与肿瘤相关基质的相互作用。

HSP90 参与调节各种致癌客户蛋白的表达，这些蛋白质与恶性表型相关的关键途径有关。研究表明（Lauwers et al.，2018），抑制 HSP90 活性会产生显著的抗癌作用，并促进抗癌药物的功效，从而可以使用低浓度的抗癌药物，进而防止耐药性产生。

4.2　肿瘤进化抑制剂

4.2.1　传统的肿瘤耐药性抑制剂

传统的肿瘤耐药性抑制剂主要通过抑制耐药过程中关键信号通路上的主要调节蛋白来抑制肿瘤耐药，目前主要有靶向 Notch 信号的抑制剂和靶向 mTOR 的抑制剂。

1. 靶向 Notch 的肿瘤耐药抑制剂

Notch 信号的致癌作用包括抑制细胞凋亡和促进耐药等（图 4-3）。Notch 信号通过调控细胞凋亡促进肿瘤向耐药方向演化。目前靶向 Notch 信号通路的抑制剂主要包括两种类型：一种是选择性的，一种是非选择性的（Miele et al.，2006）。

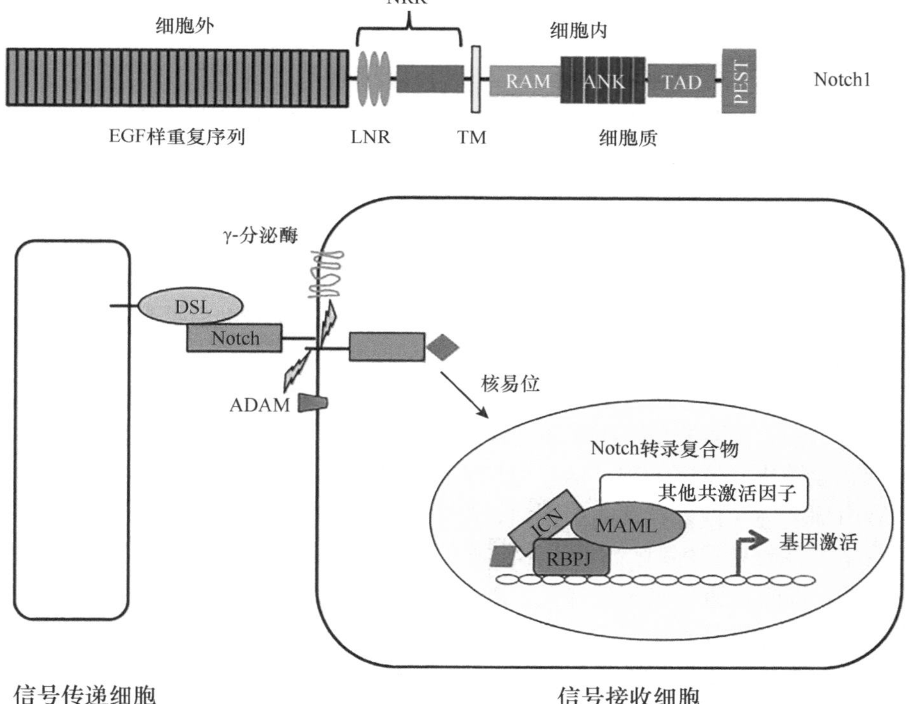

图 4-3　Notch 信号通路概述

Notch1：Notch 信号受体；EGF：表皮生长因子（epidermal growth factor）；NRR：负调控区（negative regulatory region）；LNR：LIN12-Notch 重复序列；TM：跨膜（transmembrane）；RBPJ：免疫球蛋白 κJ 区重组信号结合蛋白（recombination signal binding protein for immunoglobulin kappa J）；RAM：RBPJ 结合分子（RBPJ association molecule）；ANK：锚蛋白重复序列（ankyrin repeats）；TAD：反式激活结构域（transactivation domain）；PEST：富含脯氨酸（P）、谷氨酰胺（E）、丝氨酸（S）、苏氨酸（T）的由约 10 个氨基酸组成的结构序列；DSL：Notch 信号配体；ADAM：金属蛋白酶结构域蛋白（metalloproteinase domain-containing protein）；MAML：策划者样转录共激活因子（mastermind-like transcriptional co-activator）；ICN：Notch 信号受体内部域（intracellular Notch）

2. 靶向 mTOR 的肿瘤抑制剂

磷脂酰肌醇 3-激酶（PI3K）-AKT-mTOR 通路是人类癌症中失调频率最高的通路，哺乳动物雷帕霉素靶蛋白（mammalian target of rapamycin，mTOR）被认为是该信号通路的主要调节器，在人类癌症中发挥着关键作用。Schattgen 等（2022）的研究证明肿瘤在进行化疗时会累积 DNA 损伤，并会增加基因突变的概率，最终少部分肿瘤细胞会被筛选出来从而进化出耐药性。而 mTOR 信号通路则在这一过程中扮演关键角色。此外，mTOR 信号转导在大多数人类癌症中过度激活，尤其与细胞转化、生长、存活等生命过程密切相关（图 4-4）。rapalogues 是雷帕霉素的结构和功能类似物，它通过与整合到 mTORC1 中的肽基-脯氨酰顺反异构酶 FKBP12 形成复合物来抑制 mTORC1 并抑制 mTOR 活性。该药物于 2007 年被批准用于治疗晚期肾细胞癌（renal cell carcinoma，RCC）（Hudes et al.，2007）。

4.2.2 靶向 HSP90 的肿瘤进化抑制剂

1. HSP90 结构特征

靶向 HSP90 的肿瘤进化抑制剂主要是通过与 HSP90 结合使其无法正常介导蛋白质的折叠过程。与传统的抑制剂思路不同，HSP90 抑制剂通过使与 HSP90 结合的癌蛋白无法正常折叠，进而使细胞凋亡等进程正常进行，抑制肿瘤进化。HSP90 是属于 HSP 家族的一种细胞质蛋白，根据其在正常细胞和癌细胞中的表达差异，将它作为一种肿瘤标志物。人类 HSP90 以是否含有丰富的谷氨酰胺片段可以分为 HSP90α 和 HSP90β 两类，二者分别由 730 个和 724 个氨基酸组成，其序列相似性为 84%，由不同的基因编码。

在正常细胞中，热激分子伴侣可引导新生多肽正确折叠成成熟蛋白，协助多聚体复合体组装。重要的是，在致癌过程中，正常的分子伴侣功能被破坏，HSP90 可以进行恶性转化并使癌细胞存活。癌细胞处于不利的外部微环境（缺氧和酸中毒）和细胞内部环境（构象异常的癌蛋白、高水平的 ROS、高水平的 DNA 损伤和基因组不稳定），蛋白突变率远高于正常细胞。因此，癌蛋白需要持续不断的大量分子伴侣支持，以防止蛋白质聚集并促进肿瘤细胞的存活。因此，癌细胞需要活化的热休克蛋白。在这些分子伴侣中，热休克蛋白 90（HSP90）是独特的，因为它的许多靶向蛋白都是构象不稳定的信号转导子，在细胞生长控制和存活中起着至关重要的作用（胡秀娟和王雪峰，2008）。HSP90 独特的功能以及其可以作为药物靶点是由于它特有的结构。HSP90 有 3 个功能域：具有 ATP 结合位点和药物（如格尔德霉素和 17-DMAG）结合位点的 N 端结构域、具有客户蛋白结合位点的中间结构域、具有 ATP 结合位点的 C 端结构域（图 4-5）。带电结构域提供了 HSP90 结构中的灵活接头。C 端结构域内的 EEDV 基序对于 HSP90 作用至关重要，并被携带四肽重复域（TPR）的共同伴侣识别。与中间结构域结合的客户蛋白诱导 HSP90 的构象变化，并导致形成封闭形式，在封闭形式下，HSP90 可以发挥其功能。

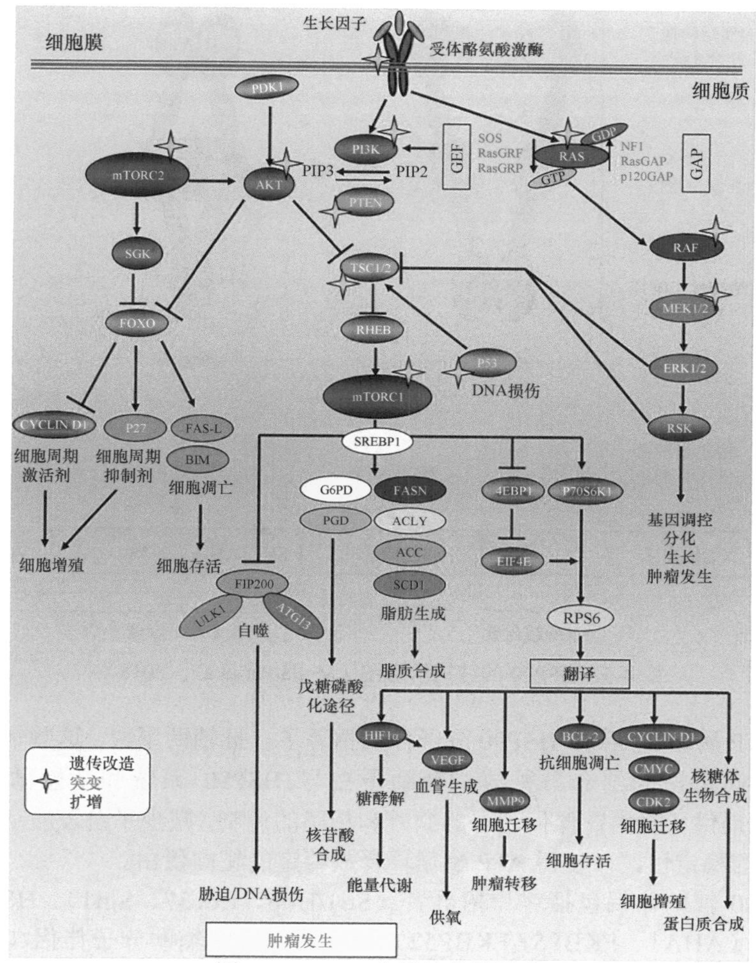

图 4-4 mTOR 介导的信号通路

生长因子、压力、氨基酸、能量和氧气为激活 mTORC1 的 mTOR 提供能量。激活的 mTORC1 调节应激 DNA 损伤，增强核苷酸合成、蛋白质合成和代谢，促进细胞增殖、存活、转移等。生长因子诱导的 RTK 激活 mTORC2，然后通过磷酸化来增强细胞增殖、存活和细胞骨架重排效应。mTORC1、mTORC2：由丝氨酸/苏氨酸激酶 mTOR 形成的急性雷帕霉素不敏感蛋白复合物；PDK1：蛋白质 3-磷酸肌醇依赖性蛋白激酶 1；AKT：蛋白激酶 B；PI3K：磷脂酰肌醇 3-激酶；PIP3：质膜固有蛋白 3；PIP2：质膜固有蛋白 2；PTEN：磷酸酯酶与张力蛋白同源物；GEF：鸟嘌呤核苷酸交换因子；SOS：鸟苷释放蛋白；RAS：小型 GTP 结合蛋白；RasGRF：Ras 蛋白特异性鸟嘌呤核苷酸释放因子；RasGRP：小型 GTP 结合蛋白鸟苷释放蛋白；NF1：1 型神经纤维瘤；RasGAP：Ras GTP 酶激活蛋白；p120GAP：p120 GTP 酶激活蛋白，p120 是由 11 号染色体长臂编码的一种骨架蛋白；GAP：GTP 酶激活蛋白；RAF：快速加速纤维激酶；MEK1/2：丝裂原活化蛋白激酶 1/2；ERK1/2：胞外信号调节激酶 1/2；RSK：核糖体 S6 蛋白激酶；SGK：血清/糖皮质激素调节的激酶；FOXO：转录因子 FOXO（forkhead box O）；CYCLIN D1：细胞周期蛋白 D1；P27：周期蛋白依赖性激酶抑制因子 27；FAS-L：凋亡相关基因蛋白配体；BIM：促凋亡蛋白；TSC1/2：结节性硬化症蛋白复合体 1/2；P53：周期蛋白依赖性激酶抑制因子 53；RHEB：脂质锚定细胞膜蛋白；SREBP1：固醇调节元件结合蛋白 1；G6PD：葡萄糖-6-磷酸脱氢酶；FASN：脂肪酸合酶；PGD：3-磷酸甘油酯脱氢酶；ACLY：ATP 依赖柠檬酸裂解酶；ACC：1-氨基环丙烷-1-羧酸；SCD1：固醇辅酶 A 去饱和酶 1；FIP200：一种药物；ULK1：Unc-51 自噬激活激酶 1；ATG13：自噬相关蛋白 13；4EBP1：真核生物翻译启动因子 4E（EIF4E）结合蛋白 1；P70S6K1：核糖体蛋白 S6 激酶 1；RPS6：核糖体蛋白 S6；HIF1α：缺氧诱导因子；VEGF：血管内皮生长因子；MMP9：基质金属蛋白酶 9；BCL-2：B 淋巴细胞瘤-2；CMYC：核蛋白类癌基因；CDK2：细胞周期蛋白依赖性激酶 2

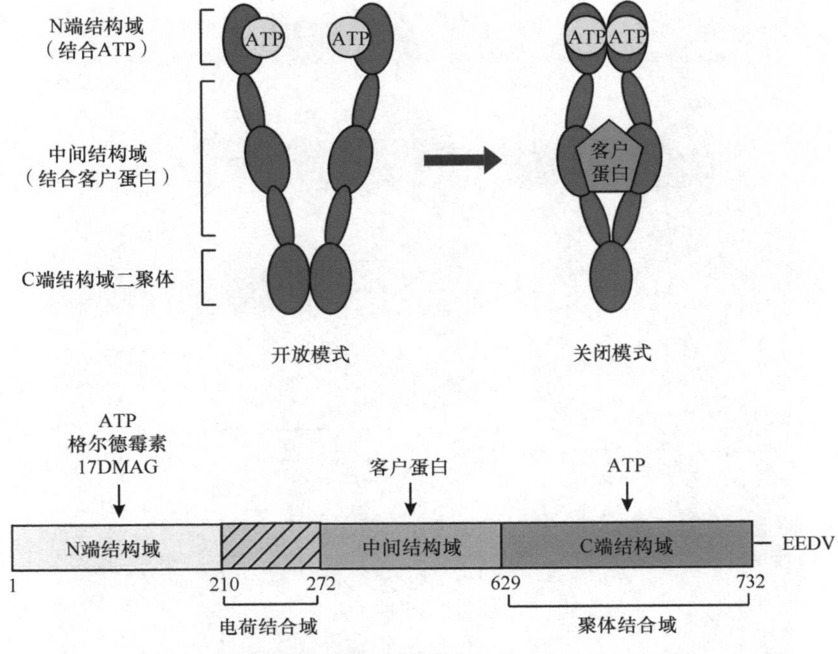

图 4-5 HSP90 的结构示意图（Mellatyar et al.，2018）

在 ATP 酶循环期间，HSP90 分子伴侣招募了一批辅助蛋白，这些辅助蛋白帮助协调靶向蛋白的结合与释放。辅助蛋白与 HSP90 系统和功能循环的整合（图 4-6）提供了对内在伴侣动态的微妙和精确的调制，减少了自发波动并破坏了构象状态的稳定性，以使得 ATP 酶循环释放特定的靶向蛋白。

HSP90 辅助伴侣包括客户招募者（Sti1/Hop、Cdc37、Sgt1）、HSP90 循环的重塑者（AHA1、FKBP51/FKBP52）和晚期作用的辅助分子伴侣（p23）。这些辅助伴侣可以通过加速或减慢水解速度和调整构象变化的时间来充当 HSP90 循环的接头或支架。循环加速辅助蛋白（AHA1）和 p23 被认为通过打破 HSP90 运动的随机性并对客户蛋白成熟所需的构象变化施加精确的时间控制来发挥作用。p23/Sba1p 辅助伴侣蛋白（co-chaperone）与 ATP 结合可以通过阻止 HSP90 结合 ATP 的封闭形式来减慢 ATP 水解的速度，从而控制靶向结合蛋白的释放时间。在各种 HSP90 靶向蛋白中，p53 具有特殊的重要性，而 HSP90 辅助的 p53 折叠对于稳定 p53 突变体至关重要。核磁共振波谱实验表明，p53 的 DNA 结合核心域（p53- DBD）可以与 HSP90-MD 和 HSP90-CTD 区域相互作用，共同组成与 p53 客户端相关的主要结合模式和关键伴侣蛋白质残基。此外，p53 还可以增强 Aha1 的刺激作用，因为这些蛋白质可以协同作用以增强 ATP 酶活性。

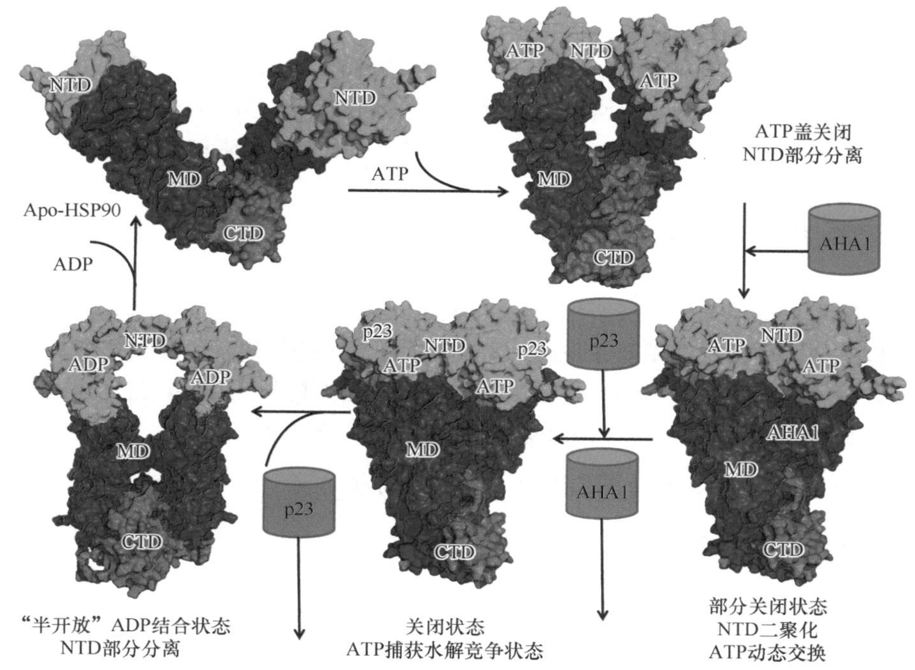

图 4-6　HSP90 系统和功能循环的整合（Blacklock and Verkhivker，2013）

NTD：HSP90 N 端结构域；MD：HSP90 中间结构域；CTD：HSP90 C 端结构域

2. HSP90 抑制剂

由于 HSP90 与癌细胞联系密切，近年来，越来越多的工作开始致力于 HSP90 抑制剂的研究。靶向 HSP90 的抑制剂可有效抑制肿瘤的耐药性进化（Schroeder et al.，2017）。自 1992 年格尔德霉素作为第一个 HSP90 抑制剂被发现以来，越来越多的 HSP90 抑制剂进入临床试验阶段。Kamal 等（2003）发现肿瘤中 HSP90 与 17-烯丙胺-17-去甲氧基格尔德霉素（17-AAG，又称安莎雷素）的亲和力比正常组织高 100 倍，这是由于肿瘤细胞中的 HSP90 形成多伴侣复合体而处于活化构象，其 ATP 酶活性增高，而正常细胞中大部分 HSP90 未形成复合体，以无活性形式存在，与 HSP90 抑制剂的亲和力较低，所以体内药物浓度主要集中在肿瘤组织内。雌激素受体以多伴侣复合物形式存在，调节雌激素受体的稳定性及活性。以 HSP90 抑制剂格尔德霉素及其衍生物 17-AAG 处理雌激素受体拮抗剂他莫昔芬抗性乳腺癌瘤株 MCF-7，可导致细胞株中雌激素受体耗尽，但之后发现 17-AGG 水溶性较差，且同格尔德霉素一样具有较高的毒性。

目前已经报道的 HSP90 抑制剂种类可按照其作用位点的不同分为 N 端抑制剂、C 端抑制剂和中间域抑制剂。作用于 C 端的抑制剂种类相对较少，主要是没食子酸酯和新生霉素两大类。海洋天然产物 sansalvamide A 的衍生物 sanA-amide （sansalvamide A-amide）是目前报道的唯一一类结合于 HSP90 中间域结合位点的抑制剂，通过变构调节作用，抑制 HSP90 C 端和客户蛋白及共伴侣蛋白的结合，但对 N 端和客户蛋白结合没有明显的影响（Vasko et al.，2010）。大部分在研抑制剂属于 N 端抑制剂，被鉴定出的第一个 N 端抑制剂格尔德霉素就是通过抑制 HSP90 N 端与 ATP 的结合来发挥作用的，但是在后期实验中，格尔德霉素被证实具有较强的肝毒性，HSP90-GA 的复合物晶体模型成为过去几十年中天然产物药物发现的模型。目前，HSP90 N 端抑制剂主要包括格尔德霉素及其衍生物、间二苯酚衍生物、嘌呤类衍生物以及苯甲酰胺衍生物四大类。在临床试验中，表现出对乳腺癌细胞抑制活性的 NVP-AUY922、ganetespib 等都属于间二苯酚衍生物，这类药物是基于根赤壳菌素的结构衍生出来的，将间二苯酚这一核心结构与 HSP90 结合达到了抑制效果（Taldone et al.，2013）。HSP90 抑制剂具体的分类如下。

（1）*以酰胺为关键结合基团的小分子抑制剂*

格尔德霉素（geldanamycin，GA）是最早被发现的 HSP90 抑制剂。它是在 20 世纪 70 年代从放线菌类肉汤中分离得到的天然产物，起初作为抗生素使用，直到 20 世纪 80 年代才发现该化合物具有抗肿瘤活性。格尔德霉素虽然有明显的抗肿瘤效应，但也有较强的肝毒性，且在动物体内容易代谢失活，这些缺陷限制了其作为抗肿瘤药物的进一步研发。

人们成功研制出格尔德霉素类似物 17-AAG。17-AAG 是 17 位甲氧基被烯丙胺基取代后得到的格尔德霉素衍生物，其抗肿瘤活性高于格尔德霉素，而且肝毒性也大大降低，是第一个进入临床试验的 HSP90 抑制剂，目前已经进入Ⅱ期临床试验阶段。但是 17-AAG 的水溶性较差，仍有一定的肝毒性，且生物利用度有限，对不同类型的肿瘤和不同情况的患者疗效差异较大。

（2）*以双羟基为关键结合基团的小分子抑制剂*

根赤壳菌素（radicicol，RD）是从真菌波诺顿单孢菌（*Monosporium bonorden*）中分离得到的大环类抗生素，其作用位点也是 HSP90 N 端的 ATP 结合区域，在体外与 HSP90 的亲和力比格尔德霉素和 17-AAG 高。但在体内，由于根赤壳菌素含有亲电子环氧环和 Michael 受体，易与含巯基的亲核试剂发生迈克尔加成反应失去抗肿瘤活性。根赤壳菌素虽然成药性较差，但其具有的双羟基结构类型为之后大量新型抑制剂的设计提供了模板和思路。

Day 等（2011）发现了一系列大环内酰胺类的根赤壳菌素类似物。化合物 1（图 4-7）在人肝微粒体中的代谢清除率为 47%，相较于根赤壳菌素（83%），其稳定性有了明显的提高。而且该化合物比其他类型的根赤壳菌素类似物对人的结肠癌细胞有更强的抑制活性（HCT116:12 IC_{50}=600nmol/L，RD IC_{50}=7600nmol/L）。

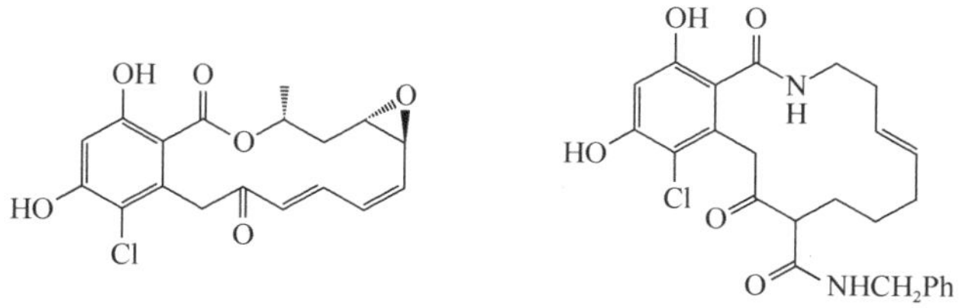

根赤壳菌素　　化合物1

图 4-7　大环内酰胺类似物

利用基于结构药物的分子设计策略，对化合物 CCT018159（图 4-8）进行优化得到 VER-49009，其在体外的抑制活性和 17-AAG 相当。对 VER-49009 继续进行结构优化产生了间苯二酚类似物 NVP-AUY922，NVP-AUY922 保持了与 HSP90 结合的氢键网络，避免了吡唑环的互变异构，异丙基的引入增强了细胞活性。NVP-AUY922 已经进入Ⅱ期临床试验阶段，主要针对 HER2 阳性或是 ER 阳性的晚期或转移性乳腺癌患者。17-DMAG 仅对醌氧化还原酶高水平表达的肿瘤细胞有效，而醌氧化还原酶基因缺失或突变的肿瘤细胞对 17-DMAG 具有抵抗性。具有异噁唑类骨架的 HSP90 抑制剂则不依赖醌氧化还原酶，从而具有更广阔的应用前景。通过借鉴 NVP-AUY922 的结合模式，大量含有间苯二酚结构的抑制剂被研究出来。

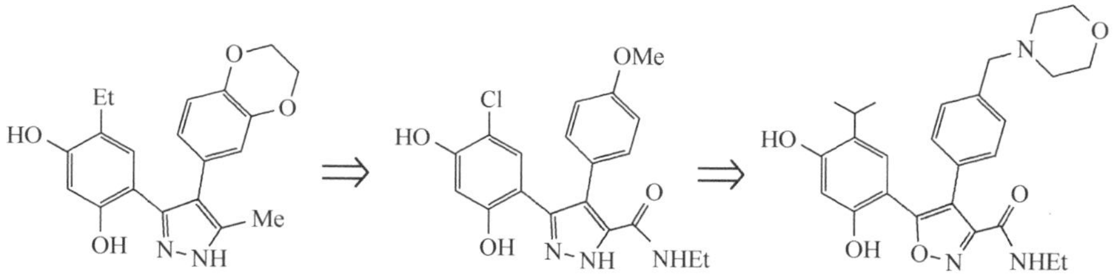

CCT018159　VER-49009　NVP-AUY922

图 4-8　NVP-AUY922 结构优化过程

（3）以氨基嘧啶为关键结合基团的小分子抑制剂

2001 年，Chiosis 等报道了一种以嘌呤为母核的 HSP90 抑制剂 PU3，这是第一个化学合成的 HSP90 小分子抑制剂。该分子是通过计算机辅助药物设计，将 ATP 的腺嘌呤环和 17-AAG 的芳香环部分进行组合拼接，进而得到的一类嵌合的分子。PU3 的作用位点与 GA 一致，均为 HSP90 N 端 ATP 结合位点，几乎能占据 HSP90 的 ATP 结合口袋中所有重要的作用位点。它在抑制 HSP90 受体蛋白降解和抗肿瘤能力方面类似于 GA，但是活性较弱（HER2 IC_{50}=40nmol/L）。Conforma 公司和斯隆-凯特琳癌症研究所（Kasibhatla et al.，2002）均对这类结构进行了优化，并得到了一系列活性在 30～100nmol/L 的化合物。其中 PU-H71 与 HSP90 的结合活性为 51nmol/L，对三阴性乳腺癌（TNBC）细胞系 MDA-MB-468、MDA-MB-231、HCC-1806 的 IC_{50} 分别为 65nmol/L、140nmol/L、87nmol/L，目前该化合物正在进行 I 期临床试验。该类化合物，以 PU-H71 为例，对该类化合物构效关系分析如下：①6 位氨基和 1 位氮原子与 Asp93 残基形成很强的氢键网络作用，7 位氮原子与保守水分子形成氢键作用；②富电子的苯环处于 π-π 作用区，和 Phe138 形成 π-π 堆积作用；③9 位氮原子的侧链伸向溶剂区，这一部分对结合活性和分子的理化性质都有影响；④铰链区和 π-π 作用区必须通过适当的基团进行连接，保持两部分处于 C 型构象来发挥作用，当连接基团为硫原子和亚甲基时活性相当，但如果换成氧原子、氮原子则活性丧失（图 4-9）。

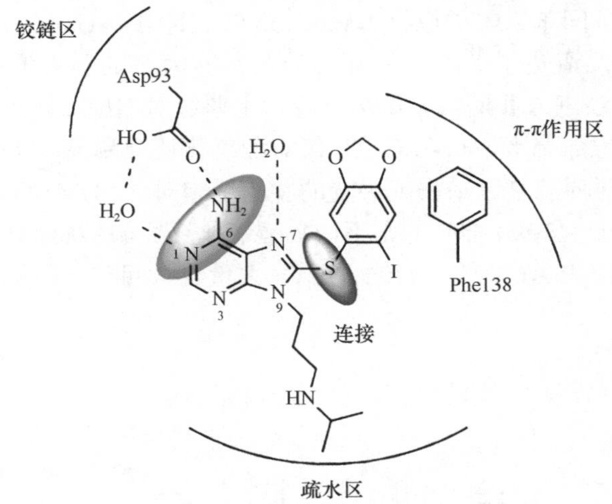

图 4-9　PU-H71 结构域

尽管有许多药物作为 HSP90 抑制剂不断被研发出来，但目前还没有一个 HSP90 抑制剂成功上市。药物较高的毒性和较低的 HSP90 活性抑制效果成为目前 HSP90 抑制剂研发的两大难题。

4.3　微生物耐药性机制

微生物与动植物之间存在着密切的联系，微生物可以为宿主带来益处，但有时也会对宿主造成一定程度的损伤，如 2019 年暴发的新型冠状病毒感染给社会带来了巨大的损失（Jamrozik and Selgelid，2020）。抗生素的发现，为微生物感染导致的疾病提供了治疗方案。随着抗生素的广泛使用，微生物的耐药性也逐渐显现出来。耐药性的产生，导致原始抗生素的作用大打折扣，使人们越来越依靠合成类药物（Cirz et al.，2005）。世界卫生组织（World Health Organization，WHO）

警告，后抗生素时代将导致越来越频繁的微生物感染，且如果不对抗生素耐药性采取有效的措施，轻症也可能会导致患者死亡（Zaman et al.，2017）。解析微生物耐药性的机制，进而设计针对微生物耐药性的药物，并配合现存抗生素等一些抗菌药物以及抗病毒药物来治疗由微生物感染引起的疾病是一个可行的办法。

大体说来，微生物耐药性可以分为适应性耐药性、先天性耐药性和获得性耐药性（图 4-10）。环境因素可以促使生理变化并导致：①基因突变率升高；②代谢基因和调节过程发生变化；③一系列经典的抗生素灭活和耐药机制（传统因素）。这种耐药性还会在细菌之间共享。从进化的角度，根据达尔文的进化论可以解释微生物产生耐药性的原因（Dinesh et al.，2020）。1859 年，达尔文提出了生物进化的相关理论，种群内会发生随机突变，并遗传给下一代，经过环境的自然选择过程，适合环境生存的个体被保留下来，从而得到进化（Hadrich and Ayadi，2018）。同样，微生物的进化也遵循这一理论。

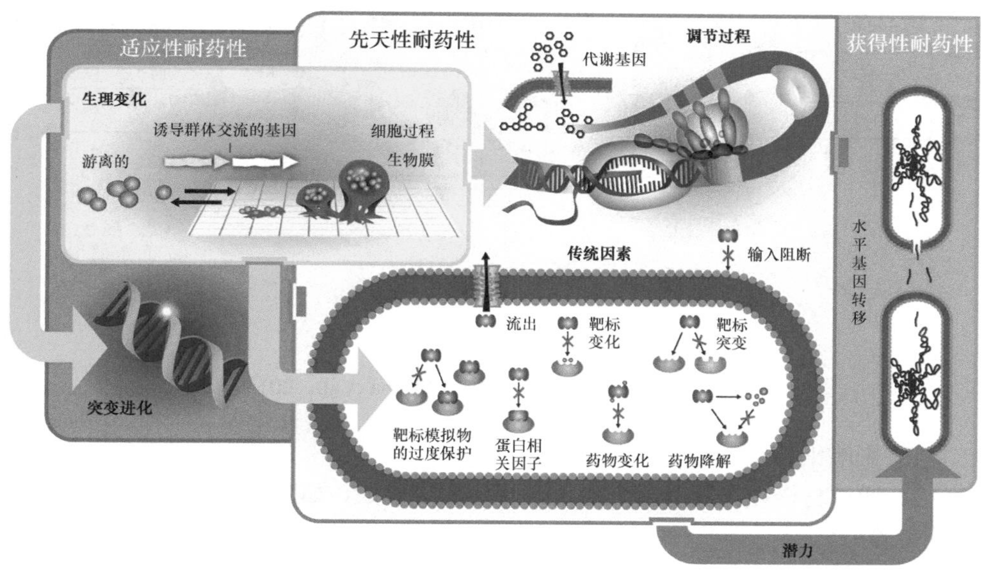

图 4-10　微生物耐药性（Schroeder et al.，2017）

这一部分对细菌、真菌和病毒的耐药性机制进行简要介绍。

4.3.1　细菌耐药性机制

细菌存在于人体的皮肤表面和身体内，特别是在皮肤上。大多数细菌对人体是无害的，而且是有益的，有些甚至是必需的。但是，某些细菌会侵入并破坏宿主细胞，从而引起疾病，这些细菌被称为病原体。2017 年，世界卫生组织发布了抗生素耐药菌的全球优先病原体清单，以帮助优先研究和开发新的有效抗生素治疗方法（Banin et al.，2017）。数十年来在农业和医学中长期使用抗菌剂已经改变了全球微生物组，导致出现了植物、动物和人类的耐药细菌感染（Beceiro et al.，2013）。

抗细菌药物的种类很多，根据结构以及作用靶点的不同可以分为青霉素类、头孢菌素类、四环素类、氨基糖苷类、大环内酯类、磺酰胺类、喹诺酮类、2-氨基嘧啶类、多黏菌素类和碳青霉烯类（Sengupta et al.，2013；Bi et al.，2015；Liu et al.，2016）。不同种类的抗细菌药物对细菌的抑制方式也是不同的，抗细菌药物的主要作用机制（图 4-11）有以下几种（Sultan et al.，2018）。

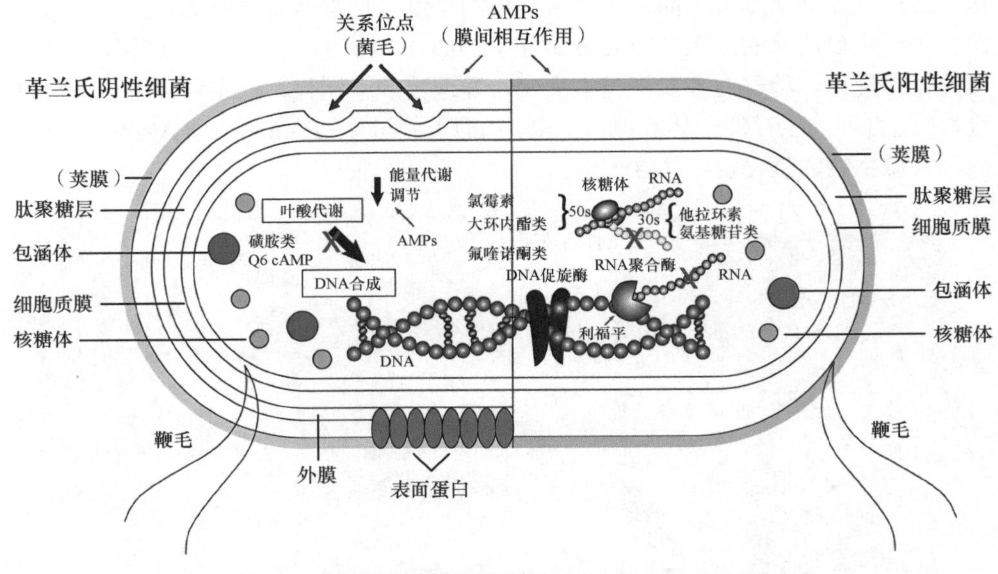

图 4-11　抗细菌药物作用机制（Lima et al.，2013）

1）影响细菌细胞壁合成，如 β-内酰胺等。

2）通过与核糖体亚基相互作用干扰蛋白质合成，如四环素、氯苯甲酚、氨基糖苷类等。

3）破坏核酸合成机制，如利福平、氟喹诺酮等。

4）干扰代谢途径，如叶酸类似物、磺酰胺等。

5）破坏细菌膜结构，如多黏菌素等。

除了直接作用于细菌本身，有些药物还可以通过调节宿主免疫反应而促进细菌清除。其主要作用机制（图 4-12）包括以下几类：调节 PRR 信号通路，靶向自噬负调节因子，稳定 HIF1α，调节 ROS 和 RNS 的产生。

经过长期的进化，细菌已经形成了复杂的耐药性机制（图 4-13），基本可以概括为以下 3 个方面。

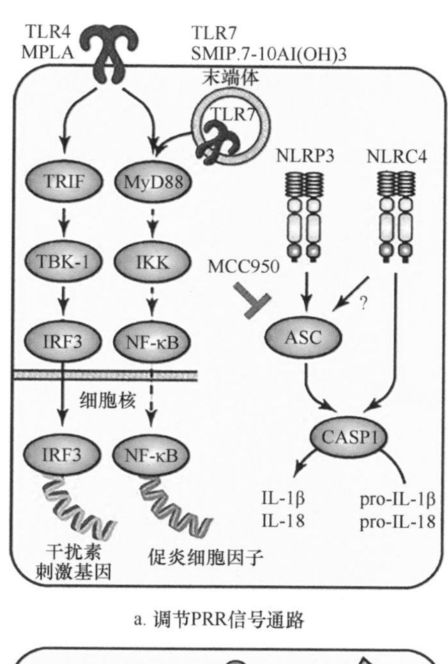

a. 调节PRR信号通路

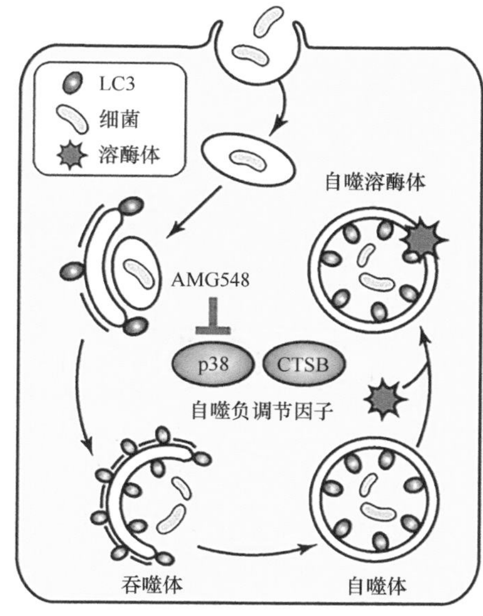

b. 靶向自噬负调节因子

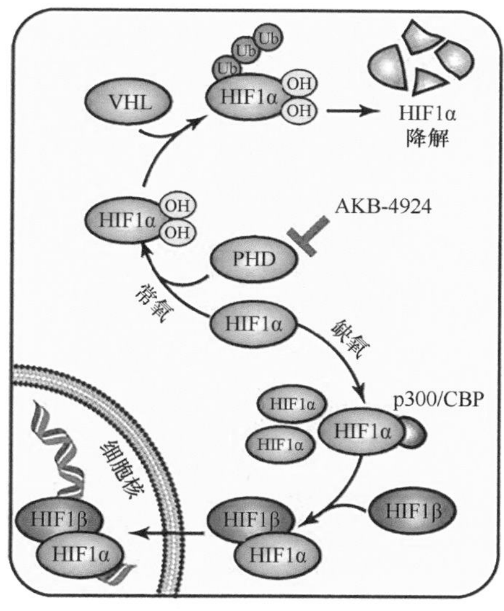

c. 稳定HIF1α

L-精氨酸
NADPH⁺ +H⁺
RAC
p47 phox
p67 phox
NADPH
iNOS
p40 phox
NOX2
p22 phox
NO
吞噬体
O_2
O_2^-
NO
MPO
H_2O_2
$OONO^-$
HOCl H_2O_2
$OONO^-$
细菌

d. 调节ROS和RNS的产生

图 4-12　通过调节宿主免疫反应来促进抗菌反应的策略（Chiang et al.，2018）

TLR4：Toll 样受体 4；TLR7：Toll 样受体 7；MPLA：单磷酰脂质 A；TRIF：包含 TIR（Toll-白细胞介素 1 受体）结构域的适配器诱导干扰素-β；MyD88：骨髓分化初级反应 88；TBK-1：TANK 结合激酶 1；IKK：IκB 激酶；IRF3：干扰素调节因子 3；NF-κB：核因子-κB；NLRP3：NLR 家族 pyrin 结构域蛋白 3；NLRC4：NLR 家族 CARD 结构域蛋白 4；MCC950：一种药物；ASC：凋亡相关斑点样蛋白；CASP1：半胱天冬酶 1；IL-1β：白细胞介素-1β；IL-18：白细胞介素-18；pro-IL-1β：白细胞介素-1β 前体；pro-IL-18：白细胞介素-18 前体；LC3：微管相关蛋白轻链 3；AMG548：一种药物；p38：p38 丝裂原活化蛋白激酶；CTSB：组织蛋白酶 B；HIF1α：缺氧诱导因子 1α；HIF1β：缺氧诱导因子 1β；VHL：希佩尔-林道肿瘤抑制因子；PHD：脯氨酰羟化酶；p300：组蛋白乙酰转移酶 p300；CBP：CREB（cAMP 反应元件结合蛋白）结合蛋白；ROS：活性氧；RNS：活性氮；RAC：大鼠肉瘤相关 C3 肉毒杆菌毒素底物；phox：配对的中胚层同源盒蛋白；NOX2：NADPH 氧化酶 2；iNOS：诱导型一氧化氮合酶；MPO：髓过氧化物酶

a　**抗生素**　　**抗性机制**

- 红霉素　　细菌制造蛋白泵，泵出抗生素，使其不会积累到
- 四环素　　阻止蛋白质合成的浓度

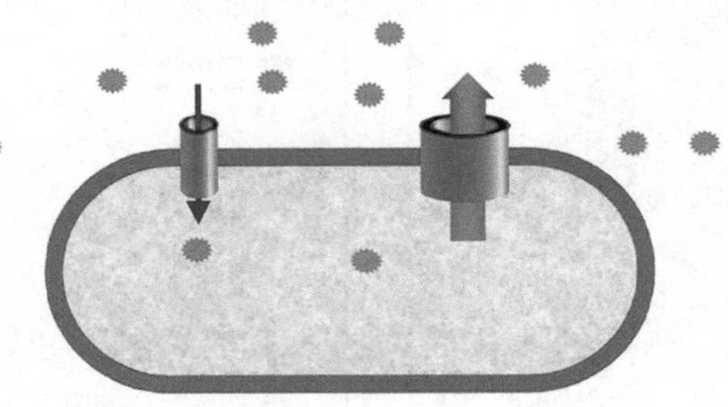

b

青霉素入口

外膜

β-内酰胺环

R

S

Me

Me

O

N

$COO^{\ominus}$

青霉素酶

R

S

Me

Me

O

HN

$O^{\ominus}$

$COO^{\ominus}$

青霉酸
(无活性)

HO　　HO　　HO

TPase　TGase　TPase　TGase　TPase　TGase

内膜

c

NH_2

HO

HO

HO

O

O

HO

H_2N

NH_2

HO

O

O

OH

NH_2

OH

N-乙酰化

O

HN

HO

HO

O

HO

O

O-磷酸化

NH_2

= 　HO

O_3PO

O

HO

O

O-腺苷酸化

NH_2

AMPO

HO

O

HO

O

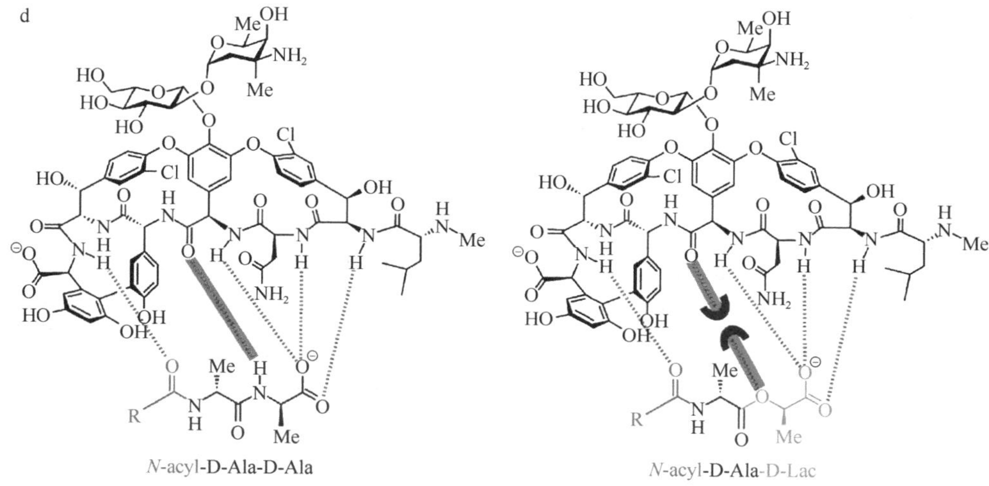

图 4-13　细菌的耐药性机制（Walsh，2000）

a. 四环素或红霉素等药物通过外排泵从细菌细胞中泵出，以保持细胞内药物浓度低于抑菌水平。b. 细菌通过酶促反应破坏抗细菌药物结构。此处举例说明了分泌到细胞间质中的β-内酰胺酶，以在青霉素分子到达细菌细胞质膜中的 PBP 靶点之前水解它们。c. 细菌释放 3 种酶作用于氨基糖苷类抗细菌药物，从而改变药物结构，使得药物无法识别靶标。d. 细菌发生突变，使得靶标蛋白发生改变，降低抗细菌药物的结合亲和力

1）抗细菌靶基因突变。抗细菌靶基因的突变导致抗细菌药物靶向的细菌蛋白的改变。靶蛋白的改变使得抗细菌药物与靶标蛋白的结合能力降低，甚至不能结合，从而产生耐药性（图 4-14）。根据作用机制不同，抗细菌靶基因突变的作用形式可分为靶标保护和靶位点修饰。靶标保护的目的是防止抗细菌药物与靶位点结

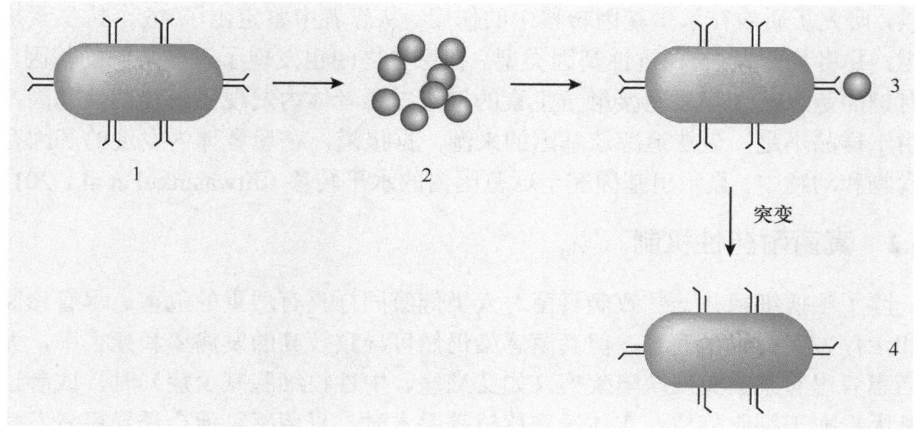

图 4-14　突变导致抗生素抗性（Ali et al.，2018）

1：一种野生型细菌。2：会结合并破坏目标细菌的抗生素。3：抗生素能够结合并破坏目标野生型细菌。4：发生突变后，结合位点发生改变，抗生素无法与突变细菌结合，也无法杀死它，这些细菌会增殖产生新的耐药菌落

合，靶位点修饰的目的是降低抗细菌药物与靶位点的结合亲和力。靶位点修饰的原因有很多，如编码靶位点的基因发生突变、结合位点的酶促变化、原始靶标组成改变（Munita and Arias，2016）。

2）破坏抗细菌药物结构。通过酶促反应降解或者改变抗细菌药物的结构从而达到抵抗抗细菌药物的目的，这是细菌产生耐药性最成功的策略。参与酶促反应的酶主要包括乙酰化酶、磷酸化酶和腺苷酸环化酶。

3）细菌膜系统对抗细菌药物渗透性的变化。细菌膜系统介导的细菌耐药性增加的机制有以下几点：抗生素通过生物膜基质的能力有限、抗生素与生物膜基质（聚合物和细胞）的交流受阻、酶介导的耐药性、生物膜内的代谢水平改变、遗传适应、外排泵和外膜结构变化（Singh et al.，2017）。对于细菌，大部分抗细菌药物靶点位于细胞质膜中，或者细菌细胞内部，所以抗细菌药物想要发挥作用，就必须穿过细菌膜系统。抗细菌药物穿过细胞膜系统需要质膜孔蛋白的参与，孔蛋白是具有选择性的，这便是一道阻隔抗细菌药物的天然屏障。此外，抗细菌药物进入细菌内部，还会被细菌细胞质的外排系统泵出细菌外部。由于抗细菌药物必须渗透才能到达目标部位，细胞包膜或适应性的改变也会导致细菌细胞对抗细菌药物产生抗性（Kumar and Schweizer，2005）。

此外，细菌的耐药性具有可获得性和很强的遗传可塑性（图 4-15）（Munita and Arias，2016）。一方面是细菌基因发生突变，在抗细菌药物的作用下，使得某些突变后的个体存活下来，并逐渐占领主导地位，这样便出现大范围的细菌耐药性；另一方面是细菌之间的水平基因转移，包括转化、转导和接合，使得非抗性的细菌可以更轻松地获得抗细菌药物的耐药性（Munita and Arias，2016；Sultan et al.，2018）。一项研究表明，通过将从住院患者身上收集的粪便样本与健康志愿者进行比较，研究了质粒在水平基因转移中的作用。从患者中鉴定出了 46 个抗生素抗性基因，并将其分为 25 种抗性基因类型。在患者之间也发现了许多共同的基因，但最有趣的是，在 3 年没有接触抗生素的健康志愿者体内发现了一种抗性基因，然而由于样品不足，无法追踪该基因的来源。据报道，在患者体内发现的基因存在于食物和动物中，显示出基因在全球范围内的水平转移（Jitwasinkul et al.，2016）。

4.3.2 真菌耐药性机制

除了致病细菌，一些致病真菌对人类健康同样具有严重的危害。尽管诊断工具和治疗方案得到了改善，但真菌感染仍然可导致较高的发病率和死亡率，尤其是当患者患有某些免疫缺陷疾病（如艾滋病、中性粒细胞减少症）时，或者进行异基因造血干细胞移植、实体器官移植等手术时，真菌感染便会诱导患者发病甚至死亡（Schwartz and Patterson，2018）。临床上用于抵抗真菌感染的药物主要有 3 种：唑类、棘白菌素类和多烯类（Hadrich and Ayadi，2018）。唑类药物中氟康唑主要用于治疗念珠菌感染，二代三唑类，如伏立康唑、伊曲康唑、泊沙康唑和

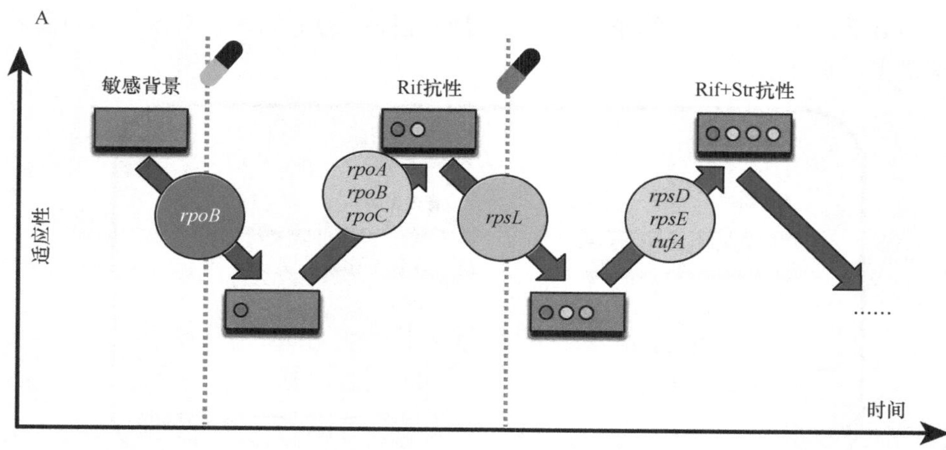

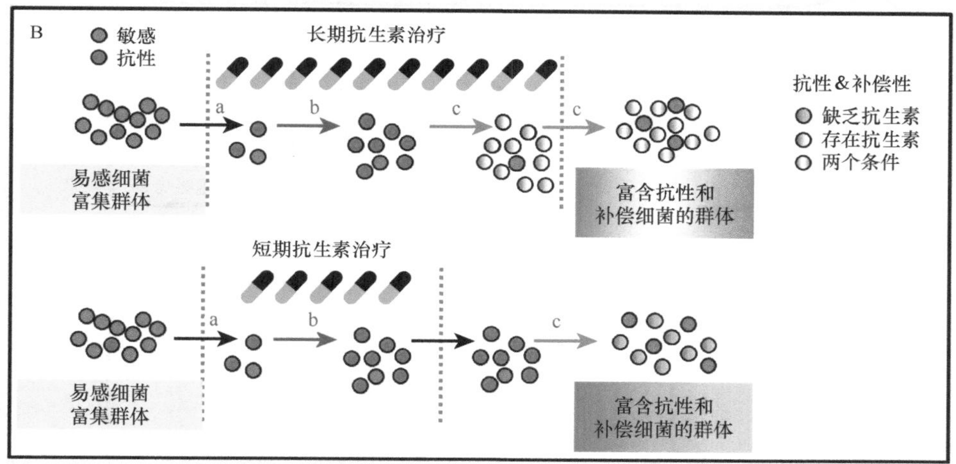

图 4-15　细菌耐药性的遗传可塑性（Durão et al.，2018）

A. 自然选择下的多药耐药性。大肠杆菌可以通过基因 *rpoB* 或 *rpsL* 的突变获得利福平（Rif）和链霉素（Str）的抗性基因（蓝色和紫色圆圈），它们允许细菌在抗生素治疗期间存活（以胶囊表示）。抗生素治疗后，细菌耐药性的获得通常与健康成本（红色箭头）相关，这可以通过已知基因靶标（橙色圆圈）的补偿性突变来减轻（棕色箭头）。利福平治疗后，细菌群体将在补偿成本下增加耐药性，如果随后接受其他抗生素治疗，可能会因突变的获得而导致多重耐药性的发展。B. 短期和长期抗生素治疗的补偿。抗生素的使用可以选择抗性突变体（a），有利于抗性菌株的繁殖（b）。在长期抗生素治疗（图 A）中，耐药菌株之间的竞争将随着时间的推移而增加，并且在治疗期间可能会发生对健康成本的补偿（c）。在短期抗生素治疗（图 B）中，不存在治疗期间的补偿，因为抵抗易感细菌的优势超过了健康成本。在这两种情况下，一旦抗生素治疗结束，抗性菌株在与敏感菌株竞争时就会产生适应性成本，并且会发生补偿（c）。抗生素治疗的时间、过程会导致细菌具有不同的遗传背景，因为它们对耐药性成本的补偿不同

艾沙康唑，主要用于治疗霉菌感染；棘白菌素类药物，如卡泊芬净、阿尼芬净和米卡芬净，主要用于治疗侵袭性念珠菌感染；多烯类药物，如两性霉素 B，主要用于治疗侵袭性真菌感染（Pappas et al.，2009）。抗真菌药物的主要作用机制（图 4-16）类似于抗细菌药物，主要包括以下几点：①影响真菌细胞壁的合成；

②破坏真菌细胞膜屏障；③干扰 DNA 复制过程；④干扰真菌有丝分裂过程；⑤干扰蛋白质合成。

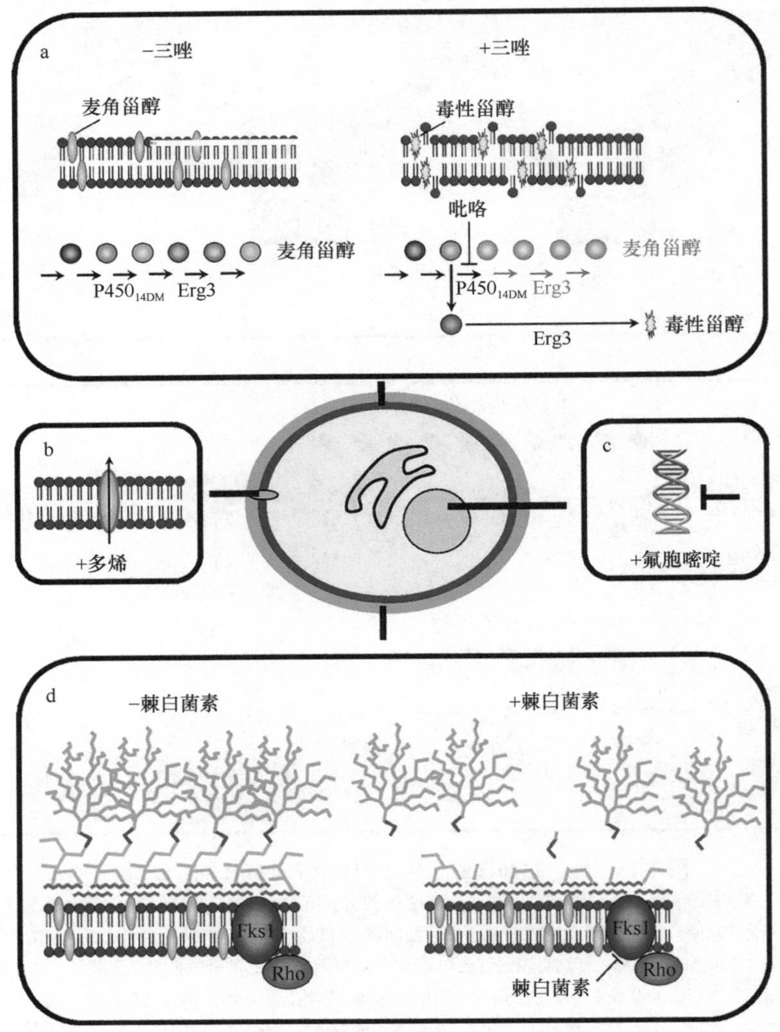

图 4-16 抗真菌药物作用机制（Cowen and Steinbach，2008）

a. 三唑类药物抑制细胞色素 $P450_{14DM}$ 活性，从而阻止真菌细胞膜中麦角甾醇的产生，导致有毒中间体的积累以及细胞膜应激反应。b. 多烯类药物与真菌细胞膜的麦角甾醇结合，形成跨膜通道，导致细胞成分泄漏，使细胞裂解。c. 嘧啶类药物可以抑制胸苷酸合酶的活性，进而干扰 DNA 合成。d. 棘白菌素可以抑制(1,3)-D-葡萄糖合酶的活性，导致细胞壁完整性被破坏，并引起细胞应激反应

真菌的耐药性使得真菌感染疾病的治疗受到严重威胁。与细菌相比，真菌的细胞结构更为复杂，真菌的耐药性机制（图 4-17）也更为复杂。根据当前研究，真菌的耐药性机制大体可分为以下几种。

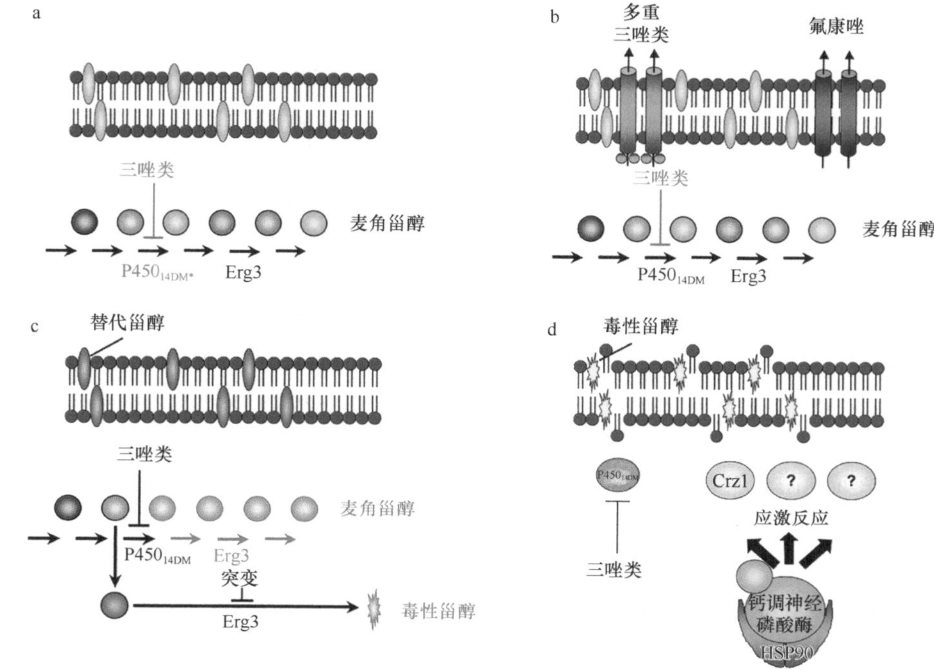

图 4-17　真菌耐药性机制（Cowen and Steinbach，2008）

a. 细胞色素 $P450_{14DM}$ 表达上调，以缓解三唑类药物的影响。b. 外排泵 ABC 转运蛋白可以将药物排出细胞，以减小对细胞的毒害作用。c. 细胞产生突变使 Erg3 蛋白功能丧失，减少中间体的积累，从而减小对细胞的毒害作用。d. 分子伴侣 HSP90 可以稳定钙调神经磷酸酶，从而使细胞应激反应减缓，减小对细胞的损伤

1）抗真菌靶基因突变。抗真菌靶基因突变的一般结果是靶蛋白与药物的相互作用降低。例如，在烟曲霉中，存在 CYP51A 与 CYP51B 两种蛋白质，这两种蛋白质只有其中一个被抑制，便不会影响烟曲霉的生长。但如果两种蛋白质都被抑制，便会导致烟曲霉死亡。唑类药物可作用于 CYP51 类蛋白，并抑制其活性，从而达到抑菌或杀菌的作用。CYP51A 蛋白中 G54、P216、F219、M220 和 G448 处的单一氨基酸替换都会引起唑类药物与靶标蛋白的亲和力降低，使烟曲霉产生耐药性（Krishnan Natesan et al.，2012）。

2）靶蛋白在细胞中过表达。白色念珠菌内 *Mrr1* 的过表达，导致许多其他基因的过表达，如 *TPO2* 基因和 *Flu1* 基因，从而促进外排泵蛋白的表达，使菌株产生对 Hst5 的耐药性（Hampe et al.，2017）。

3）通过增强的外排系统降低药物浓度。与细菌耐药性机制类似，真菌也可以通过将药物排出细胞来达到抵抗药物毒害的目的。ATP 结合盒（ATP-binding cassette，ABC）与主要促进剂超家族（major facilitator superfamily，MFS）转运蛋白是真菌耐药性相关的两个主要外排泵家族。在 ABC 转运蛋白中，Cdr1 是基础表达水平最高的转运蛋白，在耐药性耳念珠菌（*Candida auris*）中表现出较高

的外排性。*MDR1* 基因编码 MFS 转运蛋白，专门抑制白色念珠菌的氟康唑。*CDR* 基因的过表达可使真菌对不同的唑类药物产生抗性（Ben-Ami et al.，2017）。

4）真菌的生物膜系统。生物膜由真菌细胞间的紧密黏附聚集而成（Bravo Ruiz and Lorenz，2021）。生物膜的形成是真菌产生耐药性的关键因素，它可以阻挡抗真菌药物的进入，而且可以在真菌各种表面发挥持久性的作用。例如，保留在生物膜细胞外基质中的氟康唑是降低耳念珠菌对氟康唑敏感性的关键决定因素（McCarthy et al.，2017）。

5）脂滴在真菌耐药性方面的作用。脂滴在大多数类型的细胞中充当细胞内储存细胞器，主要参与能量稳态和脂质代谢。脂滴可以捕获内源性或外部亲脂性抗真菌药物，这是一种抵抗机制，其作用表现在减小抗真菌药物对细胞的毒害作用。酵母细胞通过将药物捕获到脂滴内而保护自身，而脂滴缺陷的突变株对竹红菌甲素和其他抗真菌药物高度敏感（Chang et al.，2015）。

与细菌获得抗生素抗性相反，真菌获得抗真菌药物抗性的进化过程更为复杂，并且人们对此了解很少（Ksiezopolska and Gabaldón，2018）。真菌基因组的进化过程包括：单核苷酸多态性（SNP），染色体易位、重复或倒位，基因插入、缺失，多倍体（图 4-18）。在种群进化的背景下，通过交配和重组交换遗传物质，可使得种群内个体获得抗真菌药物抗性（Andes et al.，2006）。

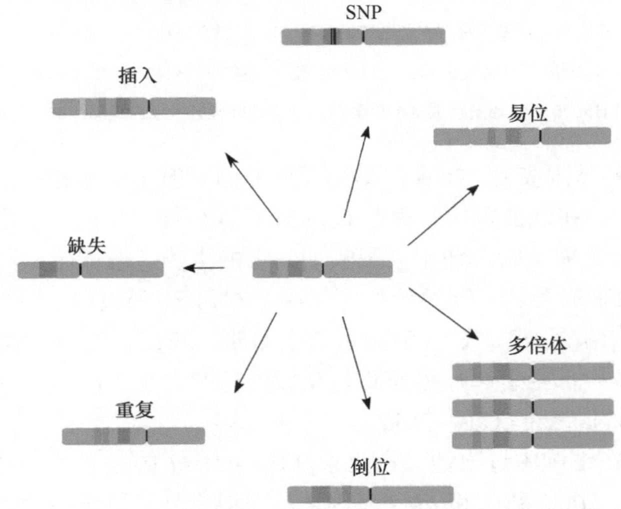

图 4-18　真菌基因组进化过程中可能发生的基因组变化（Ksiezopolska and Gabaldón，2018）

蓝色条带代表一条染色体，两条臂被着丝粒（黑线）隔开；红色、绿色和黄色条带代表基因组区域。变异可能是单核苷酸多态性（SNP），染色体重排（易位或倍性变化）、重复或倒位，基因插入、缺失的结果

4.3.3　病毒耐药性机制

病毒是结构最简单的生物，仅由蛋白质外壳和遗传物质组成，不具备细胞结

构，且病毒感染是人类发病和死亡的主要原因（Rubin，2017）。病毒的高突变率，尤其是 RNA 病毒和单链病毒，使得病毒可以逃避免疫系统，这也是病毒耐药性产生的主要原因，仅艾滋病病毒感染每年就造成超过 120 万人死亡（Dinesh et al.，2020）。预防病毒性疾病的疫苗已经存在了一个多世纪，但直到最近几十年才开发出相应的抗病毒药物。目前这些药物主要作用于病毒生命周期的特定阶段，通过与病毒蛋白结合或其他方式干扰病毒侵入或复制，从而达到抑制病毒的作用。病毒的生命周期（图 4-19）主要包括：靶细胞的进入、逆转录、基因组整合、基因表达、病毒组装、出芽和成熟（Ghany and Liang，2007）。

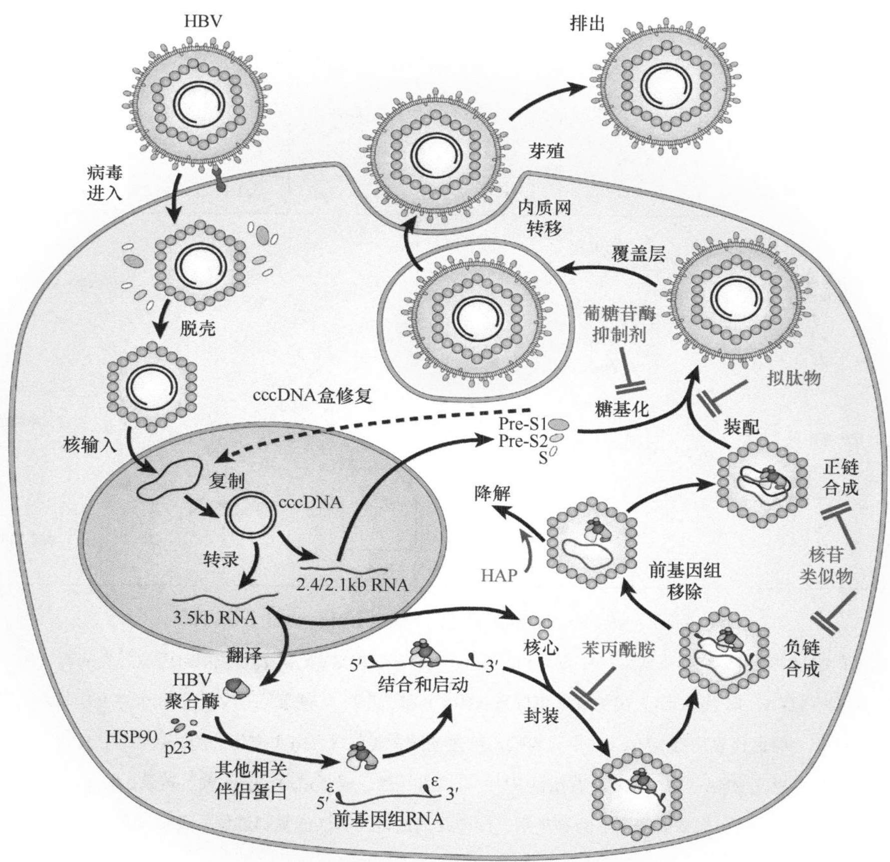

图 4-19　乙型肝炎病毒（HBV）的生命周期及抗病毒药物作用机制（Ghany and Liang，2007）

病毒生命周期：病毒进入肝细胞；病毒基因组被转运至细胞核；通过修复部分双链基因组产生 cccDNA；复制、转录和翻译产生各种病毒所需蛋白质；内质网内进行病毒组装；“成熟”的核衣壳经过组装和蛋白质包被，然后芽殖并分泌到血液中。抗病毒药物作用机制：核苷类似物通过竞争性抑制 HBV 聚合酶或充当链终止剂来抑制 HBV DNA 的产生；触珠蛋白（haptoglobin，HAP）抑制衣壳化步骤和促进核衣壳的降解；苯丙酰胺抑制衣壳化过程；拟肽物抑制 HBV 的组装；葡糖苷酶抑制剂抑制 HBV 表面蛋白的糖基化

抗病毒药物靶向病毒生命周期的策略包括抑制病毒颗粒与靶细胞膜的结合、抑制病毒基因组的转录、抑制病毒在宿主细胞基因组中的整合或促进病毒蛋白的翻译后裂解（Neagu et al.，2018）。使用抗病毒药物治疗病毒感染时，通常针对病毒复制机制（图 4-20）。如果治疗有效并且病毒适应性受到足够的损害，则不会成功复制病毒基因组，但如果治疗效果不佳并且某些基因组复制，选择压力可能会导致病毒快速产生耐药性（Irwin et al.，2016）。

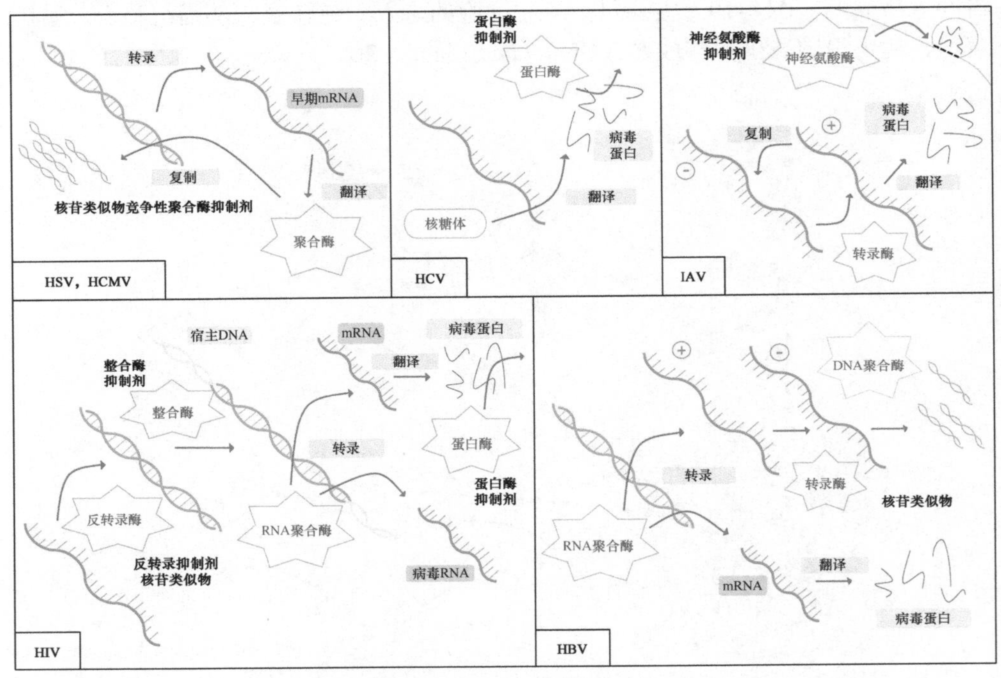

图 4-20　病毒复制和蛋白质合成（Irwin et al.，2016）

此图展示了 DNA 病毒[单纯疱疹病毒（HSV）和人巨细胞病毒（HCMV）]、RNA 病毒[丙型肝炎病毒（HCV）和甲型流感病毒（IVA）]、慢病毒[人类免疫缺陷病毒（HIV）和乙型肝炎病毒（HBV）]的代表性复制机制。亮蓝色代表病毒 DNA，绿色代表病毒 RNA，红色代表病毒产生的酶，紫色代表宿主产生的酶。必要时，分别用⊕、⊖表示正义 RNA、反义 RNA；请注意，只有正链 RNA 可以直接翻译成蛋白质。箭头表示转录、翻译、复制或整合。粗体文本表示发生已知耐药突变的药物类别；图中距离最近的酶（或复制过程）表示该药物类别的目标

此外，一种称为“隐性抵抗”（图 4-21）的机制，也被用来解释病毒的耐药性（Wahl and Nowak，2000）。该机制认为，病毒在不发生基因突变的情况下也可以抵抗抗病毒药物的毒害作用，完成完整的生命周期。在治疗病毒感染的过程中，药物浓度并不是恒定不变的。每次服用抗病毒药物的剂量和时间间隔大致是相同的，用药后不久，药物被吸收，药物浓度水平较高，病毒生命周期的相关阶段被抑制。随着时间的推移，药物浓度逐渐下降，最终达到不再抑制病毒的低浓度。

这种情况在病毒侵染治疗时会定期重复出现。病毒便可以在药物低浓度时完成生命周期的全部过程。如果病毒生命周期是可变的，那么在药物治疗时期，其生命周期的长度会转变为给药后到药物浓度降低到一定程度的间隔期。病毒通过在药物最高浓度时“隐藏”自身，低浓度时继续各项生命活动，来达到抵抗抗病毒药物的目的。

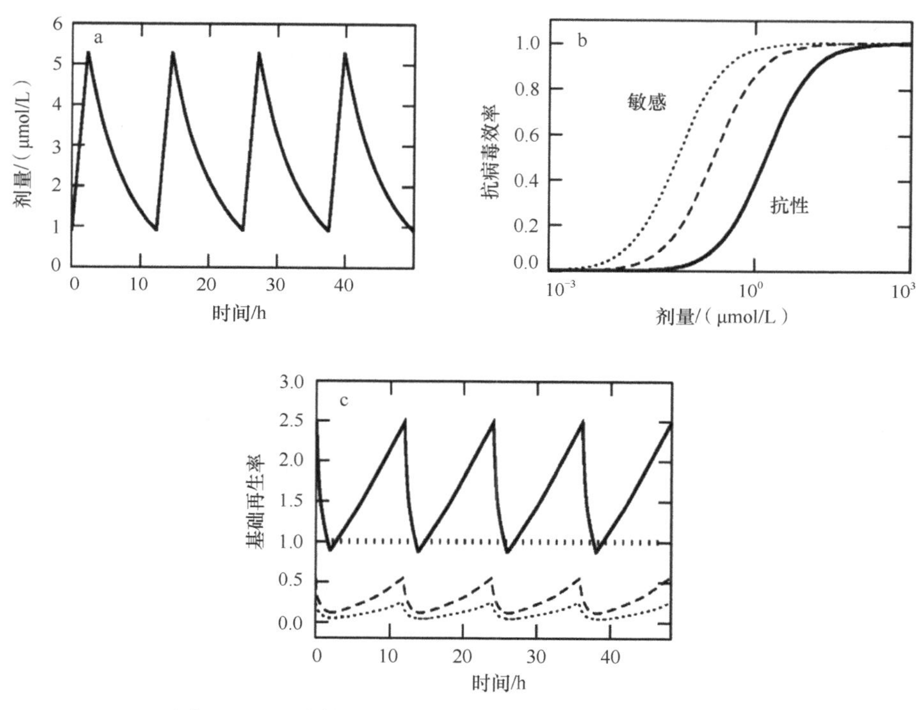

图 4-21　“隐性抵抗”机制（Wahl and Nowak，2000）

a. 药物浓度–时间曲线；b. 药效–药物浓度曲线；c. 细菌基础再生率–时间曲线

根据细菌、真菌和病毒的耐药性机制，可以发现基因突变是耐药性产生的主要原因之一。当然，对微生物耐药性机制的解释有很多，从进化的角度来看，微生物耐药性的产生也是一种应对不适宜生存环境的进化行为。微生物进化是微生物基因组复制过程中积累自发突变的结果。但这些突变大多数对微生物内的蛋白质折叠和稳定是有害的。由于宿主体内存在着伴侣蛋白或热休克蛋白，这些蛋白可以帮助突变的蛋白进行正常折叠，缓解突变带来的有害影响，从而促进微生物进化（Zhang et al.，2010）。

Hill 等（2013）研究了酿酒酵母和白色念珠菌对抗真菌药物组合耐药性的演变，发现了引起格尔德霉素或 FK506 抗性的药物突变靶点。格尔德霉素和 FK506 分别是 HSP90 和钙调神经磷酸酶的抑制剂，HSP90 和钙调神经磷酸酶是真菌应激反应的两个重要调控蛋白。寻找应激反应细胞调节剂似乎是提高抗真菌药物有效性和消除真菌耐药性的一种有效策略（Scorzoni et al.，2017）。不同客户蛋白的稳定性和作用由分子伴侣 HSP90 调节，HSP90 还通过稳定钙调神经磷酸酶来控制耐药性产生相关的应激反应（Hill et al.，2013）。抑制 HSP90 和钙调神经磷酸酶的功能将抗真菌药物从抑制真菌变为杀真菌，从而提高了抗真菌药物在整体性和生物膜相关真菌感染的哺乳动物模型中的有效性。这表明将抑制真菌的唑类药物与 HSP90 或钙调神经磷酸酶抑制剂结合使用可能是对抗威胁生命的真菌感染的一种非常有用的方法。考虑到联合疗法在治疗艾滋病、结核病和疟疾方面取得了巨大的成功，真菌感染的联合疗法是有希望的（Sekyere and Asante，2018）。

4.4 传染病耐药性进化抑制剂

最近暴发的埃博拉出血热、寨卡病毒感染、登革热、中东呼吸综合征、新型冠状病毒感染这些新发传染病让全球卫生系统陷入了危机。相关资料显示，每年在全世界死亡的人数中有 15%是直接由传染病导致的（McAloon et al.，2016）。尤其是近几年，新冠疫情在全球范围内暴发。尽管各国已经研制出了抗新型冠状病毒的疫苗，但是面对不断变异的新型冠状病毒，针对传染性疾病的预防与治疗策略显得尤为关键。

根据世界卫生组织的定义，传染性疾病是由细菌、病毒、寄生虫或者真菌这类致病微生物引起的疾病，可直接或者间接地在人与人之间传播。人畜共患病是动物的传染病，在传染人类时也可引起疾病。然而，适应性进化导致的耐药性微生物的出现给传染性疾病的控制带来了一个巨大的挑战。

微生物正在迅速对所有现有药物产生耐药性，而新药的开发是一个缓慢的过程。因此，微生物的耐药性是治疗疟疾、结核病、获得性免疫缺陷综合征（AIDS）、细菌感染等传染病的主要问题。耐药形式的病原体导致治疗失败，从而导致大量患者死亡。因此，解决耐药性问题是十分紧急的。目前，使用化学和生物方法解决微生物耐药性的策略有以下 4 种。

1）对现有抗生素进行结构修饰。

2）根据感染性微生物的易感性组合两种或更多种药剂，开展联合治疗是提高药物敏感性的有效方法。

3）氨基糖苷类及其衍生物用于治疗感染性疾病。

4）使用生物制药的手段作为抗生素的替代品（群体感应抑制剂、噬菌体、抗菌肽等）解决微生物耐药性问题。

除此之外，相关研究报告还将热休克蛋白功能与抗菌药物耐药性的演变联系起来，这也为解决耐药性问题，治疗细菌、真菌、病毒、寄生虫传染性疾病提供了一种新方法。

4.4.1　HSP90、HSP70、HSP60 的结构与功能

热休克蛋白（HSP）是原核生物和真核生物中普遍存在的保守蛋白家族，它们维持细胞蛋白稳态并保护细胞免受压力。HSP90、HSP70、HSP60 是真核生物中帮助其他的蛋白质正确折叠的相关分子伴侣（表 4-1）。支持新合成蛋白质正确折叠的分子伴侣（即 HSP60、HSP70 和 HSP90）具有不同的作用机制。HSP60 家族形成双七聚体环结构，为蛋白质正确折叠提供受保护的空腔，而 HSP70 和 HSP90 分别以单体或二聚体形式与其底物相互作用。HSP70 主要参与支持蛋白质折叠的早期阶段，而 HSP90 与接近天然构象的底物相互作用，调节其生物活性。HSP60、HSP70、HSP90 都与蛋白质的正确折叠有关，因此可以从三种伴侣分子的角度出发，通过抑制 3 种分子伴侣的作用，从而抑制病原体的蛋白质正确折叠并阻止病原体的进化，进而起到抗传染病的作用。

表 4-1　热休克蛋白家族成员、细胞位置和功能的简要总结

名称	物种	位置	特征	功能	原核生物中的同系物
HSP40/DNAJ	真核生物	细胞质、线粒体、细胞核	含有 J 结构域；与 HSP70 互动	作为 HSP70 的辅伴侣，调节 ATP 酶活性	DnaJ
HSP60	真核生物	线粒体	含有两个七聚体环，与 HSP10 协同作用；依赖 ATP	除发挥分子伴侣的功能，参与线粒体质量控制体系外，还具有促凋亡和抗凋亡双作用，并参与炎症、免疫等生物学功能，与神经系统疾病的发生、发展密切相关	GroEL
HSP70	真核生物	胞质溶胶、细胞核	包含 N 端结合域-底物结合域（NTD-SBD）的保守结构；基于 ATP 依赖方式的分子伴侣的协调作用	主要参与细胞内蛋白质的合成、运输、折叠和降解调控过程，可提高细胞对应激原的耐受性，使细胞维持正常的生理功能	DnaK
HSP90	真核生物	线粒体、胞质溶胶	形成同源二聚体并在折叠过程中发生变构；依赖 ATP	主要负责客户蛋白的加工、折叠和成熟	HtpG

HSP90 是保守的分子伴侣，在大量不同的客户蛋白的构象维持和细胞活动调节中发挥核心作用。HSP90 是一种常见的同源二聚体（图 4-5），其中具有 ATP 和

药物结合位点的N端结构域、具有客户蛋白结合位点的中间结构域，以及具有ATP结合位点的C端同源二聚化域形成一个灵活且通用的分子结构，使HSP90能够在加载和释放客户蛋白期间使用一系列构象变化和与众多辅助伴侣的相互作用来推进ATP酶的功能循环。与中间结构域结合的客户蛋白诱导HSP90的构象变化，并导致形成封闭形式。在封闭形式下，HSP90可以发挥其活性。因此，若有一些药物可以与HSP90的N端或C端结合，那么这些药物比ATP与HSP90的亲和力更强，从而抑制HSP90的活性，这些药物就可能成为HSP90抑制剂。关于HSP90的结构与功能的介绍具体见4.2.2。

HSP70家族的成员参与新合成和错误折叠蛋白质的折叠、蛋白质聚集体的溶解、通过蛋白酶体和自噬途径降解、通过膜的转运以及蛋白质复合物组装和分解。此外，它们还涉及调节过程，包括与HSP90系统的客户蛋白相互作用、调节原核生物和真核生物的热休克反应以及调节细胞凋亡。HSP70（图4-22）由N端核苷酸结合域（NBD）和C端多肽底物结合域（SBD）组成。NBD由4个α-β亚结构域（ⅠA、ⅠB、ⅡA和ⅡB）组成，它们被中央ATP结合裂缝分成两个裂片（Flaherty et al.，1990）。SBD细分为包含肽结合口袋的β折叠子域（SBDβ）和用作盖子的α螺旋子域（SBDα）（Bertelsen et al.，2009）。NBD和SBD通过灵活的、高度保守的接头连接（Bertelsen et al.，2009）。规范的HSP70成员通常抑制蛋白质聚集，并且能够重新折叠错误折叠的蛋白质。

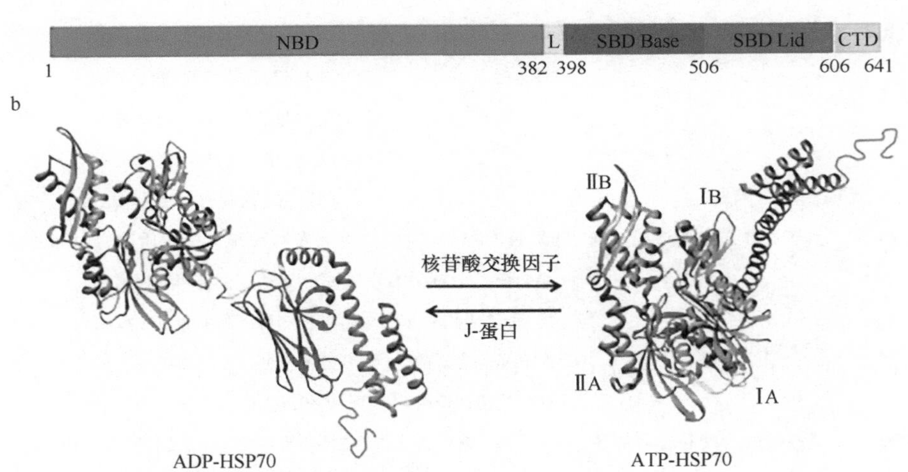

图4-22 HSP70结构域和功能构象的原子结构（Fernández-Fernández and Valpuesta，2018）

a. HSP70结构域。b. 闭合（PDB 2KHO）和开放（PDB 4JNE）构象中的HSP70原子结构。NBD：核苷酸结合域，NBD子域包括ⅠB、ⅡB、ⅠA和ⅡA。L：接头DNA；SBD Base：底物结合域碱基；SBD Lid：底物结合域Lid；CTD：C端结构域

基于 HSP70 的结构，可以开发设计出潜在的 HSP70 抑制剂。HSP70 结合位点是显而易见的：ATP 结合口袋和肽结合裂缝。由于 ATP 结合口袋与核苷酸的核糖和磷酸部分发生亲水和静电相互作用，其被认为是一个较差的抑制剂结合位点。此外，核苷酸结合位点的高度保守性可能会阻止靶向特定的 HSP70 旁系同源物。HSP70 与多肽的接触主要是与几个底物残基的疏水相互作用，其中之一插入 SBD 的疏水口袋中。此外，在底物的肽主链和 SBD 的底物相互作用环之间形成了许多氢键。用非肽小分子模拟这种复杂的相互作用似乎很困难。然而，SBD 中 HSP70 之间的序列同一性较低，并且旁系同源特异性抑制剂似乎是可行的。由于 HSP70 的功能循环需要 NBD 和 SBD 的相互变构控制，因此两个域之间会发生特定接触，两个结构域的停靠位点也可能是潜在的药物结合位点。然而，对于这种抑制剂的合理设计，结构信息直到最近才可用。此外，HSP70 与 J-蛋白家族的共伴侣以及核酸交换因子相互作用，这些相互作用对于 HSP70 的伴侣活性至关重要。相应的相互作用表面也可以作为药物结合位点。此外，HSP70 循环还受共伴侣（包括 J-蛋白和核苷酸交换因子）的作用控制。J-蛋白与底物协同作用，刺激 HSP70 的低内在 ATP 酶活性，从而促进有效的底物捕获。核苷酸交换因子加速 ADP 的释放，随后 ATP 结合触发底物释放。

HSP60 作为一种分子伴侣，其重要的生物功能已日益引起人们的重视，尤其是在细胞保护方面。HSP60 能协助变性、不可溶的凝聚蛋白重新恢复天然构象。HSP60 存在于所有的原核生物及真核生物的某些细胞器如线粒体和叶绿体中。原核生物中 HSP60 的类似物是大肠杆菌的伴侣蛋白 GroEL（图 4-23），而在真核生物的线粒体中以 HSP60 形式存在，高等植物叶绿体中的 HSP60 是核酮糖-1,5-双磷酸羧化酶/加氧酶结合蛋白（rubisco binding protein，RBP），RBP 与 GroEL 和线粒体 HSP60 的不同之处在于它是由 α 亚基和 β 亚基两种成分组成的双层七元环。人体 HSP60 和它的伴侣蛋白-10 头对头位于 2 号染色体上，中间被双向启动子隔开，两个基因之间的连接序列长 280bp，包含双向启动子和共同的热休克成分。不论是热休克还是正常条件下，两个基因之间启动子的插入均能促进 HSP60 的表达。

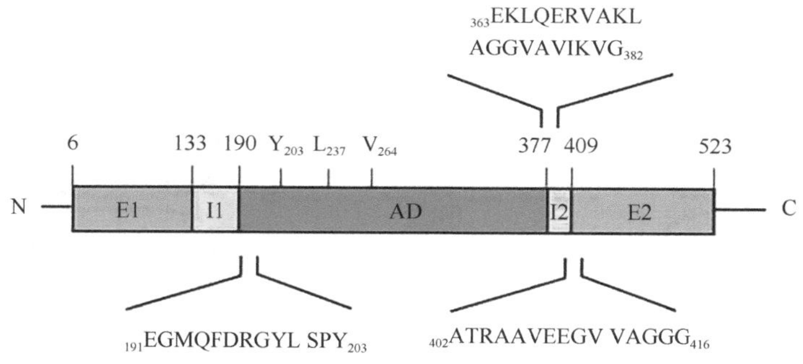

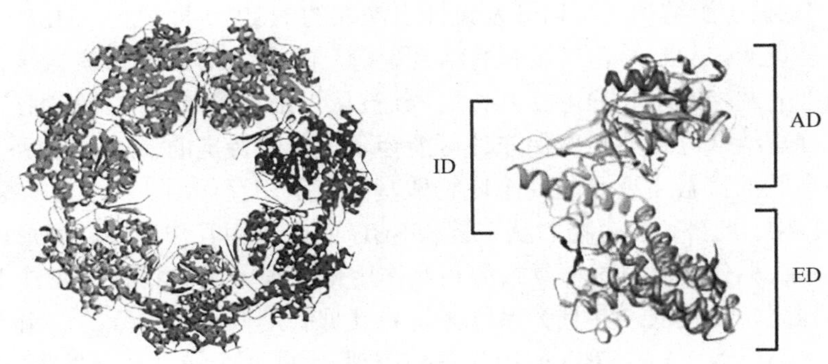

图 4-23 原核生物 GroEL 的结构

HSP60 单体结构组织。HSP60 结构由 14 个相同的 57kDa 亚基组成，每个亚基形成两个背靠背排列的七聚体环。每个单体有 3 个结构域：顶端（AD）、中间体（ID）和赤道（ED）

HSP60 是由 14 个相同亚基构成的双层环柱状体结构（图 4-24），每个环包括 7 个亚基，每个亚基分子质量约为 60kDa。其中突出在环状空心内的 2 个亚基的疏水 C 端，能够与新合成的定位蛋白以及变性蛋白产生疏水作用。它含有 3 个区域：与其他伴侣蛋白如 HSP10 相互作用的顶端区域、ATP 结合位点、中间的铰链区域。其功能是将未折叠的多肽封装在 HSP60 环的中央腔中，允许它们以隔离状态折叠。HSP60 伴侣蛋白在称为 HSP10 的共伴侣蛋白的帮助下以 ATP 依赖性方式完成此操作，HSP10 是封闭折叠活性 HSP60 环的“盖子”结构（通常将它们称为 HSP60/10 和 GroEL/ES 伴侣蛋白系统）。因此可以针对 HSP60 这个特点来开发 HSP60 抑制剂。

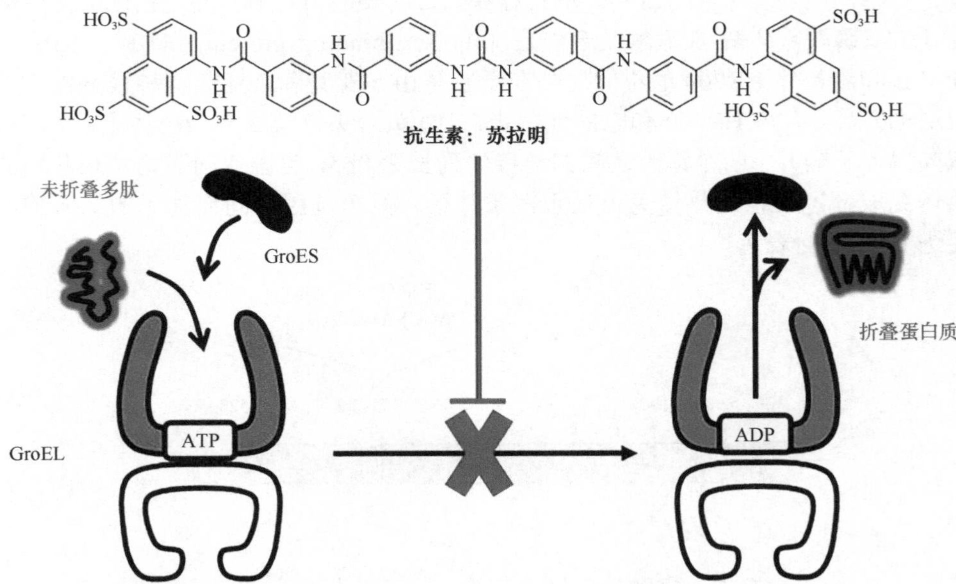

图 4-24 通过抑制 HSP60/10 分子伴侣系统来筛选药物和天然产物（Stevens et al.，2019）

4.4.2　传染病进化抑制剂

通过解析上文中 3 种伴侣蛋白的结构和功能，可以找到一些抑制分子伴侣的药物，从而抑制分子伴侣的活性，进而延缓进化，这些药物称为进化抑制剂。其中一些药物不直接与伴侣分子相互作用，而是与伴侣蛋白的辅伴侣分子相互作用，从而间接地抑制分子伴侣的作用，这样的药物称为非 ATP 竞争性进化抑制剂。根据分子伴侣的结构和功能，将传染病进化抑制剂分为以下 3 种：第一种是一些能够直接抑制分子伴侣作用的抑制剂；第二种是将 HSP 抑制剂和抗传染病药物协同使用，这样不仅减弱了病毒的耐药性进化，而且增强了药物的传染病治疗效果；第三种是非 ATP 竞争性 HSP90 抑制剂，其通过靶向辅伴侣分子或者伴侣分子-客户分子复合物，进而更有效地调节 3 种与进化有关的伴侣蛋白的作用。下面针对细菌、真菌、病毒、寄生虫中的几种潜在进化抑制剂进行介绍。

1. 细菌进化抑制剂

在细菌中，主要的热休克蛋白是 DnaK、DnaJ、GroEL 和 HtpG，其分别为真核生物中 HSP70、HSP40、HSP60 和 HSP90 相对应的同系物。DnaK 和 DnaJ 与蛋白质折叠和应激条件下的存活有关（Genevaux et al.，2007）。可诱导细菌产生热休克蛋白的一种情况是在宿主细胞的吞噬作用后，细菌由于吞噬体酸化、呼吸爆发、吞噬体与溶酶体融合等作用遇到压力，这些刺激物能够诱导细菌产生热休克蛋白，这些蛋白质在帮助细菌应对宿主环境压力方面发挥重要作用，这与细菌的致病机制有关（Hosogi and Duncan，2005）。因此 HSP 家族可能成为抗细菌感染传染病的潜在药物靶标。

早在 20 世纪 50 年代，新生霉素就被作为抗革兰氏阳性细菌的抗生素。新生霉素是一种氨基脲类似物，其靶向拓扑异构酶 Ⅱ 并抑制 ATP 的水解。但是在 2000 年，科学家发现新生霉素是一种作用于 HSP90 C 端的抑制剂（Marcu et al.，2000；Pratt and Toft，2003）。研究人员还发现新生霉素影响 HSP90-HSP70 和 HSP90-p23 相互作用。这可能也是新生霉素能够抗革兰氏阳性细菌感染的一种潜在机制。尽管与其他 HSP90 抑制剂相比，新生霉素与 HSP90 的结合亲和力较小，但是其主要分子初级结构中的结构修饰有助于提供更高的结合亲和力（Rochani et al.，2013）。图 4-25 所示为一些常用的 HSP90 抑制剂。

耐甲氧西林金黄色葡萄球菌（methicillin resistant *Staphylococcus aureus*，MRSA）十分致命，每年造成约 80 000 例感染和约 11 000 例死亡。虽然万古霉素可有效治疗浮游金黄色葡萄球菌感染，但它不能穿透和杀死生物膜内的细菌。因此，为了规避这些耐药机制，GroEL/ES 抑制剂被研发用来抑制金黄色葡萄球菌（Kunkle et al.，2018），它靶向 HSP60 伴侣蛋白系统，称为细菌中的 GroEL 伴侣蛋白，在体外表现出的抗菌效果与万古霉素相当。尽管 GroEL/ES 抑制剂还在研究阶段，但是其靶向 GroEL/ES 伴侣蛋白系统很可能对其抗菌作用有显著贡献，这值得进一步研究。

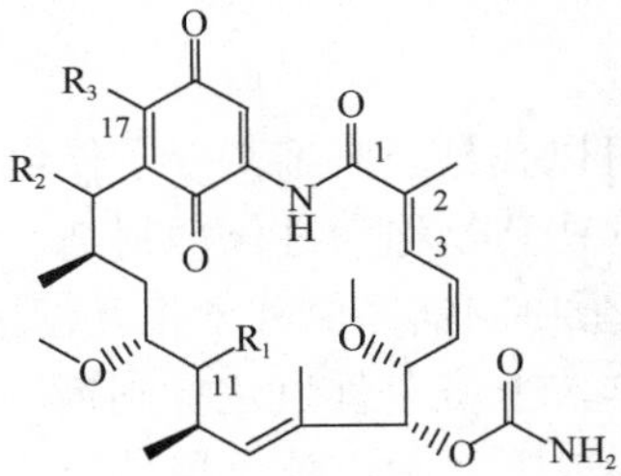

1 格尔德霉素：$R_1 = OH$ $R_2 = H$ $R_3 = OCH_3$
2 17-AAG：$R_1 = OH$ $R_2 = H$ $R_3 = NHCH_2CH{=}CH_2$
3 17-DMAG：$R_1 = OH$ $R_2 = H$ $R_3 = NH(CH_2)_2N(CH_3)_2$
4 除草霉素 A：$R_1 = OCH_3$ $R_2 = OCH_3$ $R_3 = H$
5 除草霉素 B：$R_1 = OH$ $R_2 = H$ $R_3 = H$
6 除草霉素 C：$R_1 = OH$ $R_2 = OCH_3$ $R_3 = H$
7 二羟基草霉素：$R_1 = OCH_3$ $R_2 = OCH_3$ $R_3 = H$

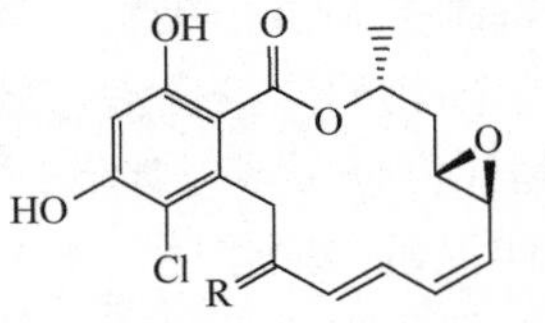

8 根赤壳菌素 R = O
9 KF25706 R = NOH
10 KF58333 R = $NOCH_2CH_2NCO(CH_2)_3$

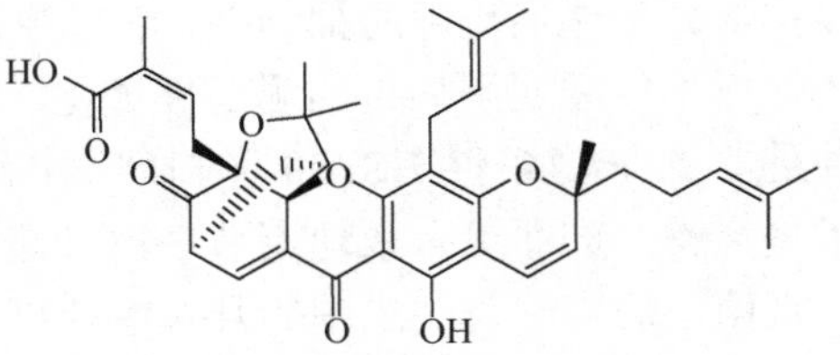

11 (−)-藤黄酸

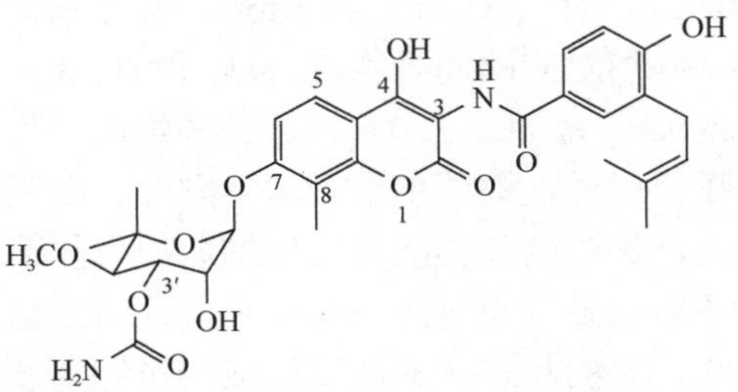

12 新生霉素

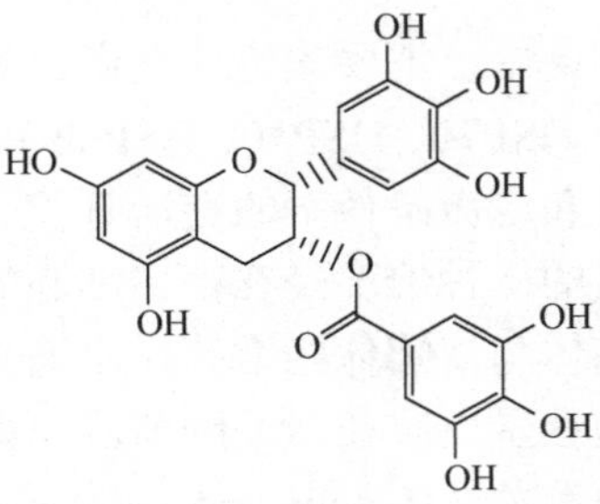

13 (−)-epigallocatechin-3-gallate

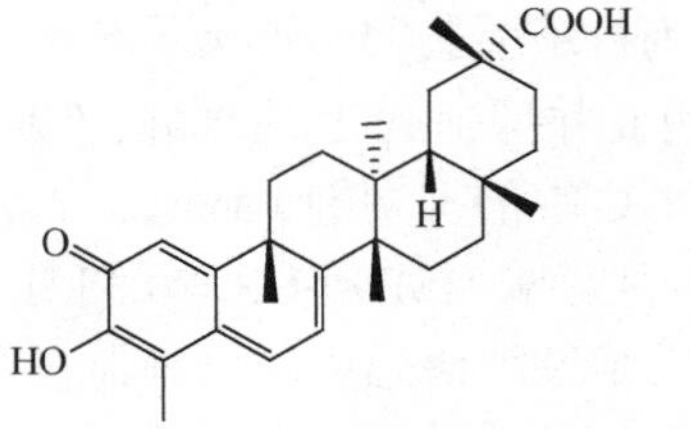

14 雷公藤红素

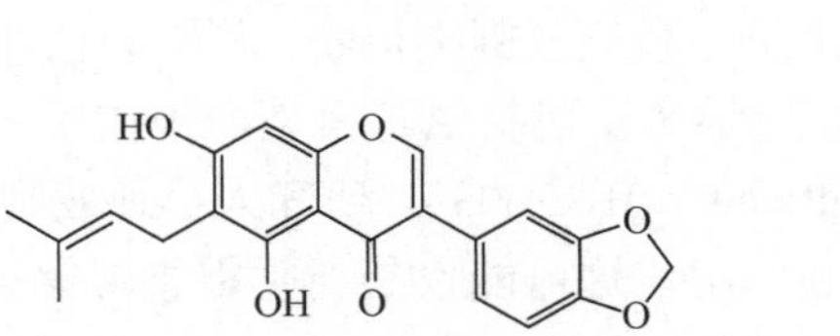

15 derrubone

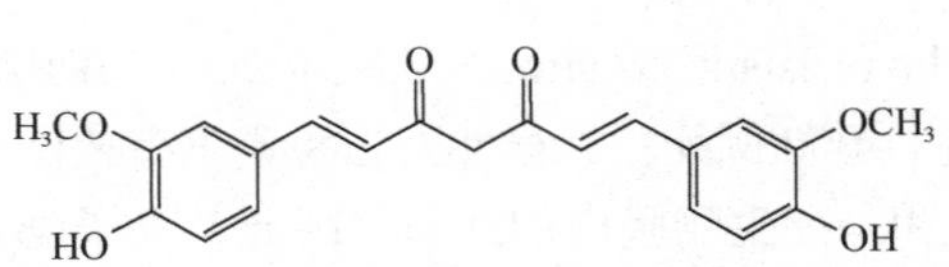

16 姜黄素

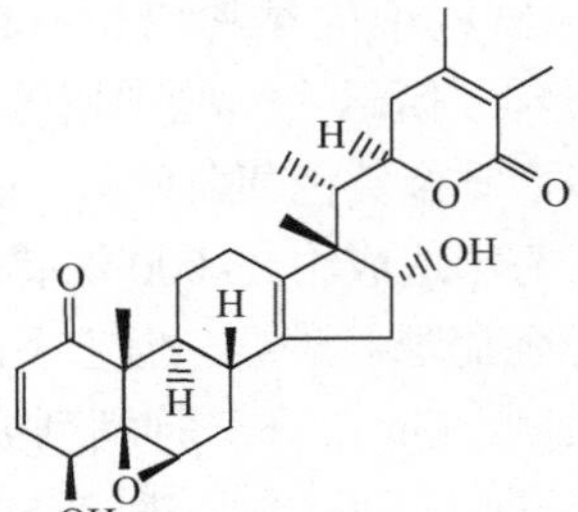

17 tubocapsenolide A

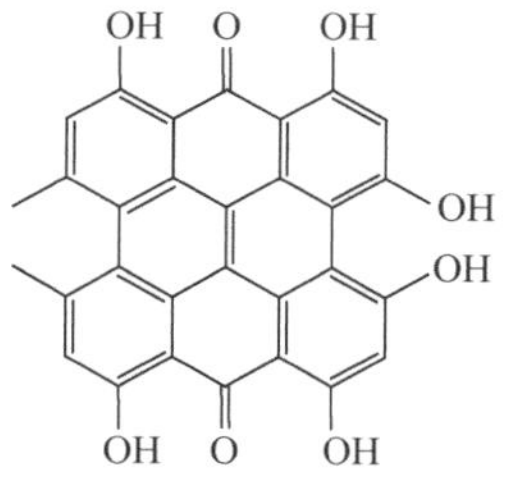

18 金丝桃素 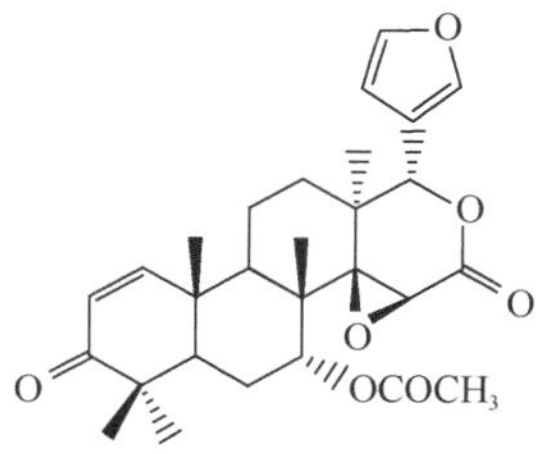　　　　19 gedunin

图 4-25　常用的 HSP90 抑制剂（Zininga and Shonhai，2019）

2. 寄生虫进化抑制剂

寄生虫类传染病是全球的健康负担，部分原因是这类疾病对一线治疗药物可产生耐药性。可以通过抑制寄生虫体内分子伴侣的功能来治疗寄生虫类传染病。例如，在原生动物中，几种调节蛋白，如酪氨酸激酶、细胞骨架蛋白、组蛋白、转录因子和 DNA 聚合酶，需要在 HSP90 的作用下才能完成它们的折叠过程（Pratt and Toft，2003；Erlejman et al.，2014）。一些用于治疗癌症的 HSP 抑制剂也被用于抗寄生虫类型的传染病，在体内与体外都显示出较为不错的效果。

格尔德霉素（GA）是 ATP 的一种结构类似物，它比 ATP 更容易与 HSP90 结合，从而抑制其分子伴侣循环，导致客户蛋白的蛋白酶体降解。GA 在较低浓度下可结合疟原虫的 HSP90。同时，相比于人类的 HSP90，GA 对疟原虫的 HSP90 ATP 酶显示出更有效的抑制活性。

安莎霉素（17-AAG）是一种经临床测试批准的药物。GA 和 17-AAG 可以抑制从印度疟疾患者身上采集的耐氯喹寄生虫的生长。17-AAG 作为抗癌药物正在进行Ⅲ期临床试验。由于其可以有效抑制恶性疟原虫的生长，它还具有抗疟疾的潜力。

这 3 种不同的 HSP90 抑制剂——GA、17-AAG 和根霉酚（RD），在体外杀死细胞内寄生虫方面也有不错的效果，特别是考虑到 17-AAG 和其他 HSP90 抑制剂已经或正在作为抗癌药物在临床试验中进行测试。总之，这些结果表明 HSP90 是一个有趣的分子靶点，应该在寄生虫类传染病治疗方面进行更多的探索。同时，这些 HSP90 抑制剂可以单独使用或作为协同药物使用，用来降低寄生虫类传染病的耐药性并提高疾病治疗效力。

寄生虫中的 HSP70 也成为抑制寄生虫的一个潜在的靶点。Cockburn 等（2011）鉴定了从八角珊瑚（*Leptogorgia gilchristi*）中提取的新型 PfHSP70-1 抑制化合物。丙二烯酮衍生物（A、B 和 C）选择性抑制细胞质和红细胞输出的恶性疟原虫 HSP70（PfHSP70-x）的 ATP 酶活性，但不抑制人类 HSP70（HSPA1A）的 ATP 酶活性（Cockburn et al.，2011）。同一项研究还确定了拉帕醇（lapachol），一种 1,4-萘酚提取物，可选择性抑制两种寄生虫 HSP70（PfHSP70-1 和 PfHSP70-x）的 ATP 酶活性，但不抑制人类 HSP70 的 ATP 酶活性（Shonhai et al.，2007）。这种 HSP70 抑制剂具有很强的专一性，对寄生虫类传染病具有很好的治疗效果，而对人类的影响较小。

此外，多黏菌素 B（polymyxin B，PMB）、一种环状肽和表没食子儿茶素-3-没食子酸酯（epigallocatechin-3-gallate，EGCG）、一种绿茶黄酮类化合物，都能在较低浓度范围内与 PfHSP70-1 的 NBD 结合。此外，以上这些化合物还抑制了 PfHSP70-1 和 PfHSP70-z 的分子伴侣和 ATP 酶活性（Shonhai et al.，2007）。使用基于细胞培养的研究，观察到 EGCG 可有效抑制寄生虫生长，IC_{50} 为 2.9μmol/L。另外，PMB 对抑制寄生虫生长无效，这可能是因为它仅作用于细胞膜，因为已知它与脂多糖结合。

PfHSP70-2 促进蛋白质进入内质网并确保它们正确折叠（Shonhai，2014）。PfHSP70-2 被认为是一种必需分子，其抑制作用会导致寄生虫死亡（Shonhai，2014；Chen et al.，2018）。重新利用的抗癌药物 Apoptozole、MKT-077 和 VER-15008 对 PfHSP70-2 表现出显著的结合亲和力，并且实验进一步证明了其对恶性疟原虫 3D7 和 W2 菌株的有效抗性（图 4-26）。

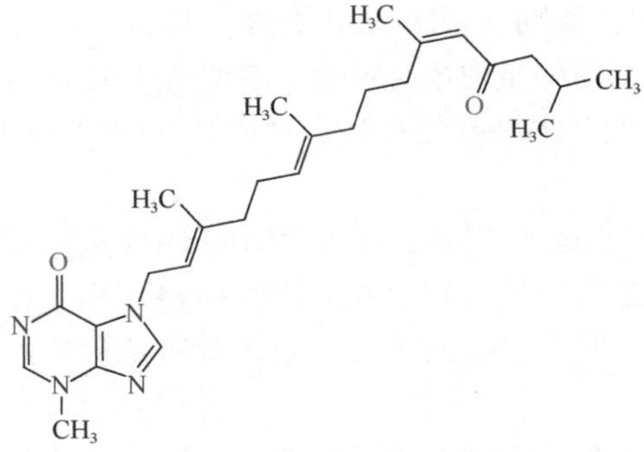

丙二甘烯酮 A

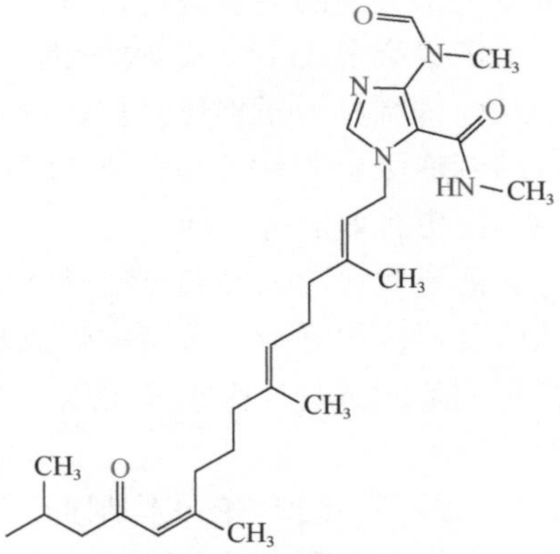

丙二甘烯酮 B

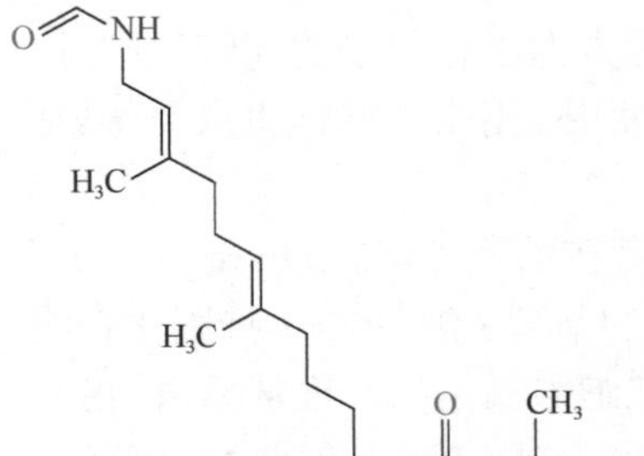

丙二甘烯酮 C

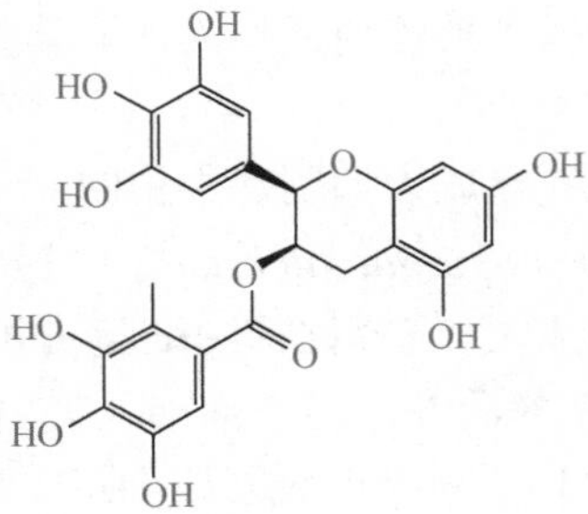

EGCG

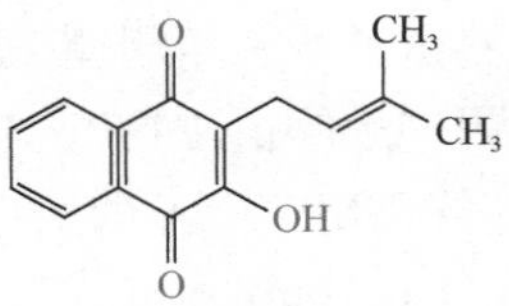

拉帕醇

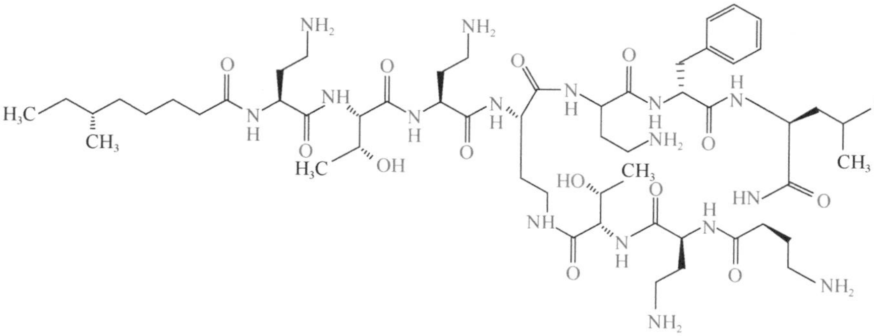

多黏菌素 B

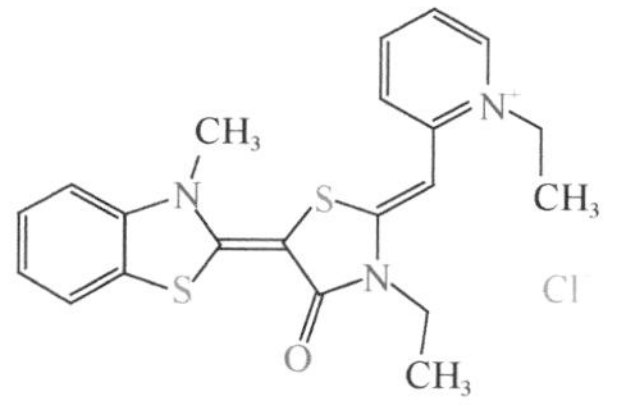

MKT-077

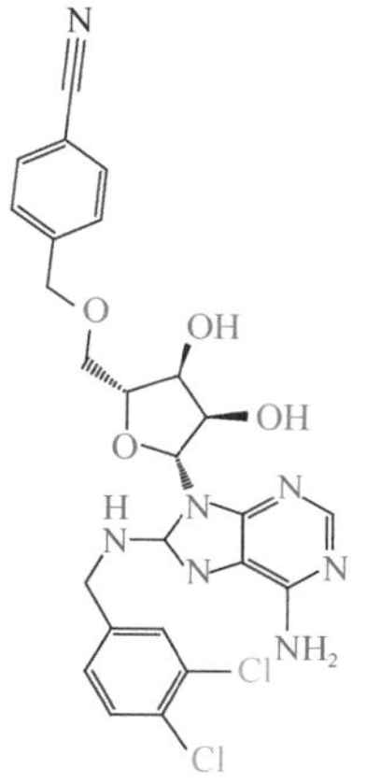

VER 155008

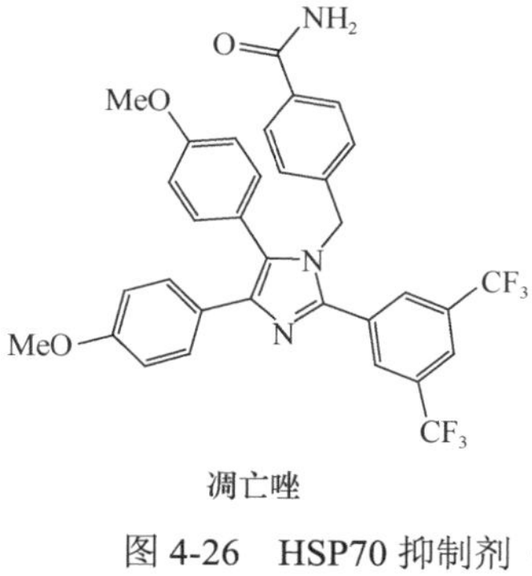

凋亡唑

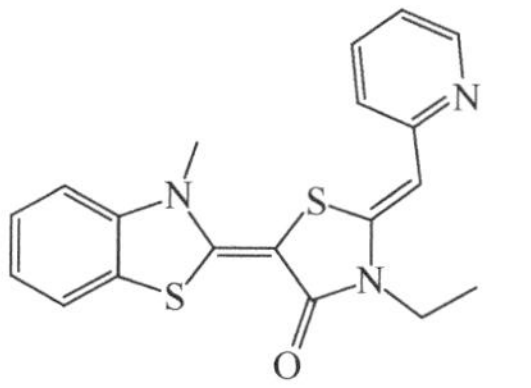

YM-08

图 4-26 HSP70 抑制剂（Zininga and Shonhai，2019）

大多数已知抑制寄生虫 HSP60/10 分子伴侣系统的化合物具有低选择性，因为它们在体外抑制大肠杆菌 GroEL/ES 和人类 HSP60/10（Abdeen et al.，2016）。苏拉明是一种多磺化萘脲衍生物，是 HSP60/10 分子伴侣系统的强效抑制剂，被用作抗布氏冈比亚锥虫和布氏罗得西亚锥虫的一线治疗药物，也是一种治疗神经系统非洲锥虫病的药物（Abdeen et al.，2016）。虽然苏拉明已被证明是选择性的寄生虫 HSP60 抑制剂，但是其在基于细胞的系统有效性方面是有限的。值得注意的是，尽管苏拉明已被证明可以抑制多种糖酵解酶的活性，但是其确切作用机制尚不清楚（Willson et al.，1993）。HSP60 抑制剂包括氯氰碘柳胺（closantel）和碘醚柳胺（rafoxanide）（图 4-27），两者都抑制大肠杆菌和人类的 HSP60（Johnson et

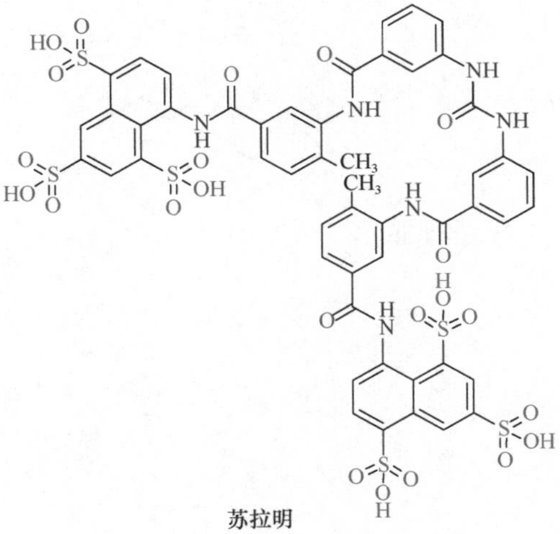

苏拉明 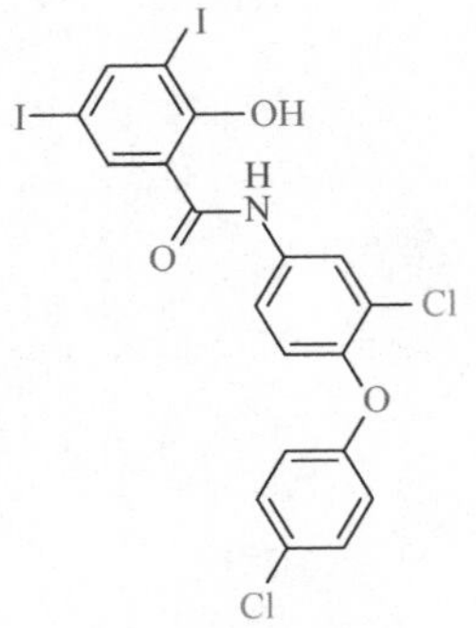　碘醚柳胺

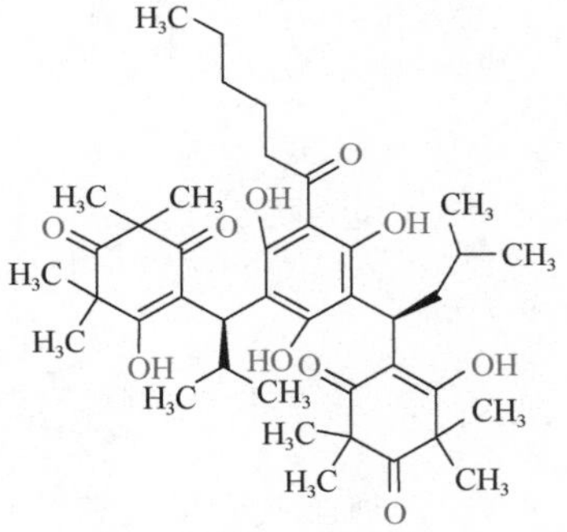

myrtucommulone 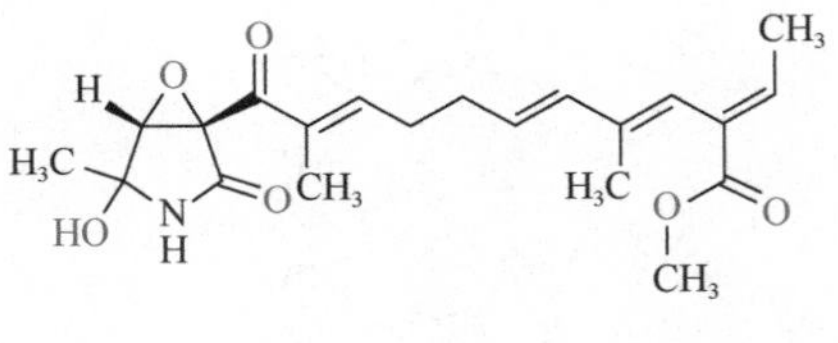　环氧乳糖酶

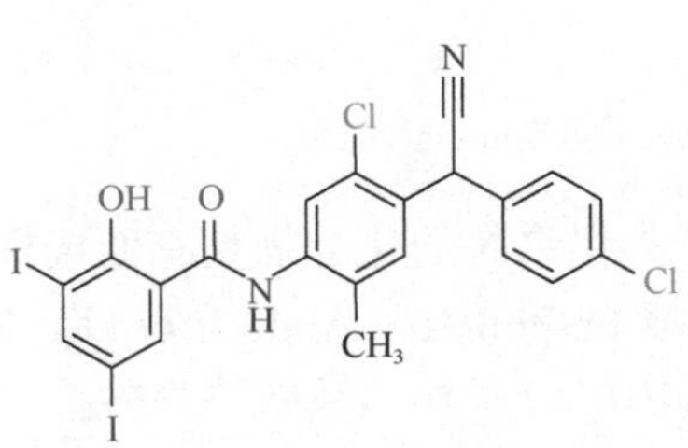

氯氰碘柳胺　唑立宾（手性） 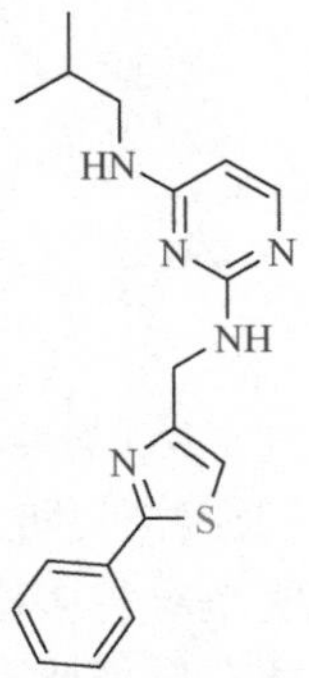　KHS101

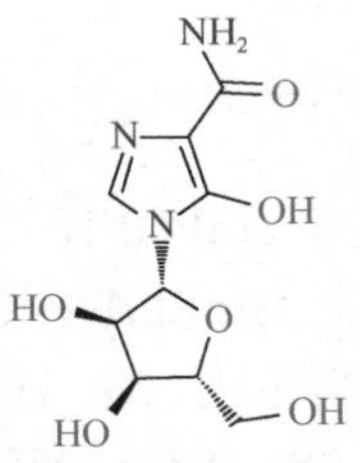

图 4-27　HSP60 抑制剂（Zininga and Shonhai，2019）

al.，2014）。此外，环氧乳糖酶（epolactaene）和 myrtucommulone 已被提议作为癌细胞中 HSP60/10 的抑制剂。另一种有前途的抗癌药物 KHS101 选择性地靶向胶质母细胞瘤，这使其成为进一步开发寄生虫来源的 HSP60 抑制剂的有用线索（Polson et al.，2018）。已知的 HSP60 抑制剂可消除伴侣蛋白的重折叠活性，而不会影响其 ATP 酶活性。然而，它们的广泛作用机制仍有待确定。

3. 真菌进化抑制剂

临床上有用的抗真菌药物数量有限，并且容易出现耐药性，因此真菌感染的治疗很困难。正在开发中的用作抗癌剂的 HSP90 抑制剂有可能被重新用作某些联合抗真菌治疗的药物。然而，对于全身感染，有效的联合治疗方案可能需要能够选择性靶向病原体中的 HSP90，或使用替代策略来抑制 HSP90 伴侣蛋白的功能。

钙调神经磷酸酶是一种HSP90客户蛋白，可调节真菌对环境刺激的多种反应，包括对唑类的反应。HSP90 直接与钙调神经磷酸酶相互作用并使其保持激活状态（Hosogi and Duncan，2005）。针对钙调神经磷酸酶的抑制间接体现出对 HSP90 的抑制作用。环孢素 A（CsA）和 FK506 以不同方式阻断钙调神经磷酸酶的功能，从而显著降低了氟康唑的耐药性，进而达到抗真菌的目的。

格尔德霉素（GA）及其衍生物与 ATP-HSP90 N 端结构域中的结合位点结合，具有显著增强唑类抗真菌剂氟康唑对白色念珠菌的功效。然而，GA 及其衍生物由于理化性质的限制，以及对肝脏和胃肠道的临床毒性，尚未在临床上得到充分开发。这导致了非格尔德霉素小分子 HSP90 抑制剂的开发，它具有更高的安全性和更好的临床前功效。HSP90 与氟康唑具有强大的协同抗真菌活性，可对抗氟康唑抗性白色念珠菌和白色念珠菌生物膜形成，显示出抗真菌活性。对白色念珠菌 HSP90 功能的抑制也增强了氟康唑的治疗效果。因此，HSP90 抑制剂与现有抗传染病药物的联合使用可能为微生物感染相关疾病治疗提供潜在的策略（Li et al.，2015）。

4. 病毒进化抑制剂

RNA 病毒和单链病毒的高突变率，正在对病毒控制构成巨大挑战。病毒在复制过程中可能发生很多随机突变，这些发生了随机突变的病毒可能在新的宿主中生存。在这种情况下，能够减少或阻止病毒随机突变的进化抑制剂可能有很大的潜力来防止病毒的免疫逃避和抵抗。许多病毒的复制也需要宿主伴侣蛋白 HSP90、HSP70，如乙型肝炎病毒、丙型肝炎病毒、禽流感病毒、巨细胞病毒、甲型流感病毒和其他病毒。小核糖核酸病毒衣壳蛋白的折叠和成熟也依赖于 HSP90。抑制 HSP90 会损害衣壳产生和病毒复制，而不会产生耐药病毒。这些结果表明了 HSP90 抑制剂可用于抑制 RNA 病毒进化导致的耐药性，HSP90 抑制剂也可与其他抗病毒药物联合使用以针对传染病进行治疗。

病毒由于没有自己的伴侣蛋白，需要借助宿主的伴侣蛋白才能发挥作用。由于直接抑制宿主的伴侣蛋白会有较大的副作用，所以有研究者提出了抑制伴侣蛋白辅分子的策略（图 4-28）。辅助伴侣蛋白（co-chaperone）是 HSP90 或 HSP70 发挥功能时的关键结合蛋白，它可以被定义为参与其他分子伴侣转运过程中的蛋白质。它们可能本身就具有分子伴侣活性，因此可以同时结合 HSP70 或 HSP90 或客户蛋白（client protein）。通过与 HSP90 辅助伴侣蛋白结合，天然制剂能够间接以一个低毒性的方式调节 HSP90 的活性。因此，一些能够与 HSP90 辅助伴侣蛋白结合的天然制剂被认为可以治疗病毒感染，AHA1、CDC37、HOP、HSP70、p23 这些辅助伴侣蛋白在各种病毒的生命周期中发挥着重要的作用。例如，新城疫病毒的 V 蛋白能够下调宿主蛋白 CacyBP/SIP 的表达（Chu et al.，2018）。CacyBP/SIP 是 HSP90 的辅助伴侣蛋白，它可以去抑制细胞凋亡并且促进病毒复制。狂犬病毒感染（Grover et al.，2011）可促进细胞蛋白 CDC37 和 HSP90 的表达，而 CDC37/HSP90 复合物可调节狂犬病毒磷蛋白的稳定性等。因此，通过抑制这些辅助伴侣蛋白为治疗病毒感染提供了一种可能性。

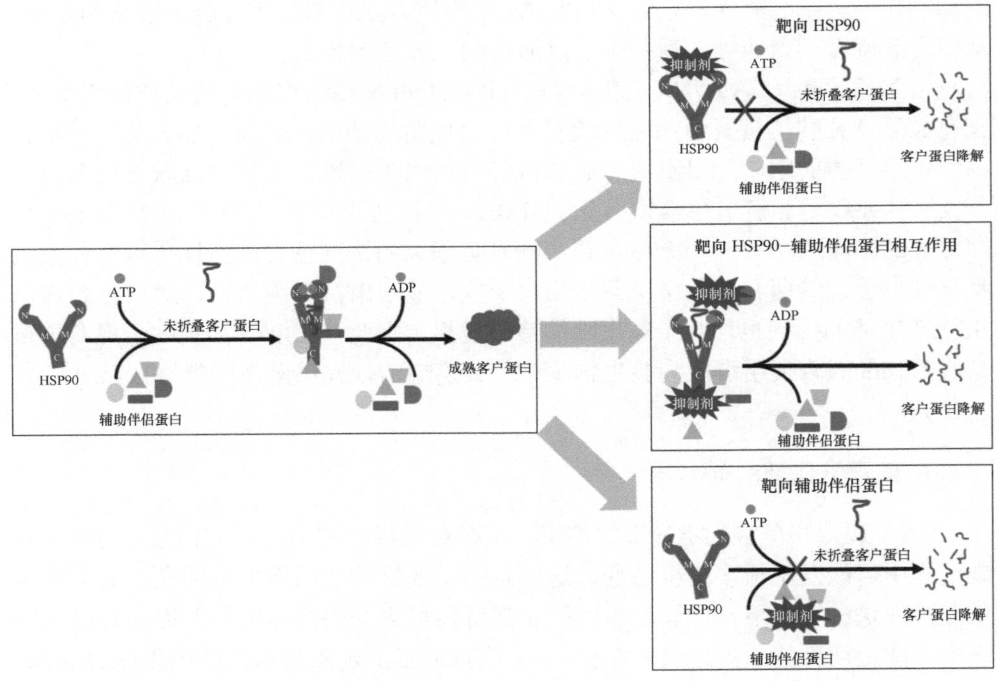

图 4-28 HSP90 抑制剂降解客户蛋白示意图（Quan et al.，2022）

一些天然产物通过与特定的辅助伴侣蛋白相互作用来抑制 HSP90。因此，这些天然产物可作为病毒进化抑制剂，抑制病毒活性。

例如，雷公藤红素通过与蛋白质 CDC37 的胱氨酸残基结合，从而阻止 HSP90

与辅助伴侣蛋白 CDC37 相互作用（Zhang et al.，2009）。醉茄素 A 也对 HSP90-CDC37 相互作用具有抑制作用。因此，HSP90-CDC37 相互作用抑制剂有抗病毒的作用（Grover et al.，2011）。葛根素能够扰动 HSP90-p23 相互作用（Omar et al.，2003）。并且实验研究证明了葛根素的抗烟草花叶病毒潜力。HSP90 与其辅助伴侣蛋白 p23 之间的相互作用具有重要的生物学功能，有助于促进类固醇激素受体结构的稳定性（Ali et al.，2006）。葛杜宁是一种天然的三萜化合物，分离自印楝和羊蹄草，在印度传统医学中被用于治疗疟疾和其他传染性疾病（Omar et al.，2003）。通过分子对接实验发现葛杜宁可以干扰 HSP90 与 p23 的相互作用，从而抑制突变客户蛋白的稳定性（Patwardhan et al.，2013）。葛杜宁的抗烟草花叶病毒作用已被实验研究证实（Ge et al.，2012）。

靶向 HSP90 辅助伴侣蛋白的天然产物很有可能被用作抗病毒药物。此外，靶向 HSP70 及其辅助伴侣蛋白的天然产物也能够起到抗病毒的作用。HSP70 抑制剂 JG40 可有效阻断人类原代血细胞中不同登革热血清型的感染，而不会引起病毒抗性或对宿主细胞产生毒性。JG40 还可阻止其他医学上重要的黄病毒的复制，包括黄热病病毒、西尼罗病毒和日本脑炎病毒（Taguwa et al.，2015）。因此，靶向宿主 HSP70 为寻找广谱抗病毒药物提供了途径。VER15508 是一种 HSP70 抑制剂，它可以阻止 ATP 与 HSP70 结合。JG18、JG40 和 MKT077 等也能够阻止 HSP70 与核苷酸交换因子的结合，从而抑制病毒进化，产生抗病毒传染病的作用。

以上是进化抑制剂用于治疗细菌、真菌、寄生虫、病毒性传染性疾病的实例，它的应用主要分为以下 3 种类型。第一种是将进化抑制剂直接靶向分子伴侣，用于治疗传染病，这种方式可能会产生较大的不良反应。其中，有些抗癌 HSP 抑制剂也被尝试用来治疗传染病，在体外和动物模型实验上取得了良好的效果，现在正在进行临床试验。第二种是将 HSP 抑制剂和以往的抗传染病药物协同使用，不仅可以降低 HSP 抑制剂的毒性作用，而且对传染病的治疗具有专一性。第三种是通过影响 HSP 与辅助伴侣蛋白的相互作用来抑制伴侣蛋白的活动，可以降低直接用 HSP 抑制剂而产生的毒性作用，并且抑制由于病原体进化而产生的耐药性。分子伴侣是在治疗传染病方面具有潜力的靶点，未来可以通过寻找更多的针对分子伴侣靶点的药物来治疗传染病。

参考文献

郝利平，王少开，龚涌灵，等. 2011. Survivin 参与胰腺癌 PaTu8988 细胞对吉西他滨的耐药. 中国肿瘤生物治疗杂志, 18(2): 186-189.

胡秀娟，王雪峰. 2008. HSP90 在肿瘤中的研究. 医学综述, 14(1): 67-69.

于山珣，陈昕，王朝霞. 2018. Notch 信号通路与肿瘤耐药的研究进展. 临床肿瘤学杂志, 202(10): 87-93.

Abdeen S, Salim N, Mammadova N, et al. 2016. Targeting the HSP60/10 chaperonin systems of

Trypanosoma brucei as a strategy for treating African sleeping sickness. Bioorg Med Chem Lett, 26(21): 5247-5253.

Acquaviva J, Smith D L, Jimenez J P, et al. 2014. Overcoming acquired BRAF inhibitor resistance in melanoma via targeted inhibition of HSP90 with ganetespib. Mol Cancer Ther, 13(2): 353-363.

Ahmed A, Felmlee D J. 2015. Mechanisms of hepatitis C viral resistance to direct acting antivirals. Viruses, 7(12): 6716-6729.

Alekshun M N, Levy S B. 2007. Molecular mechanisms of antibacterial multidrug resistance. Cell, 128(6): 1037-1050.

Ali J, Rafiq Q A, Ratcliffe E. 2018. Antimicrobial resistance mechanisms and potential synthetic treatments. Future Sci OA, 4(4): FSO290.

Ali M M, Roe S M, Vaughan C K, et al. 2006. Crystal structure of an HSP90-nucleotide-p23/Sba1 closed chaperone complex. Nature, 440: 1013-1017.

Andes D, Forrest A, Lepak A, et al. 2006. Impact of antimicrobial dosing regimen on evolution of drug resistance *in vivo*: fluconazole and *Candida albicans*. Antimicrob Agents Chemother, 50(7): 2374-2383.

Asahchop E L, Wainberg M A, Sloan R D, et al. 2012. Antiviral drug resistance and the need for development of new HIV-1 reverse transcriptase inhibitors. Antimicrob Agents Chemother, 56(10): 5000-5008.

Ashworth A, Lord C J. 2018. Synthetic lethal therapies for cancer: what's next after PARP inhibitors. Nat Rev Clin Oncol, 15(9): 564-576.

Assaraf Y G, Brozovic A, Goncalves A C, et al. 2019. The multi-factorial nature of clinical multidrug resistance in cancer. Drug Resist Updates, 46: 100645.

Aste-Amézaga M, Zhang N, Lineberger J E, et al. 2010. Characterization of Notch1 antibodies that inhibit signaling of both normal and mutated Notch1 receptors. PLoS ONE, 5(2): e9094.

Azoitei N, Hoffmann C M, Ellegast J M, et al. 2012. Targeting of KRAS mutant tumors by HSP90 inhibitors involves degradation of STK33. J Exp Med, 209(4): 697-711.

Banerji U, Dean E J, Gonzalez M, et al. 2015. Pharmacodynamic study of the dual m-TORC 1/2 inhibitor AZD2014. Clin Cancer Res, 21(15): 3412-3419.

Banin E, Hughes D, Kuipers O P. 2017. Editorial: Bacterial pathogens, antibiotics and antibiotic resistance. FEMS Microbiol Rev, 41(3): 450-452.

Beceiro A, Tomás M, Bou G. 2013. Antimicrobial resistance and virulence: a successful or deleterious association in the bacterial world. Clin Microbiol Rev, 26(2): 185-230.

Beck R, Verrax J, Gonze T, et al. 2009. Hsp90 cleavage by an oxidative stress leads to its client proteins degradation and cancer cell death. Biochem Pharmacol, 77(3): 375-383.

Ben-Ami R, Berman J, Novikov A, et al. 2017. Multidrug-resistant *Candida haemulonii* and *C. auris*, Tel Aviv, Israel. Emerging Infect Dis, 23(2): 195-203.

Berezowska S, Novotny A, Bauer K, et al. 2013. Association between HSP90 and Her2 in gastric and gastroesophageal carcinomas. PLoS ONE, 8(7): e69098.

Berkow E L, Lockhart S R. 2017. Fluconazole resistance in *Candida* species: a current perspective.

Infect Drug Resist, 10: 237.

Bertelsen E B, Chang L, Gestwicki J E, et al. 2009. Solution conformation of wild-type *E. coli* Hsp70 (DnaK) chaperone complexed with ADP and substrate. Proc Natl Acad Sci, 106(21): 8471-8476.

Bi D, Jiang X, Sheng Z K, et al. 2015. Mapping the resistance-associated mobilome of a carbapenem-resistant *Klebsiella pneumoniae* strain reveals insights into factors shaping these regions and facilitates generation of a 'resistance- disarmed' model organism. Journal of Antimicrobial Chemotherapy, 70(10): 2770-2774.

Blacklock K, Verkhivker G M. 2013. Differential modulation of functional dynamics and allosteric interactions in the Hsp90-cochaperone complexes with p23 and Aha1: a computational study. PLoS ONE, 8(8): e71936.

Bravo Ruiz G, Lorenz A. 2021. What do we know about the biology of the emerging fungal pathogen of humans *Candida auris*. Microbiol Res, 242: 126621.

Byun S S, Yeo W G, Lee S E, et al. 2007. Expression of survivin in renal cell carcinomas: association with pathologic features and clinical outcome. Urology, 69(1): 34-37.

Cercek A, Shia J, Gollub M, et al. 2014. Ganetespib, a novel Hsp90 inhibitor in patients with KRAS mutated and wild type, refractory metastatic colorectal cancer. Clin Colorectal Cancer, 13(4): 207-212.

Chang W Q, Zhang M, Zheng S, et al. 2015. Trapping toxins within lipid droplets is a resistance mechanism in fungi. Sci Rep, 5(1): 15133.

Chen Y, Murillo-Solano C, Kirkpatrick M G, et al. 2018. Repurposing drugs to target the malaria parasite unfolding protein response. Sci Rep, 8(1): 1-12.

Chiang C Y, Uzoma I, Moore R T, et al. 2018. Mitigating the impact of antibacterial drug resistance through host-directed therapies: current progress, outlook, and challenges. MBio, 9(1): e01932-e01917.

Chiosis G, Neckers L. 2006. Tumor selectivity of Hsp90 inhibitors: the explanation remains elusive. ACS Chem Biol, 1(5): 279-284.

Chiosis G, Timaul M N, Lucas B, et al. 2001. A small molecule designed to bind to the adenine nucleotide pocket of Hsp90 causes Her2 degradation and the growth arrest and differentiation of breast cancer cells. Chemistry & Biology, 8(3): 289-299.

Chu Z, Wang C, Tang Q, et al. 2018. Newcastle disease virus V protein inhibits cell apoptosis and promotes viral replication by targeting CacyBP/SIP. Front Cell Infect Microbiol, 8: 304.

Cipponi A, Goode D L, Bedo J, et al. 2020. MTOR signaling orchestrates stress-induced mutagenesis facilitating adaptive evolution in human cancers. Science, 368(6495): 1127-1131.

Cirz R T, Chin J K, Andes D R, et al. 2005. Inhibition of mutation and combating the evolution of antibiotic resistance. PLoS Biol, 3(6): e176.

Cockburn I L, Pesce E R, Pryzborski J M, et al. 2011. Screening for small molecule modulators of Hsp70 chaperone activity using protein aggregation suppression assays: inhibition of the plasmodial chaperone PfHsp70-1. Biol Chem, 392: 431-438.

Connell S R, Tracz D M, Nierhaus K H, et al. 2003. Ribosomal protection proteins and their mechanism of tetracycline resistance. Antimicrob Agents Chemother, 47(12): 3675-3681.

Cowen L E, Steinbach W J. 2008. Stress, drugs, and evolution: the role of cellular signaling in fungal drug resistance. Eukaryotic Cell, 7(5): 747-764.

Curti B D, Urba W J, Alvord W G, et al. 1993. Interstitial pressure of subcutaneous nodules in melanoma and lymphoma patients: changes during treatment. Cancer Res, 53(10): 2204-2207.

Davies J, Davies D. 2010. Origins and evolution of antibiotic resistance. Microbiol Mol Biol Rev, 74(3): 417-433.

Day J E, Sharp S Y, Rowlands M G, et al. 2011. Targeting the Hsp90 molecular chaperone with novel macrolactams. Synthesis, structural, binding, and cellular studies. ACS Chemical Biology, 6(12): 1339-1347.

D'Costa V M, King C E, Kalan L, et al. 2011. Antibiotic resistance is ancient. Nature, 477(7365): 457-461.

Demetri G D, Chawla S P, Ray-Coquard I, et al. 2013. Results of an international randomized phase III trial of the mammalian target of rapamycin inhibitor ridaforolimus versus placebo to control metastatic sarcomas in patients after benefit from prior chemotherapy. J Clin Oncol, 31(19): 2485-2492.

Dinesh D C, Tamilarasan S, Rajaram K, et al. 2020. Antiviral drug targets of single-stranded RNA viruses causing chronic human diseases. Curr Drug Targets, 21(2): 105-124.

Dominguez E G, Zarnowski R, Choy H L, et al. Conserved role for biofilm matrix polysaccharides in *Candida auris* drug resistance. mSphere, 4(1): e00680-18.

Doyle L A, Ross D D. 2003. Multidrug resistance mediated by the breast cancer resistance protein BCRP (ABCG2). Oncogene, 22(47): 7340-7358.

Durão P, Balbontín R, Gordo I. 2018. Evolutionary mechanisms shaping the maintenance of antibiotic resistance. Trends Microbiol, 26(8): 677-691.

Erlejman A G, Lagadari M, Toneatto J, et al. 2014. Regulatory role of the 90-kDa-heat-shock protein (Hsp90) and associated factors on gene expression. Biochimica et Biophysica Acta (BBA)-Gene Regulatory Mechanisms, 1839(2): 71-87.

Espinoza I, Miele L. 2013. Notch inhibitors for cancer treatment. Pharmacol Ther, 139(2): 95-110.

Fan Q, Aksoy O, Wong R A, et al. 2017. A kinase inhibitor targeted to mTORC1 drives regression in glioblastoma. Cancer Cell, 31(3): 424-435.

Fedier A, Stuedli A, Fink D. 2005. Presence of MLH1 protein aggravates the potential of the HSP90 inhibitor radicicol to sensitize tumor cells to cisplatin. Int J Oncol, 27(6): 1697-1705.

Fernández A. 2019. Deep learning to therapeutically target unreported complexes. Trends Pharmacol Sci, 40: 551-554.

Fernández-Fernández M R, Valpuesta J M. 2018. Hsp70 chaperone: a master player in protein homeostasis. F1000Research, 7: F1000.

Flaherty K M, DeLuca-Flaherty C, McKay D B. 1990. Three-dimensional structure of the ATPase fragment of a 70K heat-shock cognate protein. Nature, 346(6285): 623-628.

Flowers S A, Barker K S, Berkow E L, et al. 2012. Gain-of-function mutations in UPC2 are a frequent cause of ERG11 upregulation in azole-resistant clinical isolates of *Candida albicans*. Eukaryotic Cell, 11(10): 1289-1299.

Folkman J, Ryeom S. 2005. Is oncogene addiction angiogenesis-dependent? Cold Spring Harb Symp Quant Biol, 70: 389-397.

Ge Y H, Liu K X, Zhang J X, et al. 2012. The limonoids and their antitobacco mosaic virus (TMV) activities from *Munronia unifoliolata* Oliv. J Agric Food Chem, 60: 4289-4295.

Genevaux P, Georgopoulos C, Kelley W L. 2007. The Hsp70 chaperone machines of *Escherichia coli*: a paradigm for the repartition of chaperone functions. Mol Microbiol, 66(4): 840-857.

Ghany M, Liang T J. 2007. Drug targets and molecular mechanisms of drug resistance in chronic hepatitis B. Gastroenterology, 132(4): 1574-1585.

Grover A, Shandilya A, Agrawal V, et al. 2011. Hsp90/Cdc37 chaperone/co-chaperone complex, a novel junction anticancer target elucidated by the mode of action of herbal drug Withaferin A. BMC Bioinformatics, 12(1): 1-13.

Hadrich I, Ayadi A. 2018. Epidemiology of antifungal susceptibility: review of literature. Journal de Mycologie Médicale, 28(3): 574-584.

Hampe I A I, Friedman J, Edgerton M, et al. 2017. An acquired mechanism of antifungal drug resistance simultaneously enables *Candida albicans* to escape from intrinsic host defenses. PLoS Pathog, 13(9): e1006655.

Hayashi I, Takatori S, Urano Y, et al. 2012. Neutralization of the γ-secretase activity by monoclonal antibody against extracellular domain of nicastrin. Oncogene, 31(6): 787-798.

Healey K R, Kordalewska M, Jiménez Ortigosa C, et al. 2018. Limited ERG11 mutations identified in isolates of *Candida auris* directly contribute to reduced azole susceptibility. Antimicrob Agents Chemother, 62(10): e01427-e01418.

Heldin C H, Rubin K, Pietras K, et al. 2004. High interstitial fluid pressure: an obstacle in cancer therapy. Nat Rev Cancer, 4(10): 806-813.

Heyza J R, Arora S, Zhang H, et al. 2018. Targeting the DNA repair endonuclease ERCC1-XPF with green tea polyphenol epigallocatechin-3-gallate (EGCG) and its prodrug to enhance cisplatin efficacy in human cancer cells. Nutrients, 10(11): 1644.

Hill J A, Ammar R, Torti D, et al. 2013. Genetic and genomic architecture of the evolution of resistance to antifungal drug combinations. PLoS Genet, 9(4): e1003390.

Hosogi Y, Duncan M J. 2005. Gene expression in *Porphyromonas gingivalis* after contact with human epithelial cells. Infect Immun, 73(4): 2327-2335.

Hou J T, Zhao L N, Zhang D J, et al. 2018. Prognostic value of mismatch repair genes for patients with colorectal cancer: meta-analysis. Technol Cancer Res Treat, 17: 1533033818808507.

Hovinga K E, Shimizu F, Wang R, et al. 2010. Inhibition of notch signaling in glioblastoma targets cancer stem cells via an endothelial cell intermediate. Stem Cells, 28(6): 1019-1029.

Hudes G, Carducci M, Tomczak P, et al. 2007. Temsirolimus, interferon alfa, or both for advanced renal-cell carcinoma. N Engl J Med, 356(22): 2271-2281.

Irwin K K, Renzette N, Kowalik T F, et al. 2016. Antiviral drug resistance as an adaptive process.

Virus Evol, 2(1): vew014.

Iyidogan P, Anderson K S. 2014. Current perspectives on HIV-1 antiretroviral drug resistance. Viruses, 6(10): 4095-4139.

Jamrozik E, Selgelid M J. 2020. Invisible epidemics: ethics and asymptomatic infection. Monash Bioethics Review, 38(1): 1-16.

Jhaveri K, Ochiana S O, Dunphy M P, et al. 2014. Heat shock protein 90 inhibitors in the treatment of cancer: current status and future directions. Expert Opin Invest Drugs, 23(5): 611-628.

Jitwasinkul T, Suriyaphol P, Tangphatsornruang S, et al. 2016. Plasmid metagenomics reveals multiple antibiotic resistance gene classes among the gut microbiomes of hospitalised patients. Journal of Global Antimicrobial Resistance, 6: 57-66.

Johnson N P, Mueller J. 2002. Updating the accounts: global mortality of the 1918-1920 "Spanish" influenza pandemic. Bull Hist Med, 76(1): 105-115.

Johnson S M, Sharif O, Mak P A, et al. 2014. A biochemical screen for GroEL/GroES inhibitors. Bioorg Med Chem Lett, 24(3): 786-789.

Jonkers J, Berns A. 2004. Oncogene addiction: sometimes a temporary slavery. Cancer Cell, 6(6): 535-538.

Kamal A, Thao L, Sensintaffar J, et al. 2003. A high-affinity conformation of Hsp90 confers tumour selectivity on Hsp90 inhibitors. Nature, 425(6956): 407-410.

Kasibhatla S R, Hong K, Zhang L, et al. 2002. Purine analogs having HSP90-inhibiting activity. European Patent Office Publ. of Application with search report EP20100180409. 30 Oct 2002.

Kim H L, Cassone M, Otvos Jr L, et al. 2008. HIF-1α and STAT3 client proteins interacting with the cancer chaperone Hsp90: Therapeutic considerations. Cancer Biol Ther, 7(1): 10-14.

Kołaczkowska A, Kołaczkowski M. 2016. Drug resistance mechanisms and their regulation in non-albicans *Candida* species. J Antimicrob Chemother, 71(6): 1438-1450.

Krishnan Natesan S, Wu W, Cutright J L, et al. 2012. *In vitro–in vivo* correlation of voriconazole resistance due to G448S mutation (cyp51A gene) in *Aspergillus fumigatus*. Diagn Microbiol Infect Dis, 74(3): 272-277.

Ksiezopolska E, Gabaldón T. 2018. Evolutionary emergence of drug resistance in *Candida* opportunistic pathogens. Genes, 9(9): 461.

Kumar A, Schweizer H P. 2005. Bacterial resistance to antibiotics: Active efflux and reduced uptake. Adv Drug Delivery Rev, 57(10): 1486-1513.

Kunkle T, Abdeen S, Salim N, et al. 2018. Hydroxybiphenylamide GroEL/ES inhibitors are potent antibacterials against planktonic and biofilm forms of Staphylococcus aureus. J Med Chem, 61(23): 10651-10664.

Lauwers E, Wang Y C, Gallardo R, et al. 2018. Hsp90 mediates membrane deformation and exosome release. Molecular Cell, 71(5): 689-702, e689.

Lavon I, Fuchs D, Zrihan D, et al. 2007. Novel mechanism whereby nuclear factor κB mediates DNA damage repair through regulation of O^6-methylguanine-DNA-methyltransferase. Cancer Research, 67(18): 8952-8959.

Li L, An M, Shen H, et al. 2015. The non-Geldanamycin Hsp90 inhibitors enhanced the antifungal activity of fluconazole. Am J Transl Res, 7(12): 2589.

Li W, Melton D. 2012. Cisplatin regulates the MAPK kinase pathway to induce increased expression of DNA repair gene ERCC1 and increase melanoma chemoresistance. Oncogene, 31(19): 2412-2422.

Lima T B, Pinto M F S, Ribeiro S M, et al. 2013. Bacterial resistance mechanism: what proteomics can elucidate. The FASEB Journal, 27(4): 1291-1303.

Liu Y Y, Wang Y, Walsh T R, et al. 2016. Emergence of plasmid-mediated colistin resistance mechanism MCR-1 in animals and human beings in China: a microbiological and molecular biological study. Lancet Infect Dis, 16(2): 161-168.

Lockhart S R, Etienne K A, Vallabhaneni S, et al. 2017. Simultaneous emergence of multidrug-resistant *Candida auris* on 3 continents confirmed by whole-genome sequencing and epidemiological analyses. Clin Infect Dis, 64(2): 134-140.

Lopes R B, Gangeswaran R, McNeish I A, et al. 2007. Expression of the IAP protein family is dysregulated in pancreatic cancer cells and is important for resistance to chemotherapy. Int J Cancer, 120(11): 2344-2352.

Lu M, Zessin A S, Glover W, et al. 2017. Activation of the mTOR pathway by oxaliplatin in the treatment of colorectal cancer liver metastasis. PLoS ONE, 12(1): e0169439.

Madariaga A, Lheureux S, Oza A M. 2019. Tailoring ovarian cancer treatment: implications of BRCA1/2 mutations. Cancers, 11(3): 416.

Mahoney B P, Raghunand N, Baggett B, et al. 2003. Tumor acidity, ion trapping and chemotherapeutics: Ⅰ. Acid pH affects the distribution of chemotherapeutic agents *in vitro*. Biochemical Pharmacology, 66(7): 1207-1218.

Mak S, Xu Y, Nodwell J R. 2014. The expression of antibiotic resistance genes in antibiotic-producing bacteria. Mol Microbiol, 93(3): 391-402.

Marcu M G, Chadli A, Bouhouche I, et al. 2000. The heat shock protein 90 antagonist novobiocin interacts with a previously unrecognized ATP-binding domain in the carboxyl terminus of the chaperone. Journal of Biological Chemistry, 275(47): 37181-37186.

McAloon C J, Boylan L M, Hamborg T, et al. 2016. The changing face of cardiovascular disease 2000–2012: An analysis of the world health organisation global health estimates data. Int J Cardiol, 224: 256-264.

McCarthy M W, Denning D W, Walsh T J. 2017. Future research priorities in fungal resistance. J Infect Dis, 216(suppl_3): S484-S492.

Mellatyar H, Talaei S, Pilehvar-Soltanahmadi Y, et al. 2018. Targeted cancer therapy through 17-DMAG as an Hsp90 inhibitor: Overview and current state of the art. Biomed Pharmacother, 102: 608-617.

Metzinger D S, Taylor D D, Gercel-Taylor C. 2006. Induction of p53 and drug resistance following treatment with cisplatin or paclitaxel in ovarian cancer cell lines. Cancer Lett, 236(2): 302-308.

Miele L, Golde T, Osborne B. 2006. Notch signaling in cancer. Curr Mol Med, 6(8): 905-918.

Moellering R E, Cornejo M, Davis T N, et al. 2009. Direct inhibition of the NOTCH transcription factor complex. Nature, 462(7270): 182-188.

Munita J M, Arias C A. 2016. Mechanisms of Antibiotic Resistance. Washington, DC: Virulence Mechanisms of Bacterial Pathogens: 481-511.

Murphy M, Carlson J A, Keough M P, et al. 2004. Hypoxia regulation of the cell cycle in malignant melanoma: putative role for the cyclin-dependent kinase inhibitor p27Kip1. J Cutaneous Pathol, 31(7): 477-482.

Nagaraju G P, Alese O B, Landry J, et al. 2014. HSP90 inhibition downregulates thymidylate synthase and sensitizes colorectal cancer cell lines to the effect of 5FU-based chemotherapy. Oncotarget, 5(20): 9980.

Naghizadeh S, Mohammadi A, Baradaran B, et al. 2019. Overcoming multiple drug resistance in lung cancer using siRNA targeted therapy. Gene, 714: 143972.

Neagu I A, Olejarz J, Freeman M, et al. 2018. Life cycle synchronization is a viral drug resistance mechanism. PLoS Comput Biol, 14(2): e1005947.

Neckers L, Workman P. 2012. Hsp90 molecular chaperone inhibitors: are we there yet. Clin Cancer Res, 18(1): 64-76.

Nussinov R, Tsai C J, Jang H. 2017. A new view of pathway-driven drug resistance in tumor proliferation. Trends Pharmacol Sci, 38(5): 427-437.

Omar S, Zhang J, MacKinnon S, et al. 2003. Traditionally-used antimalarials from the Meliaceae. Curr Trends Med Chem, 3(2): 133-139.

Oza A M, Tinker A V, Oaknin A, et al. 2017. Antitumor activity and safety of the PARP inhibitor rucaparib in patients with high-grade ovarian carcinoma and a germline or somatic BRCA1 or BRCA2 mutation: Integrated analysis of data from Study 10 and ARIEL2. Gynecol Oncol, 147(2): 267-275.

Pappas P G, Kauffman C A, Andes D, et al. 2009. Clinical Practice Guidelines for the Management of Candidiasis: 2009 Update by the Infectious Diseases Society of America. Clinical Infectious Diseases, 48(5): 503-535.

Patterson K D, Pyle G F. 1991. The geography and mortality of the 1918 influenza pandemic. Bull Hist Med, 65(1): 4-21.

Patwardhan C A, Fauq A, Peterson L B, et al. 2013. Gedunin inactivates the co-chaperone p23 protein causing cancer cell death by apoptosis. J Biol Chem, 288: 7313-7325.

Peterson E, Kaur P. 2018. Antibiotic resistance mechanisms in bacteria: relationships between resistance determinants of antibiotic producers, environmental bacteria, and clinical pathogens. Front Microbiol, 9: 2928.

Pettitt S J, Lord C J. 2019. Dissecting PARP inhibitor resistance with functional genomics. Curr Opin Genet Dev, 54: 55-63.

Polson E S, Kuchler V B, Abbosh C, et al. 2018. KHS101 disrupts energy metabolism in human glioblastoma cells and reduces tumor growth in mice. Sci Transl Med, 10(454): eaar2718.

Poole K. 2005. Efflux-mediated antimicrobial resistance. J Antimicrob Chemother, 56(1): 20-51.

Poole K. 2012. Efflux-Mediated Antimicrobial Resistance. Boston, MA: Antibiotic Discovery and Development: 349-395.

Pratt W B, Toft D O. 2003. Regulation of signaling protein function and trafficking by the hsp90/hsp70-based chaperone machinery. J Biol Chem, 228(2): 111-133.

Quan Y, Lv B M, Zhang H Y. 2022. Natural agents targeting hsp90 co-chaperones could be promising candidates for viral resistance prevention. Current Chinese Science, 2: 416-424.

Ramirez M S, Tolmasky M E. 2010. Aminoglycoside modifying enzymes. Drug Resist Updates, 13(6): 151-171.

Rochani A K, Singh M, Tatu U. 2013. Heat shock protein 90 inhibitors as broad spectrum anti-infectives. Curr Pharm Des, 19(3): 377-386.

Rubin R. 2017. Profile: Institute for Health Metrics and Evaluation, WA, USA. The Lancet, 389(10068): 493.

Ruden D M, Xiao L, Garfinkel M D, et al. 2005. Hsp90 and environmental impacts on epigenetic states: a model for the trans-generational effects of diethylstibesterol on uterine development and cancer. Hum Mol Genet, 14(suppl_1): R149-R155.

Sauvant C, Nowak M, Wirth C, et al. 2008. Acidosis induces multi-drug resistance in rat prostate cancer cells (AT1) *in vitro* and *in vivo* by increasing the activity of the p-glycoprotein via activation of p38. Int J Cancer, 123(11): 2532-2542.

Schattgen S A, Guion K, Crawford J C, et al. 2022. Integrating T cell receptor sequences and transcriptional profiles by clonotype neighbor graph analysis (CoNGA). Nat Biotechnol, 40: 54-63.

Scheres J, Kuszewski K. 2019. The Ten Threats to Global Health in 2018 and 2019. A welcome and informative communication of WHO to everybody. Zeszyty Naukowe Ochrony Zdrowia. Zdrowie Publiczne i Zarzadzanie, 17(1): 2-8.

Schroeder M, Brooks B D, Brooks A E. 2017. The complex relationship between virulence and antibiotic resistance. Genes, 8(1): 39.

Schwartz I S, Patterson T F. 2018. The Emerging threat of antifungal resistance in transplant infectious diseases. Curr Infect Dis Rep, 20(3): 2.

Scorzoni L, de Paula e Silva A C A, Marcos C M, et al. 2017. Antifungal therapy: new advances in the understanding and treatment of mycosis. Front Microbiol, 8: 36.

Scozzafava A, Mastrolorenzo A, Supuran C T. 2004. Modulation of carbonic anhydrase activity and its applications in therapy. Expert Opin Ther Pat, 14(5): 667-702.

Sekyere J O, Asante J. 2018. Emerging mechanisms of antimicrobial resistance in bacteria and fungi: advances in the era of genomics. Future Microbiol, 13(2): 241-262.

Sengupta S, Chattopadhyay M K, Grossart H P. 2013. The multifaceted roles of antibiotics and antibiotic resistance in nature. Front Microbiol, 4: 47.

Sethi T, Rintoul R C, Moore S M, et al. 1999. Extracellular matrix proteins protect small cell lung cancer cells against apoptosis: a mechanism for small cell lung cancer growth and drug resistance *in vivo*. Nat Med, 5(6): 662-668.

Shonhai A. 2014. The role of Hsp70s in the Development and Pathogenicity of *Plasmodium* Species.

Dordrecht: Springer: 47-69.

Shonhai A, Boshoff A, Blatch G L. 2007. The structural and functional diversity of Hsp70 proteins from *Plasmodium falciparum*. Protein Science, 16(9): 1803-1818.

Singh S, Singh S K, Chowdhury I, et al. 2017. Understanding the mechanism of bacterial biofilms resistance to antimicrobial agents. The Open Microbiology Journal, 11: 53-62.

Stevens M, Abdeen S, Salim N, et al. 2019. HSP60/10 chaperonin systems are inhibited by a variety of approved drugs, natural products, and known bioactive molecules. Bioorg Med Chem Lett, 29(9): 1106-1112.

Sultan I, Rahman S, Jan A T, et al. 2018. Antibiotics, resistome and resistance mechanisms: a bacterial perspective. Front Microbiol, 9: 2066.

Taguwa S, Maringer K, Li X, et al. 2015. Defining Hsp70 subnetworks in dengue virus replication reveals key vulnerability in flavivirus infection. Cell, 163(5): 1108-1123.

Taldone T, Patel P D, Patel M, et al. 2013. Experimental and structural testing module to analyze paralogue-specificity and affinity in the Hsp90 inhibitors series. J Med Chem, 56(17): 6803-6818.

Tan S S, Ahmad I, Bennett H L, et al. 2011. GRP78 up-regulation is associated with androgen receptor status, Hsp70-Hsp90 client proteins and castrate-resistant prostate cancer. J Pathol, 223(1): 81-87.

Tenover F C. 2006. Mechanisms of antimicrobial resistance in bacteria. Am J Med, 119(6): S3-S10.

Trédan O, Galmarini C M, Patel K, et al. 2007. Drug resistance and the solid tumor microenvironment. J Natl Cancer Inst, 99(19): 1441-1454.

Vasko R C, Rodriguez R A, Cunningham C N, et al. 2010. Mechanistic studies of sansalvamide A-amide: an allosteric modulator of Hsp90. ACS Med Chem Lett, 1(1): 4-8.

Vidal G A, Chen M, Sheth S, et al. 2017. Phase I trial of everolimus and capecitabine in metastatic HER2-breast cancer. Clin Breast Cancer, 17(6): 418-426.

Wahl L M, Nowak M A. 2000. Adherence and drug resistance: predictions for therapy outcome. Proc Royal Soc B, 267(1445): 835-843.

Walsh C. 2000. Molecular mechanisms that confer antibacterial drug resistance. Nature, 406(6797): 775-781.

Wandinger S K, Richter K, Buchner J. 2008. The Hsp90 chaperone machinery. J Biol Chem, 283(27): 18473-18477.

Wang Z, Li Y, Banerjee S, et al. 2010. Down-regulation of Notch-1 and Jagged-1 inhibits prostate cancer cell growth, migration and invasion, and induces apoptosis via inactivation of AKT, mTOR, and NF-κB signaling pathways. J Cell Biochem, 109(4): 726-736.

Wasag B, Niedoszytko M, Piskorz A, et al. 2011. Novel, activating KIT-N822I mutation in familial cutaneous mastocytosis. Exp Hematol, 39(8): 859-865, e852.

Williamson E A, Damiani L, Leitao A, et al. 2012. Targeting the transposase domain of the DNA repair component metnase to enhance chemotherapy. Cancer Res, 72(23): 6200-6208.

Willson M, Callens M, Kuntz D A, et al. 1993. Synthesis and activity of inhibitors highly specific for the glycolytic enzymes from *Trypanosoma brucei*. Mol Biochem Parasitol, 59(2): 201-210.

Wong D S, Jay D G. 2016. Emerging roles of extracellular Hsp90 in cancer. Adv Cancer Res, 129: 141-163.

Workman P. 2002. Cancer genome targets: RAF-ing up tumor cells to overcome oncogene addiction. Expert Rev Anticancer Ther, 2(6): 611-614.

Wu Y, Cain-Hom C, Choy L, et al. 2010. Therapeutic antibody targeting of individual Notch receptors. Nature, 464(7291): 1052-1057.

Yan W, Zhang W, Jiang T. 2011. Oncogene addiction in gliomas: implications for molecular targeted therapy. J Exp Clin Cancer Res, 30(1): 58.

Zaman S B, Hussain M A, Nye R, et al. 2017. A review on antibiotic resistance: alarm bells are ringing. Cureus, 9(6): e1403.

Zamith-Miranda D, Heyman H M, Cleare L G, et al. 2019. Multi-omics signature of *Candida auris*, an emerging and multidrug-resistant pathogen. mSystems, 4(4): e00257-e00219.

Zhang H Y, Chen L L, Li X J, et al. 2010. Evolutionary inspirations for drug discovery. Trends Pharmacol Sci, 31(10): 443-448.

Zhang T, Li Y, Yu Y, et al. 2009. Characterization of celastrol to inhibit hsp90 and cdc37 interaction. J Biol Chem, 284(51): 35381-35389.

Zininga T, Shonhai A. 2019. Small molecule inhibitors targeting the heat shock protein system of human obligate protozoan parasites. Int J Mol Sci, 20(23): 5930.

Zuber J, Rappaport A R, Luo W, et al. 2011. An integrated approach to dissecting oncogene addiction implicates a Myb-coordinated self-renewal program as essential for leukemia maintenance. Genes Dev, 25(15): 1628-1640.

第 5 章

进化启发的药物靶标与生物标志物鉴别

药物研发是一个投入大、耗时、复杂的过程。靶标鉴别是现代药物研发流程中关键且最具挑战性的步骤之一。随着现代生物技术的发展，已有多种实验方法用于药物靶标鉴别，但基于传统实验方法的靶标鉴别策略存在一定的局限性。本课题组研究发现，上市药物靶标具有共同的进化特征（evolutionary hallmark），因此基因的进化信息有助于药物靶标的鉴别。此外，精准医疗领域的主要目标是筛选可靠的生物标志物，研究表明进化信息在生物标志物鉴别中也发挥着重要作用。本章将系统介绍基因进化信息启发药物靶标及生物标志物鉴别的相关研究。

5.1 靶标鉴别对药物发现的意义

药物发现是现代生物产业发展的重要驱动力，也是保障人民生命健康的重大需求。在 20 世纪以前，人们往往通过偶然的途径发现药物，其中不乏如今仍广泛使用的阿司匹林、吗啡、可卡因、青霉素等（Overington et al.，2006）。进入 21 世纪以后，随着对疾病认知的不断深入及各种高通量技术的发展，药物研究从过去的偶然发现阶段完全转变到理性设计、筛选阶段。但是，药物发现往往是一个投入高、周期长、风险大的过程（Kola and Landis，2004；Paul et al.，2010；Scannell et al.，2012）。据统计，一个新化学实体（new chemical entity，NCE）的发现和开发平均需要 13.5 年（Paul et al.，2010）（图 5-1）。2014 年，塔夫茨中心（Tufts Center）的一项研究表明，开发新药的平均成本约为 26 亿美元，这一成本相较 2003 年统计的 8 亿美元又有了大幅度的增长（DiMasi et al.，2014）。一个 NCE 的成功上市，必须同时具有理想的医疗价值、经济价值及社会意义。药物从首次发现其潜在活性到最后成功面向患者必须经历一个漫长而艰辛的发展过程，而其中任何一个环节的失误都会导致药物开发功亏一篑，这使得药物研发具有极大的不确定性和风险性。

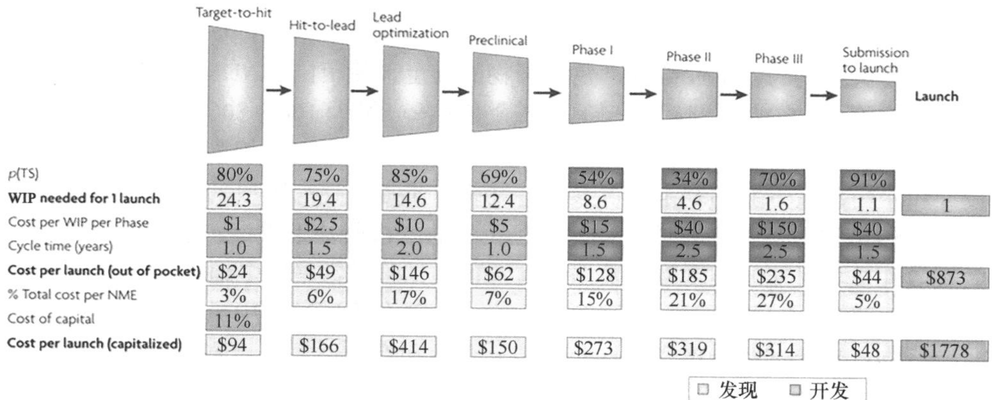

	Target-to-hit	Hit-to-lead	Lead optimization	Preclinical	Phase I	Phase II	Phase III	Submission to launch	Launch
p(TS)	80%	75%	85%	69%	54%	34%	70%	91%	
WIP needed for 1 launch	24.3	19.4	14.6	12.4	8.6	4.6	1.6	1.1	1
Cost per WIP per Phase	$1	$2.5	$10	$5	$15	$40	$150	$40	
Cycle time (years)	1.0	1.5	2.0	1.0	1.5	2.5	2.5	1.5	
Cost per launch (out of pocket)	$24	$49	$146	$62	$128	$185	$235	$44	$873
% Total cost per NME	3%	6%	17%	7%	15%	21%	27%	5%	
Cost of capital	11%								
Cost per launch (capitalized)	$94	$166	$414	$150	$273	$319	$314	$48	$1778

图 5-1　成功发现和开发一个新化学实体的平均成本（Paul et al.，2010）

该图定义了药物研发的不同阶段，从药物发现的初始阶段到最后阶段（即上市）。该图来自礼来公司的行业基准和数据。需要注意的是，该结果不包括探索性发现研究的投资、上市后费用或管理费用（即不从事研发活动但支持组织所必需的员工的工资）。*p*(TS)：the probability of successful transition from one stage to the next，成功过渡到下一个阶段的概率；WIP：开展的工作（work in process）；WIP needed for 1 launch：一次药物开发过程需要的工作量；Cost per WIP per Phase：每个开发时期每单位工作量的花费；Cycle time (years)：周期时间（年）；Cost per launch (out of pocket)：一次完整药物开发的花费；NME：新分子实体（new molecular entity）；% Total cost per NME：新分子实体所占花费的百分比；Cost of capital：资金成本；Cost per launch (capitalized)：每次上市的花费（资金）；Target-to-hit：药物靶点到苗头化合物；Hit-to-lead：苗头化合物到先导化合物；Lead optimization：先导化合物优化；Preclinical：临床前期；Phase Ⅰ～Ⅲ：临床Ⅰ～Ⅲ期；Submission to launch：准许上市；Launch：上市

新药的研发过程包括临床前研究阶段及临床研究阶段。临床前研究主要包括 6 个步骤。①候选化合物靶标的确认。②候选化合物的合成、结构改造及优化。③候选化合物的活性筛选。通过生物实验手段（一般为细胞层面实验）初步筛选具有理想活性的化合物，也就是筛选先导化合物（lead compound）。实验获得的活性数据与先导化合物的结构数据相结合，可以获得初步的构效关系结果。该结果可以有效地指导后续化合物的结构优化。④先导化合物的结构修饰，以获得具有足够活性的药物。⑤评估药物的药理作用，包括药物的安全性，药物的吸收（absorption）、分布（distribution）、代谢（metabolism）、排泄（excretion）及毒性（toxicity）（合称 ADMET）。药理实验主要以动物活体为实验对象，进一步确定药物的有效性与安全性。⑥药物制剂类型的确定。药物制剂类型的确定是药物进入临床前的一个重要环节。例如，对于胃肠吸收能力较差的药物，就需要把药物制剂类型改为注射剂；对于在胃酸里会失去活性的药物，就需要把药物制剂类型改为肠溶制剂。临床前研究阶段是药物开发程序中的开端步骤，以上 6 个步骤之间是相互包容、相互协调的关系。

药物临床前研究完成之后则进入临床研究，主要分为以下 3 个阶段。①临床

Ⅰ期：这一阶段的试验对象一般为 20～100 名健康的志愿者，该试验阶段的主要目的是提供药物的安全性数据，包括药物的安全剂量范围、ADMET 性质、药效持续时间等。②临床Ⅱ期：这一阶段的试验对象一般为 100～500 名相关患者，该试验的主要目的是获得药物治疗的有效性数据，同时为更大规模的临床Ⅲ期试验设计和给药剂量方案的制定提供参考。③临床Ⅲ期：这一阶段的试验对象一般为 1000～5000 名临床患者。该过程需要在医生的严格监控下进行，进一步获得药物的有效性及其可能的不良反应数据。临床Ⅲ期试验通常采取多地点、安慰剂（或/和有效对照剂）对照和双盲法试验的方式，是整个临床试验中最重要的一步。

药物在临床试验合格（包括药物的安全性和有效性）之后则可以向相应国家的药品监督管理机构提交新药申请。在药品监督管理机构通过新药申请之后，药物即可正式面向该国患者销售。在销售的过程中还要进行临床Ⅳ期试验，其意义是收集在广大患者使用过程中药物的治疗效果及可能产生的不良反应数据。

2003～2011 年，临床Ⅰ期试验的新药研发项目中，只有 10%左右的药物最终被美国食品药品监督管理局（FDA）批准上市（Hay et al.，2014），候选药物批准率低的主要原因之一是许多药物不符合预期的疗效（Arrowsmith，2011a，2011b；Graul and Cruces，2011）。汤森路透生命科学顾问（Thomson Reuters Life Science Consultant）调查了 2008～2010 年 108 次失败的临床Ⅱ期试验，观察到其中约 50%的试验失败是由于药物的疗效不足（Arrowsmith，2011a）。此外，临床Ⅲ期试验研究显示，2007～2010 年 60%以上的试验失败也是由于药物的疗效不足（Arrowsmith，2011b）。

研究发现药物疗效不足主要是由于在临床前阶段药物靶标（drug target）验证不充分（Vandamme et al.，2014）。药物靶标是指在生物体内与药物发生互作，并使得药物产生疗效的特定生物分子。目前，已发现的药物靶标中 98%以上属于蛋白质，其中一半以上的药物靶向 G 蛋白偶联受体（G-protein-coupled receptor，GPCR）和离子通道（ion channel）（图 5-2b）（Santos et al.，2017）。

从理论上说，作为药物靶标的蛋白质一定能以合适的化学特征和亲和力与药物发生物理接触，并且接触之后会导致足够强的表型变化，从而达到治疗疾病的目的。因此，合理地选择药物靶标是缓解药物发现风险的有效策略之一（Gashaw et al.，2011）。事实上，鉴定具有高临床功效的药物靶标是现代药物发现的关键步骤之一（Gashaw et al.，2011；Vandamme et al.，2014），这对现代制药工业来说仍然是一个巨大的挑战。随着现代生物技术的发展，已有多种实验手段可用于药物靶标鉴别相关研究，包括基于基因表达谱分析（Henderson et al.，2011；Rao et al.，2020）、蛋白质组分析（Carter et al.，2019）、通路分析（Cheng et al.，2019）、表型分析（Toyoda and Wada，2004；Groth et al.，2010）和功能筛选（Taha et al.，2019）的药物靶标鉴别策略。但是，传统基于实验手段的药物靶标鉴别策略通常依赖大量实验数据，效率低下（Wehling，2009；Plenge et al.，2013），并且这些实验数据不能有效解析基因与疾病的因果关系，导致大量非致病基因（non-causative gene）被错误识别为药物靶标，降低了药物靶标的临床有效率，在一定程度上导致了制药行业高投入、低产出的现状。本课题组的一系列研究发现，成功的药物靶标往往具有共同的进化特征，这对靶标筛选和新药研发有很大帮助（Wang et al.，2012；Quan et al.，2018）。

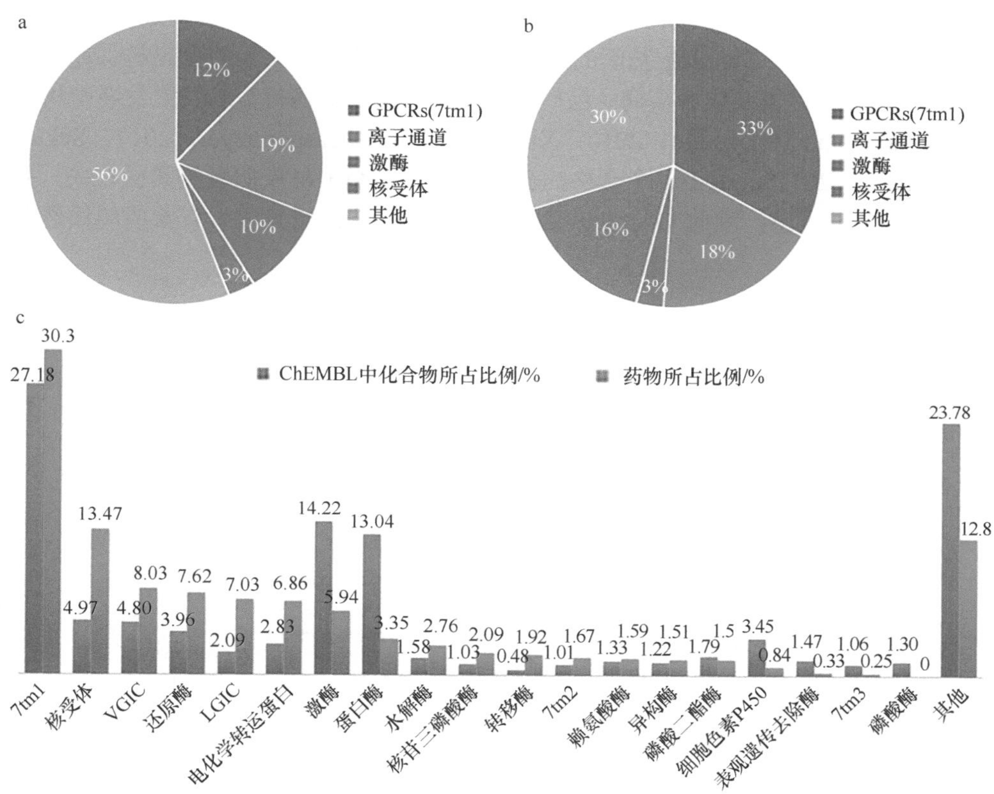

图 5-2　药物靶标的主要蛋白质家族分布（Santos et al.，2017）

a. 人类药物靶标在不同蛋白质家族中的比例；b. 人类药物靶向不同蛋白质家族的比例；c. 不同蛋白质家族靶标的临床成功比例。GPCR：G 蛋白偶联受体；7tm：跨膜蛋白家族 7（7 transmembrane family）；VGIC：电压门控离子通道（voltage-gated ion channel）；LGIC：配体门控离子通道（ligand-gated ion channel）

5.2　Ohnolog 基因启发的靶标鉴别

5.2.1　Ohnolog 基因与疾病

全基因组倍增（whole genome duplication，WGD）普遍被认为是脊椎动物的重要进化事件（Altenhoff et al.，2016）。人类基因组在早期脊椎动物时期经历了两次 WGD 事件（McLysaght et al.，2002；Dehal and Boore，2005；Nakatani et al.，2007；Makino and McLysaght，2010）（图 5-3）。根据统计，人类基因组中大约 30% 的蛋白质编码基因与这两次 WGD 事件相关（Nakatani et al.，2007；Makino and McLysaght，2010）。为了纪念 Ohno 在相关研究中的突出贡献，这些与两次 WGD 事件相关的旁系同源基因被称为 Ohnolog（Ohno et al.，1968；Wolfe，2001）。Ohnolog 基因在生物体的发育和转录调控中发挥着重要作用（Bekaert et al.，2011）。先前的研究表明，由于 Ohnolog 基因的高剂量敏感性（基因拷贝数的变化易引起表型变化），其与人类表型或者疾病（包括癌症和阿尔茨海默病等）的发生发展密切相关（Makino and McLysaght，2010；Xie et al.，2016；Caspermeyer，2017；Sekine and Makino，2017）。由于一个合格的药物靶标基因必须与疾病表型紧密相关，并且对药物剂量敏感，因此 Ohnolog 基因的剂量敏感特性使其成为有希望的候选药物靶标。

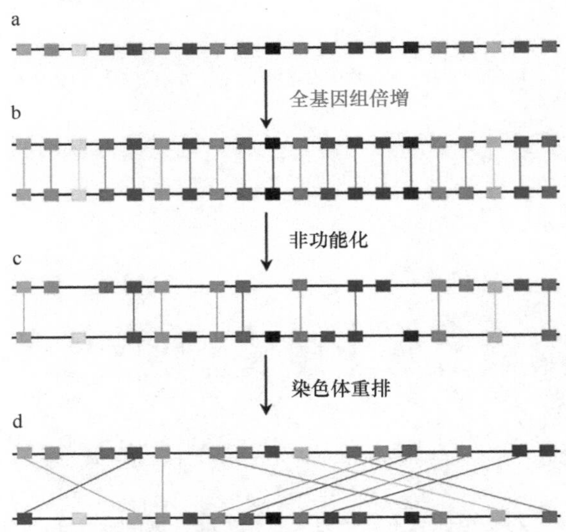

图 5-3　全基因组倍增演变中的 Ohnolog 基因对（Singh et al.，2015）

a. 全基因组倍增谱系基因组；b. 全基因组倍增事件；c. 基因非功能化；d. 染色体重排产生 Ohnolog 基因对

5.2.2　Ohnolog 基因与靶标鉴别

基于 Ohnolog 基因与疾病的密切关联，我们推测 Ohnolog 基因更易成为药物靶标。为了验证这一推测，本课题组分析了 Ohnolog 和非 Ohnolog 基因成为药物靶标的比例（Quan et al.，2018）。基于 Makino 和 McLysaght（2010）的工作，本课题组收集到 9057 对 Ohnolog 基因对，涉及人类基因组的 7074 个基因。通过把 Ohnolog 基因与上市药物靶标进行比对，发现 7074 个 Ohnolog 基因中的 389 个（5.50%）是上市药物靶标，而剩余的 13 271 个非 Ohnolog 基因中仅有 269 个

（2.03%）是上市药物靶标（图 5-4）。以上结果表明：Ohnolog 基因所包含的成功药物靶标显著高于非 Ohnolog 基因（P=1.51×10^{-40}，卡方检验），这说明 Ohnolog 基因可以富集药物靶标。

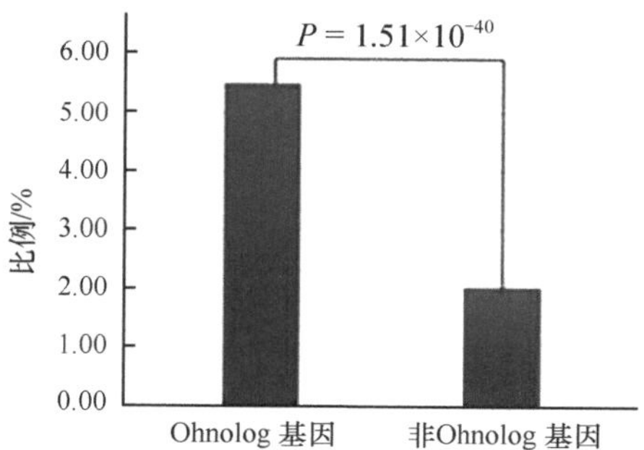

图 5-4　Ohnolog 基因和非 Ohnolog 基因中上市药物靶标的比例比较（Quan et al.，2018）

Ohnolog 基因中有 5.50%是上市药物靶标，而非 Ohnolog 基因中仅有 2.03%是上市药物靶标，Ohnolog 基因的成功药物靶标比例显著高于非 Ohnolog 基因（P = 1.51×10^{-40}，卡方检验）

另一项针对 Ohnolog 基因与药物靶标关系研究的结果表明，对于靶标中覆盖 Ohnolog 基因的在研药物，它们的治疗活性更有可能得到临床证据的支持（P=0.114，超几何分布检验）（图 5-5）（Quan et al.，2019）。此外，根据统计，靶标中覆盖 Ohnolog 基因的临床药物表现出更高的上市潜力（P<1.09×10^{-61}，超几何分布检验），表明 Ohnolog 基因在某种程度上可以作为药物靶标筛选中的“重要基因”（top gene），这对构建用于药物活性预测的机器学习模型非常有用（Quan et al.，2019）。

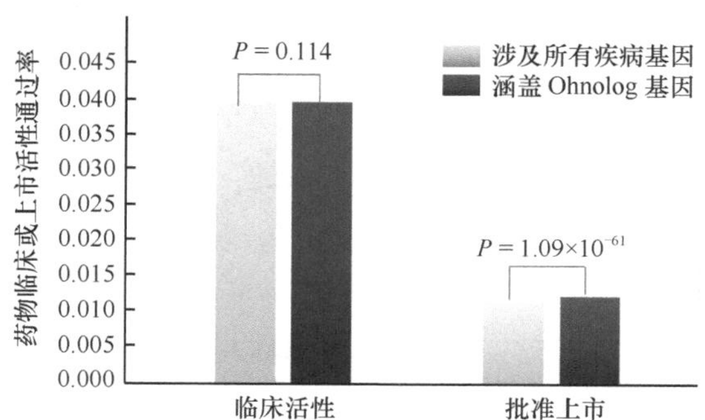

图 5-5　Ohnolog 基因作为药物靶标对药物临床或上市活性通过率的影响（Quan et al.，2019）

为了方便用户使用基于 Ohnolog 基因的药物活性机器学习预测模型，本课题组开发了 Web 服务器，并命名为 SCG-Drug（Systems Chemical Genetics-Drug，http://zhanglab.hzau.edu.cn/scgdrug）（图 5-6）。SCG-Drug 允许使用者快速直观地访问药物及靶标的背景信息和预测结果。目前，SCG-Drug 包含了来自多个数据库的约 5700 种药物、700 种疾病和 20 000 个人类基因信息。将任何药物的靶标信息输入 SCG-Drug 中，用户都可以使用已建立的药物活性机器学习预测模型预测药物的潜在治疗疾病活性。

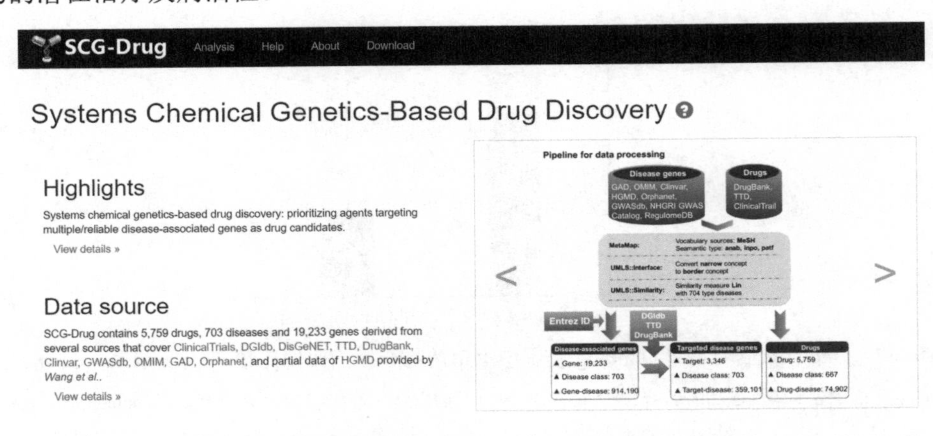

图 5-6 SCG-Drug（Systems Chemical Genetics-Drug）Web 服务器界面（Quan et al.，2019）

为了验证该预测模型的有效性，本课题组通过细胞毒性实验测试了该模型预测的抗白血病药物的活性。基于该模型，预测 809 种药物具有抗白血病潜力，其中 550 种药物（67.99%）已有临床活性评价数据支持（Quan et al.，2019）。其余 259 种药物中有 14 种是可购买的，我们采用 K562（慢性粒细胞白血病衍生的癌细胞系）细胞毒性实验对其进行了活性评价，发现 14 种潜在药物中的 10 种（71.43%）可有效抑制 K562 的生长，IC_{50} 值最低为 0.106μmol/L（塞卡替尼）（图 5-7）。

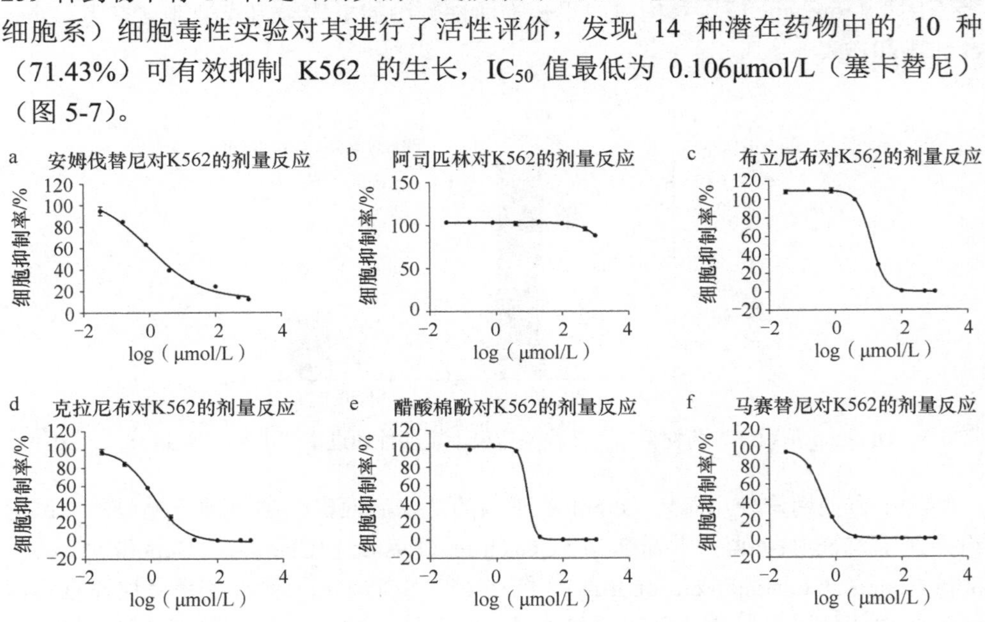

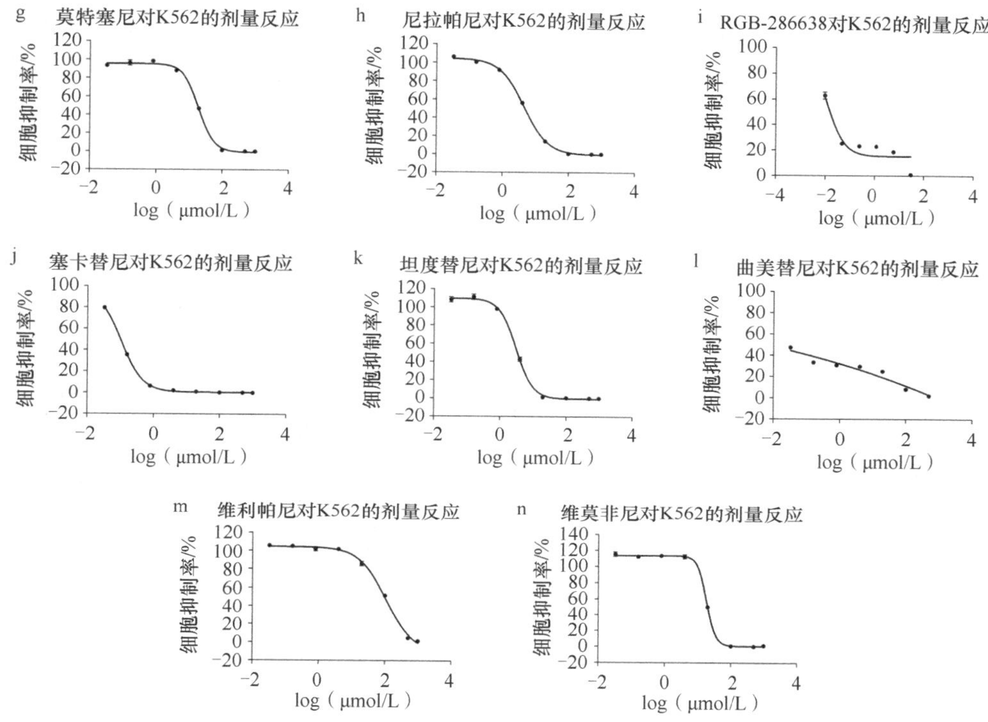

图 5-7　Ohnolog 基因启发的抗白血病药物预测的细胞毒性实验结果（Quan et al.，2019）

安姆伐替尼（Amuvatinib，a）、阿司匹林（Aspirin，b）、布立尼布（Brivanib，c）、克拉尼布（Crenolanib，d）、醋酸棉酚（gossypol，e）、马赛替尼（Masitinib，f）、莫特塞尼（Motesanib，g）、尼拉帕尼（Niraparib，h）、RGB-286638（i）、塞卡替尼（Saracatinib，j）、坦度替尼（Tandutinib，k）、曲美替尼（Trametinib，l）、维利帕尼（Veliparib，m）、维莫非尼（Vemurafenib，n）分别作用于慢性粒细胞白血病衍生的癌细胞系（K562）的细胞抑制率，结果显示：10 种（71.43%）药物（安姆伐替尼、布立尼布、克拉尼布、马赛替尼、莫特塞尼、尼拉帕尼、塞卡替尼、坦度替尼、维利帕尼、维莫非尼）可有效抑制 K562 的生长

5.3　基因起源阶段启发的靶标鉴别

5.3.1　基因起源阶段与靶标鉴别

多项最新的研究表明，与遗传疾病相关的基因具有特殊的进化特征（Wang et al.，2012)。首先，这些基因中的大多数（90%）出现在生命的早期阶段，就是两辐射对称（biradial symmetry）生物起源之前（Domazet-Lošo and Tautz，2008）。其次，某些疾病基因的致病性（pathogenicity）与其进化起源密切相关。例如，部分癌症的发生可以追溯到后生动物（即多细胞动物）的起源（可能是因为癌症本质上源于多细胞动物细胞之间的相互作用障碍）(Domazet-Lošo and Tautz，2010)。

最后，真细菌时期起源（eubacterial origins）的人类基因比古菌时期起源（archaebacterial origins）的人类基因更可能成为遗传疾病的关联基因（Alvarez-Ponce and McInerney，2011）。由于遗传疾病相关基因是药物靶标的重要来源之一，因此我们推断人类药物靶标具有相似的进化特征（Wang et al.，2012）。

Domazet-Lošo 和 Tautz（2008）使用种系地层学方法（phylostratigraphic approach），将人类基因划分为具有不同起源时期的 19 个类别（从早期到晚期）：原核生物（Prokaryotes）、真核生物（Eukaryota）、后鞭毛生物（Opisthokonta）、动物总界（Holozoa）、后生动物（Metazoa）、真后生动物（Eumetazoa）、两侧对称动物（Bilateria）、后口动物（Deuterostomia）、脊索动物（Chordata）、嗅球类脊索动物（Olfactores）、脊椎动物（Craniata）、骨脊椎动物（Euteleostomi）、四足动物（Tetrapoda）、羊膜动物（Amniota）、哺乳动物（Mammalia）、真兽类动物（Eutheria）、北方真兽高目（Boreoeutheria）、灵长总目（Euarchontoglires）和灵长类动物（Primates）。在收集到的 498 个上市药物靶标中，其中 488 个可以被分配到上述 19 个进化类中。研究发现这些上市药物靶标在 19 个系统发育类中并不是均匀分布的，而是在第 1、5 和 6 类中富集，它们分别与原核生物、后生动物和真后生动物的起源相对应（图 5-8）。只有 1 个上市药物靶标与灵长类动物的进化有关（第 19 类）。因此，超过 90%（442/488）的上市药物靶标出现在两侧对称动物起源时期之前。

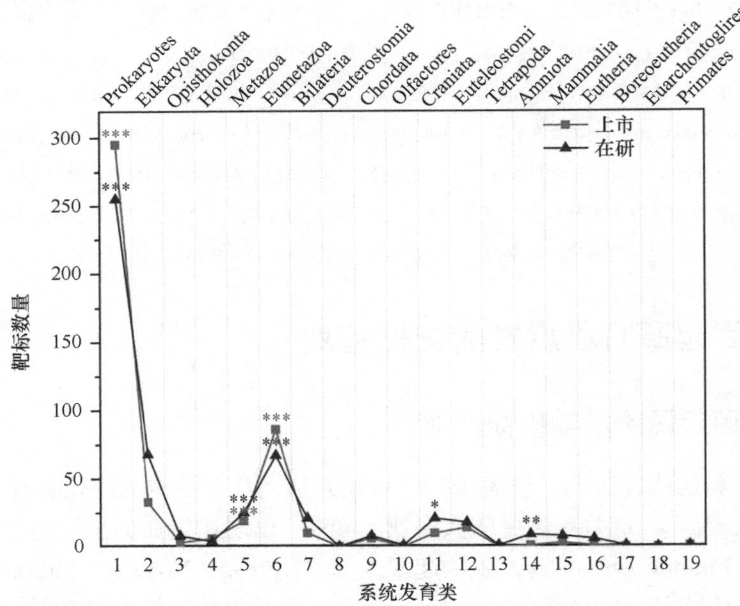

图 5-8 人类药物靶标（包括上市和在研药物）在 19 个系统发育类中的分布（Wang et al.，2012）

*表示 $P<0.05$；**表示 $P<0.01$；***表示 $P<0.001$

此前研究揭示在 21 712 个人类蛋白质编码基因中，有 7884 个基因来自真细菌起源时期，939 个来自古菌起源时期（Alvarez-Ponce and McInerney，2011）。统计发现真细菌起源时期基因的上市药物靶标比例（280/7884）的确大于古菌起源时期基因（13/939）（$P<1\times10^{-4}$，超几何分布检验）。此外，属于第 5 类基因的 19 个上市药物靶标中的 9 个（47.4%）是治疗癌症的成功靶标，这与第 5 类基因富集癌症基因的研究结果一致（Domazet-Lošo and Tautz，2010）。属于第 6 类基因的 86 个上市药物靶标中的 34 个（39.5%）是治疗神经系统疾病的成功靶标，这可能源自真后生动物是最早拥有神经系统的生物（Origins，2009）。

近年来，为了进一步提高人类基因起源时期的准确性，Liebeskind 等（2016）提供了一个相对一致的基因年龄数据集，该数据集综合了 13 种流行的同源基因检测算法的结果，因此，极大地减小了由单一算法引起的偏差。在这个新的基因年龄数据中，人类基因根据起源时间可分为 8 类：①细胞生物；②真核生物与古菌的共同祖先（Euk_Archaea）；③来自细菌的水平基因转移（Euk+Bac）；④真核生物；⑤后鞭毛生物；⑥真后生动物；⑦脊椎动物；⑧哺乳动物。基于新的基因年龄数据，本课题组重新分析了上述 498 个上市药物靶标在不同基因起源阶段的分布（Quan et al.，2018）；重新统计了这些上市药物靶标在 8 个起源阶段的富集倍数，并通过超几何分布检验评估了富集程度。结果显示，上市药物靶标主要在第 1 类（细胞生物）和第 3 类（Euk+Bac）基因中显著富集（$P<0.001$，超几何分布检验），这对应于 Domazet-Lošo 定义的第 1 类（原核生物）基因等。此外，上市药物靶标在第 6 类（真后生动物）基因中也有富集，其中包括 Domazet-Lošo 等定义的第 5 类（后生动物）和第 6 类（真后生动物）基因（图 5-9）。总体而言，这些结果表明，上市药物靶标在新基因年龄数据集的富集模式与之前的结果相当吻合，显示了药物靶标进化模式的稳健性。

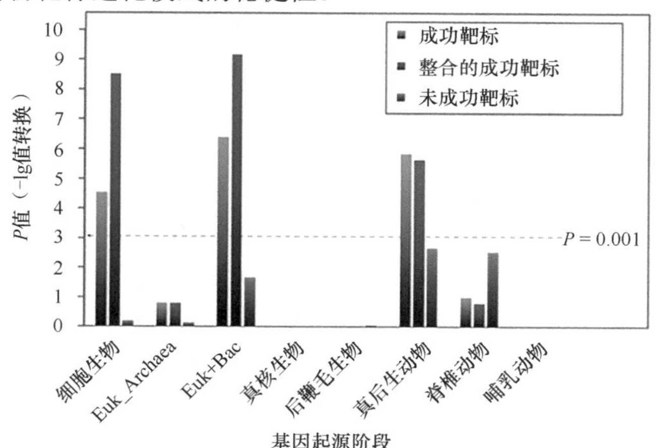

图 5-9　成功靶标和未成功靶标的基因起源阶段分布模式（Quan et al.，2018）

Euk_Archaea：真核生物与古菌的共同祖先；Euk+Bac：来自细菌的水平基因转移。下同

除了上市药物靶标，我们还分析了 522 个在研药物靶标在新基因年龄数据集中的富集模式。在过去几年中，522 个在研药物靶标中有 160 个获得成功，剩余的 362 个被定义为尚未成功的药物靶标。如图 5-9 所示，整合的上市药物靶标（658=498+160）显示出上述进化富集模式（$P<0.001$，超几何分布检验），而尚未成功的药物靶标则没有显示出相同的富集模式。

总之，该研究揭示了成功药物靶标的进化特征，对药物靶标发现具有指导意义。药物靶标的基因年龄分析表明，上市药物靶标在某些起源阶段的基因中显著富集，这提示研究者在选择药物靶标时可以优先考虑某个起源阶段起源的人类基因。此外，靶标的起源阶段也可能与某些疾病有特殊关联，这有利于进一步缩小靶标筛选的范围（Quan et al.，2018）。

5.3.2 基因起源阶段与抗病毒药物靶标鉴别

本课题组近来发现和证实了遗传学和进化生物学知识有助于筛选可成药的抗病毒宿主靶标，从而促进了抗病毒药物的研发（Xu et al.，2021）。

自 1901 年发现最早的黄热病病毒以来，已知病毒的数量不断增加。平均而言，每年可以发现 3～4 个病毒新种。迄今为止，研究者已经鉴定出 800 多种可感染人类的病毒（Gorbalenya et al.，2020），病毒感染成为人类传染病中最不可预测的疾病。如今，世界上有多种导致人类高死亡率的病毒。例如，埃博拉病毒可引起一系列高致病性症状，如出血热，并且具有高度传染性，死亡率为 57%～90%（Hasan et al.，2019）；到 2003 年 7 月，严重急性呼吸综合征（severe acute respiratory syndrome，SARS）已经感染了 8000 多人并导致 774 人死亡（Marshall et al.，2005）；EB 病毒（Epstein-Barr virus，EBV）是一种常见的人类疱疹 DNA 病毒，可在 90% 以上的人群中维持终生感染，并引起多种人类恶性肿瘤（Farrell，2019）；人类免疫缺陷病毒（HIV）会导致人类细胞免疫功能出现严重缺陷，截至 2018 年，全球已有 7730 万人感染了 HIV，3540 万人死于艾滋病相关疾病（Gao et al.，2019）；由 SARS-CoV-2 引起的新型冠状病毒感染（Corona Virus Disease 2019，COVID-19）造成了全球大流行，并引发了一系列呼吸道疾病，如肺炎和肺衰竭（Chan et al.，2020；Huang et al.，2020；Li et al.，2020）。全世界每年仍有数以千计的人受到瘟疫的威胁（Sun and Singh，2019）。这些病毒通常具有易暴发、隐蔽性强的特点。因此，病毒性疾病的死亡率一直居高不下。由于病毒耐药性的限制，许多病毒性疾病仍缺乏有效的预防措施和治疗药物。抗病毒药物的开发已经迫在眉睫。

抗病毒药物通常按作用分为：抗 HIV 药物（如齐多夫定、阿巴卡韦、奈非那韦、德拉韦定、奈韦拉平等）（Kuritzkes，2009；Maartens et al.，2014）、抗巨细胞病毒（CMV）药物（如更昔洛韦、缬更昔洛韦、西多福韦、福米韦森等）（Mareri et al.，2016；Pillet et al.，2016）、抗肝炎病毒药物（如特拉匹韦、利巴韦林、西美瑞韦、波普瑞韦、索非布韦等）（Schaefer and Chung，2012；Jackson and Everson，

2017)、抗疱疹病毒药物（如阿昔洛韦、伐昔洛韦、依度尿苷等）（De Clercq，2013；Shiraki，2018），以及抗流感和呼吸道病毒药物（如金刚烷胺、金刚乙胺、奥司他韦、扎那米韦等）（Amarelle et al.，2017）。尽管有数十种药物可用于治疗重要的病毒性疾病，但它们仅针对少数病毒病原体（Menéndez-Arias and Richman，2014；De Clercq and Li，2016；Mohammadi Pour et al.，2019）。NCBI PubMed（https://pubmed.ncbi.nlm.nih.gov/）数据库中 1945～2021 年抗病毒药物文献统计显示：抗病毒药物相关研究论文数量逐年增加，从 1945 年的只有 1 篇增加到 2013 年的 17 198 篇。该统计说明抗病毒药物研究越来越受到重视。

病毒没有细胞结构，其遗传物质容易受到外界环境和宿主细胞分子环境的干扰。传统的抗病毒药物主要是在病毒复制的不同阶段抑制病毒繁殖所必需的酶，从而阻断其复制（De Clercq and Li，2016；Nikonov et al.，2017）。然而，越来越多的研究表明，这种针对病原体的策略虽然在许多情况下取得了成功，但由于耐药性的迅速出现，还不足以满足人类的健康需求（Prussia et al.，2011）。

在过去的几十年里，高通量测序、分析技术和分子生物学的巨大进步，使人们对病毒感染的遗传和进化机制有了更深入的了解，并为治疗、干预病毒侵染提供了新的机会（Münk et al.，2011）。目前，通过全基因组关联分析（genome-wide association study，GWAS），研究者发现了大量与病毒性疾病（艾滋病、肝炎等）易感性相关的基因位点（Chapman and Hill，2012），这些结果进一步阐明了对传染病易感性的遗传结构。众所周知，遗传多样性可推动物种的进化并有助于物种适应新环境。Gelbar 等（2020）使用超深度测序检查了从早期感染人类免疫缺陷病毒（human immunodeficiency virus，HIV）、呼吸道合胞病毒（respiratory syncy-tial virus，RSV）和巨细胞病毒（cytomegalovirus，CMV）的人群中采集的 43 份临床样本。他们发现这些 HIV 和 CMV 样本中存在多种不同的基因型，这是病毒多样性增加的主要驱动因素。靶向宿主抗病毒药物发现策略近年来变得越来越流行。由于宿主蛋白的突变率明显低于病毒，因此靶向宿主的抗病毒药物被认为比直接作用于病毒本身的药物具有更高的遗传屏障来避免突变（Prasad et al.，2017）。Ullah 等（2019）最近发现，人类 RACK1 蛋白抑制剂显示出与已获批的抗疱疹病毒药物阿昔洛韦相似的功效，因而 RACK1 蛋白被认为是广谱抗病毒药物的潜在靶标。Tyrrell 等（2017）基于糖基化机制选择内质网 α-葡糖苷酶作为靶标，并研究了亚氨基糖在难治性病毒感染性疾病中的潜在疗效。迄今为止，该策略在登革热（Plummer et al.，2015）及其他病毒性疾病（Villalón-Letelier et al.，2017；Glennon et al.，2018；Varikuti et al.，2018）的治疗中也取得了成功。Pairo-Castineira 等（2021）进行了一项 GWAS 研究，比较了英国 2244 名重症 COVID-19 患者与健康个体。随后，使用全转录组孟德尔随机化方法，发现编码酪氨酸激酶 2（TYK2）的基因高表达与重症 COVID-19 显著相关。因此，作者推测靶向 TYK2 的药物（JAK 抑制剂巴瑞替尼）可能具有抗 SARS-CoV-2 的治疗潜力。Burmeister 等（2021）提出了一种基于生态进化系统的方法，微生物和宿主的内部环境被视为一个生态系统，宿主和微生物是这个复杂相互作用系统的一部分。可见，靶向宿主因子的策略绕过了病毒高频突变的障碍，为开发更广谱的抗病毒药物提供了前所未有的机遇（Burmeister et al.，2021）。

对于病毒，入侵的主要屏障是细胞的先天免疫力。抗病毒反应首先通过宿主细胞检测病毒成分，然后传递抗病毒信号，转录和翻译抗病毒效应物，最后建立身体的抗病毒状态（Tripathi and Garcia-Sastre，2016）。结合靶向宿主因子的策略，在确定有助于提高对病毒性疾病的敏感性或抗性的特定人类基因变异方面已经取得了很大进展（Kenney et al.，2017）。目前，最流行的基因检测方法主要是通过GWAS 发现疾病的潜在易感基因（Akcay et al.，2018；Klebanov，2018；Yudin et al.，2018），以及通过全外显子组测序（whole exome sequencing，WES）检测与特定病毒疾病表型相关的基因多态性（Ma et al.，2017；Verma and Sharma，2018）。例如，Akcay 等（2018）报道，主要组织相容性复合体（major histocompatibility complex, class Ⅱ, DP/DQ，HLA-DP/DQ）突变有助于 HBV 的持续存在和对疫苗的抵抗。此外，HLA-DP/DQ 位点的易感等位基因在亚洲人群中比在白种人中更常见，这可能解释了为什么亚洲人群中慢性乙型肝炎病毒（hepatitis B virus，HBV）感染率更高。此外，Hashemi 等（2021）提出，宿主靶向抗病毒药物可能会受到宿主基因多态性的影响，这种影响会改变药物抑制靶蛋白的能力。在临床上，有报道表明 10%～15%的患者对阿拉泊韦的反应不理想，这可能是由于单核苷酸多态性（SNP）的潜在影响（Guedj et al.，2014）。另一项研究在个体水平上测试了整个外显子的突变，结果显示 HIV-1 疾病的进展与微生物感染和先天免疫激活有关，而微生物在受损的肠黏膜中的作用被认为与疾病的进展有关。因此，微生物易位和先天模式识别受体（pattern recognition receptor，PRR）的激活可能影响疾病的进展和非艾滋病并发症（Nissen et al.，2018）。基于规律成簇的间隔短回文重复（clustered regularly interspersed short palindromic repeats，CRISPR）筛选，Daniloski 等获得了宿主中表达量较高的基因。这些基因的功能失调大大降低了SARS-CoV-2 的感染率。这些基因中有 9 个是可成药靶标，对应 26 个小分子抑制剂。实验结果表明，其中 7 种抑制剂可以将 SARS-CoV-2 的病毒量重新降低 99%以上。有趣的是，在这 7 种有效的抗病毒药物中，有 4 种针对同一基因，即磷脂酰肌醇 3-激酶催化亚基 3 型（PI3KC3）b 基因（Daniloski et al.，2021）。因此，作者认为，CRISPR 分析是筛选抗病毒药物靶标的有效遗传方法（De Wilde et al.，2018；Brest et al.，2021；Daniloski et al.，2021）。然而，由于 GWAS 只能确定与疾病明显相关的基因，越来越多的研究结合孟德尔随机化（MR）来确定基因突变和疾病之间的因果关系。通过结合 GWAS 和 MR 方法，一些宿主基因，如干扰素α和β受体亚基 2（interferon α and β receptor subunit 2，IFNAR2）基因、酪氨酸激酶 2（tyrosine kinase 2，TYK2）基因、Janus 激酶 1（Janus kinase 1，JAK1）基因、Janus 激酶 2（Janus kinase 2，JAK2）基因、肿瘤坏死因子（tumor necrosis factor，TNF）基因、白细胞介素-6（interleukin 6，IL-6）基因、跨膜丝氨酸蛋白酶 2（transmembrane serine protease 2，TMPRSS2）基因和白细胞介素-1 受体 1（interleukin-1 receptor 1，IL1R1）基因已被确定为 COVID-19 的潜在治疗目标（Liu et al.，2021；Pairo-Castineira et al.，2021）。这些发现为更好地理解 COVID-19 的发生机制提供了重要线索。综上所述，遗传学确定的疾病基因被认为是一个有希望的药物靶标来源，有助于提高抗病毒药物开发的成功率（Quan et al.，2019）。

在本课题组前期的研究中（Quan et al.，2019），结合了 8 个疾病基因数据库/方法结果的信息，包括 ClinVar（Landrum et al.，2014）、Online Mendelian Inheritance in Man（OMIM）（Amberger et al.，2015）、The Human Gene Mutation Database（HGMD）（Stenson et al.，2017）、Orphanet（Pavan et al.，2017）、GWASdb（Li et al.，2016）、INtegrated TaRget gEne PredItion（INTRGE）（Chen and Tian，2016）、Genetic Association Database（GAD）（Becker et al.，2004）和 DisGeNET（Piñero et al.，2015），并利用临床支持程度给予这些基因不同的质量评分（称为可靠性评分）。通过综合分析，证实了这些由疾病遗传学得出的可靠性评分可以用来衡量基因和疾病之间的关联，这为筛选潜在目标和预测药物活性提供了重要价值。可靠性评分越高，基因和疾病之间的关联性越强，该基因越容易被发展为药物靶标。

为了分析抗病毒药物靶标的基因特征，本研究首先从 DrugBank 数据库（Wishart et al.，2018）下载了 36 个已批准的抗病毒药物的已知宿主靶标。根据从 SCG-Drug 数据库（Quan et al.，2019；http://zhanglab.hzau.edu.cn/scgdrug）得出的可靠性评分，获得了 32 个与靶标相关的评分信息（占总 36 个靶标的 88.9%）。接下来，计算这些目标与 34 种病毒性疾病的中位数得分，以衡量基因与致病病毒之间的关联强度。结果显示，有 13 个基因得到了等于或大于 3 分的疾病可靠性评分。此外，有 27 个目标与一种以上的病毒性疾病有关联。之前的研究已经表明，上市药物的靶标往往具有共同的进化生物特征，这对筛选潜在的药物靶标和发现新药有很大帮助（Wang et al.，2012；Quan et al.，2018）。受这些信息的启发，本课题组分析了已被 FDA 批准的靶向宿主的抗病毒药物靶标的进化特征，希望推动新型抗病毒药物的开发。

病毒通过它们的衣壳或包膜蛋白与宿主相互作用。有观点认为，原始衣壳蛋白编码基因是从宿主中募集而来的，这意味着病毒与宿主之间的共同进化深深植根于病毒的起源过程中（Gorter et al.，2015）。此外，多项研究表明：病毒的进化和寄生宿主的范围对病毒传染性疾病的发生和发展有重要作用（Gorter et al.，2015；Dallas et al.，2017）。病毒和宿主之间的共同进化也导致了不同感染群体之间的遗传差异性增加，这通常与共同进化病毒可以感染的宿主范围有关（Paterson et al.，2010；Koonin，2016）。例如，流感病毒引起的健康灾难在人类历史上屡见不鲜。流感病毒流行的原因之一是其可以通过遗传多样性不断进行抗原转化。同时，宿主的免疫防御机制也在不断进化，就像捕食者和猎物之间的进化竞赛（Gorter et al.，2015；Voskarides et al.，2018）。通过研究宿主抵抗流感病毒感染的机制，发现干扰素诱导跨膜蛋白（interferon inducer transmembrane protein，IFITM）编码基因，尤其是 *ifitm3* 基因的单核苷酸多态性（single nucleotide polymorphism，SNP），能够增加或降低宿主对流感病毒的易感性（Zhai et al.，2015；Smith et al.，2019），该结果显示了宿主蛋白质进化的抗病毒意义。通过整合病毒-宿主进化机制以及病原体与宿主之间相互作用的策略，也可以使病原体与宿主间产生协同效应，以提高治疗效果（Burmeister et al.，2021）。目前，基于宿主体内病毒的进化模型，研究者提出了两种有效的治疗策略以控制或消除病原体，即进化权衡和/或竞争效应（Bull et al.，2019；Gurney et al.，2020；Burmeister et al.，2021）。此外，Phillips 等（2017）发现宿主伴侣蛋白影响病毒进化的能力是决定病毒蛋白突变适应性的关键力量，这为抗病毒治疗的设计提供了新的见解。

基于以上知识统计现有的 36 个人类抗病毒药物靶标的起源阶段信息，结果表明，36 个抗病毒药物靶标主要富集在起源于真后生动物（第 6 类）的基因中（14/36，P=0.04，超几何分布检验）（图 5-10a）。值得注意的是，36 个抗病毒药物靶标中有 21 个属于细胞膜受体，而这 21 个细胞膜受体中的 13 个起源于真后生动物时期，富集趋势更为明显（$P=3.4\times10^{-4}$，超几何分布检验）（图 5-11b）。使用 DAVID 网站（https://david.ncifcrf.gov/）进行基因功能注释，结果表明，这些受体与免疫反应显著相关（$P=1.4\times10^{-8}$）。以上结果表明起源于真后生动物时期的人类基因具有更大的潜力成为抗病毒药物靶标。

药物重新定位一直是降低药物开发成本、加快研究进程的重要途径。目前，已批准的针对 348 个宿主基因的抗病毒药物数量明显多于直接针对病毒基因的药物。因此，采用以宿主为中心的策略，结合遗传和进化知识，提高药物重新定位的方法是可行的。首先，从 SCG-Drug 数据库中查询基因的遗传学信息，获得 7214 个基因与 34 种病毒性疾病相关。然后，根据 3 个知名的药物靶标数据库 TTD（Therapeutic Target Database，http://db.idrblab.net/ttd/）、DGIdb（https://dgidb.genome.wustl.edu/）和 DrugBank（https://go.drugbank.com/）中的药物靶标信息发现其中的 2277 个基因是已知的药物靶标，具有对应的药物信息，并且其中 687 个靶标是细胞膜蛋白。最后，对这 687 个靶标进行进化特征筛选，发现其中 248 个起源于真后生动物时期。此外，通过检索 NCBI PubMed 数据库中的文献，发现其中 13 个靶标具有病毒相关文献报道。因此，本研究推测现有已获批的靶向这 13 个靶标的药物可能通过药物重新定位用于抗病毒治疗。通过搜索 ClinicalTrials 数据库（https://clinicaltrials.gov/）发现，以上部分候选抗病毒靶标的药物疗效已经得到了临床证据的支持（表 5-1）。

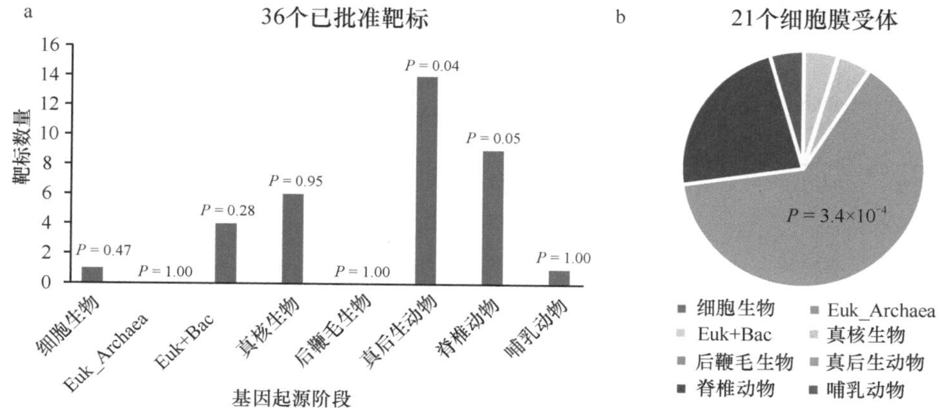

图 5-10　抗病毒药物靶标的基因起源阶段分布模式

a. 现有的 36 个人类抗病毒药物靶标的起源阶段分布模式。36 个抗病毒药物靶标主要富集在起源于真后生动物（第 6 类）的基因中（14/36，$P = 0.04$，超几何分布检验）。b. 21 个人类抗病毒药物靶标（细胞膜受体）的起源阶段分布模式，21 个细胞膜受体中的 13 个起源于真后生动物时期

表 5-1　抗病毒候选靶标的基本信息

基因名	UniProt ID	是否已知靶标	SCG 病毒类疾病关联得分（中位数）	关联的病毒类疾病（最多列出前 3 个）	基因起源阶段	PubMed 文献数量/篇
ADRA2A	P08913	是	3	艾滋病痴呆综合征、肝炎	真后生动物	13
ADRB2	P07550	是	3	进行性多灶性白质脑病、副黏病毒科感染、小核糖核酸病毒感染	真后生动物	52
ADRB3	P13945	是	3	肝炎、艾滋病痴呆综合征、皮康病毒科感染	真后生动物	1
AGER	Q15109	否	3	进行性多灶性白质脑病、肝炎、艾滋病痴呆综合征	真后生动物	27
AGTR1	P30556	是	3	进行性多灶性白质脑病、副黏病毒科感染、肝炎	真后生动物	3
ASIC1	P78348	是	3	进行性多灶性白质脑病	真后生动物	3
BIN1	O00499	否	6	慢性疲劳综合征、艾滋病痴呆综合征	真后生动物	14
BSG	P35613	否	3	肝炎、西尼罗热、Epstein-Barr 病毒感染	真后生动物	19
CALHM1	Q8IU99	否	9	艾滋病痴呆综合征	真后生动物	1
CD209	Q9NNX6	是	3	西尼罗热、肝炎、埃博拉出血热	真后生动物	65

续表

基因名	UniProt ID	是否已知靶标	SCG病毒类疾病关联得分（中位数）	关联的病毒类疾病（最多列出前3个）	基因起源阶段	PubMed文献数量/篇
CD86	P42081	是	3	呼吸道合胞病毒感染、小核糖核酸病毒感染、D型肝炎	真后生动物	758
CRHR2	Q13324	是	3	肝炎、慢性疲劳综合征、西尼罗热	真后生动物	4
DRD4	P21917	是	3	艾滋病痴呆综合征	真后生动物	5
DRP2	Q13474	否	3	艾滋病痴呆综合征	真后生动物	1
FAS	P25445	是	3	皮康病毒科感染、综合痴呆症、梅克尔细胞癌	真后生动物	1588
GHSR	Q92847	是	3	梅克尔细胞癌	真后生动物	7
GPC5	P78333	否	3	进行性多灶性白质脑病	真后生动物	1
GPR65	Q8IYL9	否	6	进行性多灶性白质脑病	真后生动物	1
GRM4	Q14833	是	3	进行性多灶性白质脑病、肝炎、皮康病毒科感染	真后生动物	1
GRPR	P30550	是	3	艾滋病痴呆综合征	真后生动物	1
IL1R1	P14778	是	3	进行性多灶性白质脑病、皮康病毒科感染、艾滋病	真后生动物	17
IL1RL1	Q01638	否	3	人类流感、D型肝炎、西尼罗热	真后生动物	31
KCNQ1	P51787	是	3	尖锐湿疣、艾滋病痴呆综合征、麻疹	真后生动物	5
LGR5	O75473	是	3	艾滋病、人类流感、副黏病毒科感染	真后生动物	25
MAG	P20916	否	3	进行性多灶性白质脑病	真后生动物	100
NPSR1	Q6W5P4	是	3	肝炎、呼吸道合胞病毒感染、人类流感	真后生动物	1
PARD6A	Q9NPB6	否	3	艾滋病痴呆综合征	真后生动物	2
PERP	Q96FX8	否	3	梅克尔细胞癌、进行性多灶性白质脑病	真后生动物	5
RGS7	P49802	否	3	进行性多灶性白质脑病	真后生动物	1
RHOU	Q7L0Q8	否	3	癌症、梅克尔细胞癌	真后生动物	4
SGCA	Q16586	否	14	慢性疲劳综合征	真后生动物	7
SHB	Q15464	否	3	艾滋病痴呆综合征	真后生动物	19
SYNE2	Q8WXH0	否	7	慢性疲劳综合征	真后生动物	4

续表

基因名	UniProt ID	是否已知靶标	SCG 病毒类疾病关联得分（中位数）	关联的病毒类疾病（最多列出前 3 个）	基因起源阶段	PubMed 文献数量/篇
TGFBR1	P36897	有	3	肝炎、梅克尔细胞癌	真后生动物	29
TNFSF10	P50591	否	3	D 型肝炎、艾滋病、进行性多灶性白质脑病	真后生动物	224

例如，白细胞介素-1 受体 1（interleukin-1 receptor 1，IL1R1）基因编码一种属于白细胞介素-1 受体家族的细胞因子受体，参与先天免疫和炎症过程的调节。靶向 IL1R1 的药物之一——阿那白滞素（anakinra）是一种人类白细胞介素-1 受体拮抗剂，被批准用于治疗成人类风湿性关节炎（rheumatoid arthritis，RA）和新生儿多系统炎症性疾病（neonatal onset multisystem inflammatory disease，NOMID）（Boraschi et al.，2018）。基于疾病遗传学信息预测靶向 IL1R1 的药物可用于副黏病毒科感染，如呼吸道合胞病毒感染、流感等。根据 ClinicalTrials 数据库的记录，目前正在研究阿那白滞素用于治疗 COVID-19。相关 ClinicalTrials 标识符是 NCT04362943、NCT04364009、NCT04330638、NCT02735707、NCT04362111、NCT04339712、NCT04366232、NCT04341584 等，并且其中部分研究已经处于临床Ⅲ期或Ⅳ期阶段（NCT02735707、NCT04330638、NCT04364009、NCT04362111）。因此我们提出，阿那白滞素或许可以通过药物重新定位的方式治疗流感等呼吸道病毒感染类疾病。

1 型血管紧张素Ⅱ受体（type-1 angiotensin Ⅱ receptor，AGTR1）基因是心血管系统体积和血压的重要影响基因之一。靶向 AGTR1 的药物有约 360 种，可用于治疗副黏病毒科感染、艾滋病痴呆综合征等病毒性疾病。氯沙坦是一种血管紧张素Ⅱ371 受体阻滞剂，用于治疗高血压、糖尿病肾病和降低中风的风险，氯沙坦还可用于治疗呼吸综合征/冠状病毒感染和 HIV 感染。

福莫特罗（formoterol）是一种吸入型的 β2 激动剂，可以靶向肾上腺素受体 β2（adrenoceptor beta 2，ADRβ2）。福莫特罗于 2001 年获 FDA 批准，常用于治疗慢性阻塞性肺疾病（chronic obstructive pulmonary disease，COPD）和哮喘。我们的研究预测福莫特罗可用于治疗副黏病毒科感染、呼吸道合胞病毒感染等。ClinicalTrials 数据库中一项临床Ⅲ期研究将福莫特罗用于 COVID-19 治疗（NCT04331054），与预测相符。以上结果表明基于基因起源阶段信息筛选潜在抗病毒药物靶标的策略是可行的。

尽管我们可以利用各种技术获得大量的潜在治疗靶标，但将这些靶标引入临床试验仍是一个巨大的挑战。对已报道的统计结果显示，整个人类基因组中约有 10%的基因参与了疾病的发生，也就是说，约有 3000 个潜在的药物靶标适合药物治疗（Betz，2005）。因此，预测一个蛋白质是否能够以高亲和力结合类药物分子的口袋，即蛋白质的成药性（druggability）（Hopkins and Groom，2002）在药物发现的靶标筛选阶段具有重要意义（Betz et al.，2005）。为了提高靶标发现的效率，人们开发了许多计算方法来预测靶标的成药性（Hajduk et al.，2005；Borrel et al.，2015；Fernández，2019；Kana and Brylinski，2019）。PockDrug（Borrel et al.，2015）是一个预测口袋可药性的可靠模型，它基于对 52 个分子描述符的线性判别分析。它根据不同的预测对象选择最稳定和有效的模型。此外，PockDrug 保持了影响口袋药理特性的分子描述符的最佳组合。通过最佳组合，PockDrug 可以达到约 87% 的平均准确率（Borrel et al.，2015）。

对于那些没有药物信息的目标，我们需要根据蛋白质结构进行成药性分析，以确定它是否有可能成为小分子药物靶标。首先我们在 SwissProt 数据库中查询候选目标的蛋白质结构，发现并非所有这些候选基因都具有已知的蛋白质结构。为提高结果的准确性，我们只对 12 个有晶体结构报告的潜在目标进行了可药性预测。表 5-2 总结了 PockDrug 的所有预测信息。成药性评分在 0.5 分以上的口袋被认为是可成药的。

表 5-2 抗病毒候选靶标成药性信息

基因名	PDB ID	分辨率（Å）	配体	结合口袋数量	可成药口袋数量（成药性评分≥0.5）	最佳结合口袋评分
AGER	3O3U	1.50	MLR、SO4	24	13	1.00
BIN1	2FIC	1.99	XE	11	7	0.91
BSG	3I84	2.00	CL	2	0	
CD209	2XR6	1.35	07B、MAN、AE9、CA、CL	2	2	0.78
CRHR2	3N93-AB	2.50	MAL、GOL	41	18	1.00
FAS	3TJE-F	1.93	CD、EDO、CL	4	1	0.84
IL1RL1	4KC3-B	3.27	NAG、MSE	11	7	0.98
LGR5	4UFR-AC	2.20	NAG、CL	34	21	0.99
PARD6A	1WMH-B	1.50		4	3	0.99
RGS7	2A72	2.00	CL	7	2	0.60
RHOU	2Q3H	1.73	GDP、MG	6	1	0.93
TNFSF10	1DG6-A	1.30	ZN、CL	2	1	0.65

从成药性预测结果可以看出（表 5-2），包括 Fas 细胞表面死亡受体（Fas cell surface death receptor，FAS）基因、CD209 分子（CD209 molecule，CD209）编码基因、含有 G 蛋白偶联受体 5 的富含亮氨酸重复序列（leucine rich repeat containing

G protein-coupled receptor 5，LGR5）基因、促肾上腺皮质激素释放激素受体 2（corticotropin releasing hormone receptor 2，CRHR2）基因、晚期糖基化末端特异性受体（advanced glycosylation end product specific receptor，AGER）基因、桥接整合子 1（bridging integrator 1，BIN1）基因、Basigin[Basigin (Ok Blood Group)，BSG]编码基因、白细胞介素-1 受体样 1（interleukin-1 receptor like 1，IL1RL1）基因、Par-6 家族细胞极性调节器 α（Par-6 family cell polarity regulator alpha，PARD6A）基因、G 蛋白信号调节器 7（regulator of G protein signaling 7，RGS7）基因、Ras 同源家庭成员 U（Ras homolog family member U，RHOU）基因和肿瘤坏死因子超家族成员 10（tumor necrosis factor superfamily member 10，TNFSF10）基因在内的候选目标都有一个或多个可成药口袋。这 12 个潜在的抗病毒宿主靶基因根据是否为已知靶标分为两种类型：一种是已知的靶标（但是没有药物信息），包括基因 *CD209*、*FAS*、*LGR5* 和 *CRHR2*；另一种是未知的靶标，包括基因 *AGER*、*BIN1*、*BSG*、*IL1RL1*、*PARD6A*、*RGS7*、*RHOU* 和 *TNFSF10*。这 12 个潜在的抗病毒宿主靶标没有被批准的药物信息，因此它们可以被用于新药的发现。根据这些靶标蛋白的晶体结构，我们预测了最佳的可成药口袋（图 5-11）。

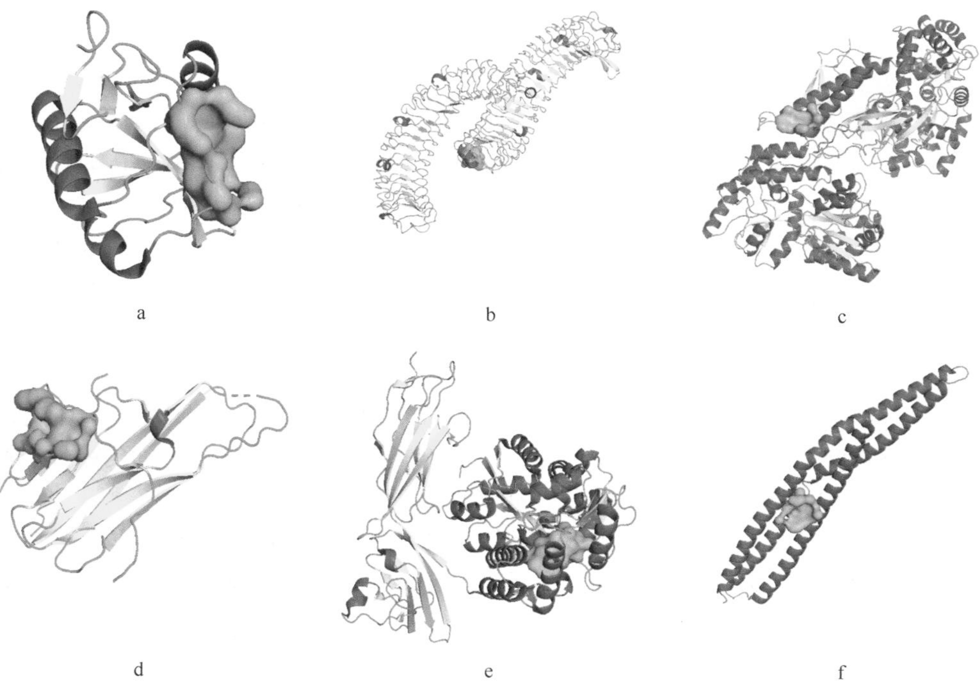

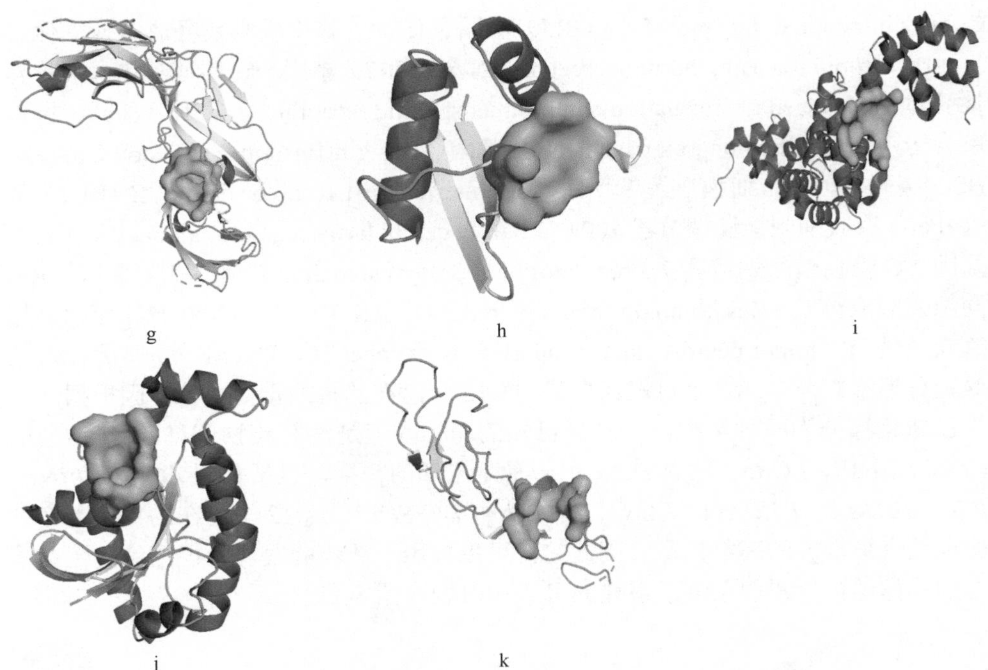

图 5-11 PockDrug 预测的每个目标的最佳可成药口袋（以青色表面模式显示）

共有 11 个候选基因具有已知的蛋白质晶体结构，并具有一个或多个可成药口袋，包括 CD209（a）、LGR5（b）、CRHR2（c）、FAS（d）、AGER（e）、BIN1（f）、IL1RL1（g）、PARD6A（h）、RGS7（i）、RHOU（j）和 TNFSF10（k）

近年来，新的抗病毒药物不断出现，但病毒感染的发病率却持续上升。遗传和进化机制是病毒暴发和流行的基础。特别是高致死率病毒，如 HIV、埃博拉病毒、登革热病毒、流感病毒和 SARS-CoV-2 的持续暴发，使人们对抗病毒药物的研究和开发产生了迫切的需求。从本质上讲，抗病毒药物发现的挑战来自病毒的变异和耐药性。遗传和进化知识通过确定与疾病相关的特定基因或途径，为疾病的发病机制研究提供了新的见解，从而为发现新的药物靶标提供了机会。通过总结 36 个被批准的抗病毒靶标在遗传学、细胞生物学和进化生物学方面的特性，我们发现这些靶标具有某些特征：①与病毒性疾病相关的遗传分数中位数等于或大于 3；②亚细胞定位在细胞膜上；③起源于真后生动物时期。基于这 3 个原则，我们利用 SCG-Drug 数据库中的基因集来筛选新的抗病毒靶标，得到了 35 个宿主靶标。通过对这些候选靶标的分析，我们预测了一些潜在的重新定位的药物，并确定了一些可能用于新药发现的新靶标。

随着生物技术的不断发展，高通量测序、全能分析技术和分子生物技术都取得了重大进展，越来越多关于各种基因的遗传、亚细胞定位和进化信息将不断积累。根据上述信息快速筛选药物靶标将有助于发现可药用的抗病毒宿主靶标，从而促进抗病毒药物的研发。

5.4　进化启发的高成药潜力靶标鉴别

5.4.1　高成药潜力靶标概述

截至 2015 年，美国食品药品监督管理局（Food and Drug Administration，FDA）批准上市的约 1600 种药物共涉及 667 种人类靶标蛋白和 189 种病原体靶标蛋白（Santos et al.，2017）。值得注意的是，不同靶标对应的上市药物数量（即靶标成药潜力，druggable potential）非均匀分布（图 5-12）（Gates et al.，2021）：大部分（＞70%）靶标只能对应 1～3 种药物，少数（约 13%）高成药潜力靶标可对应数十种药物。据统计，现有人类高成药潜力靶标共 88 个（表 5-3），G 蛋白偶联受体（G-protein-coupled receptor，GPCR）是其中最具代表性的一类高成药潜力靶标。截至 2017 年 7 月，以 GPCR 为靶标的 FDA 批准上市药物总计有 475 种，占 FDA 批准药物总量的 34%左右。此外，美国临床试验数据库（https://clinicaltrials.gov）数据显示，目前还有 300 多种以 GPCR 为靶标的药物正处于临床试验阶段。另一种代表性的高成药潜力靶标是糖皮质激素受体 NR3C1（nuclear receptor subfamily 3 group C member 1），目前有 61 种用于治疗炎症性疾病的上市药物以 NR3C1 为靶标。此外，已知的高成药潜力靶标还包括与过敏性鼻炎和慢性荨麻疹相关的组胺受体 H1（histamine receptor H1，HRH1），有 51 种上市药物以 HRH1 为靶标。统计结果显示，占人类靶标数量 13%的高成药潜力靶标可覆盖 60%以上的上市药物。一类高成药潜力靶标的鉴别将促进多个新药发现。实现靶标成药潜力预测，鉴别高成药潜力靶标有助于提高药物研发效率，具有重要的研究意义和潜在的应用价值。

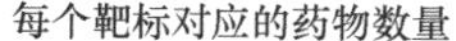

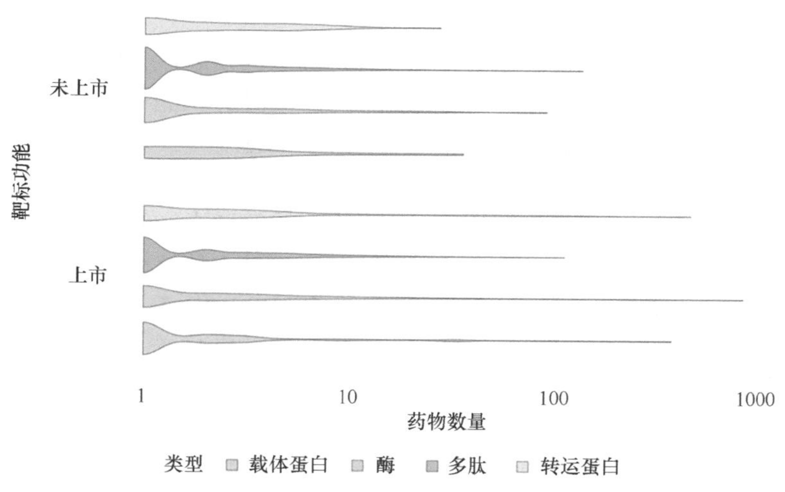

图 5-12　靶标对应的上市药物数量分布（Gates et al.，2021）

表 5-3 现有人类高成药潜力靶标列表（对应药物种数≥10）

靶标基因名	药物种数	靶标基因名	药物种数	靶标基因名	药物种数	靶标基因名	药物种数
NR3C1	61	*GABRA5*	34	*HTR2C*	21	*ACE*	12
HRH1	51	*GABRA3*	34	*AR*	19	*CACNA1D*	12
DRD2	48	*OPRM1*	34	*GABRA4*	16	*CACNA1S*	12
SCN5A	46	*GABRA2*	34	*GABRA6*	16	*CACNA1C*	12
SCN4A	45	*GABRG1*	33	*GABRD*	15	*TUBB4A*	11
SCN10A	43	*GABRG3*	33	*GABRP*	14	*TUBB*	11
SCN1A	42	*ADRA2A*	32	*CHRNA1*	14	*GNRHR*	11
SCN7A	42	*INSR*	31	*CHRNG*	14	*KDR*	11
SCN9A	42	*ADRA2C*	31	*CHRNB1*	14	*TUBB4B*	11
SCN2A	42	*ADRB1*	30	*GABRE*	14	*TUBB3*	11
SCN3A	42	*ADRA2B*	30	*SLC6A3*	14	*TUBB2A*	11
SCN11A	42	*ADRA1B*	30	*CHRNE*	14	*TUBB8*	11
SCN8A	42	*GABRB1*	28	*CHRND*	14	*TUBB6*	11
ADRB2	38	*PTGS1*	28	*ESR2*	14	*TUBB2B*	11
SLC6A2	38	*SLC6A4*	28	*GABRQ*	14	*TUBB1*	11
ADRA1A	36	*GABRB2*	27	*CHRM2*	13	*HTR1A*	10
GABRG2	35	*GABRB3*	26	*ADRB3*	13	*TOP2A*	10
CHRM3	35	*DRD3*	26	*ACHE*	13	*PDE4A*	10
HTR2A	35	*CHRM1*	25	*HTR1D*	13	*HTR1B*	10
PTGS2	35	*ESR1*	24	*OPRK1*	13	*OPRD1*	10
GABRA1	34	*DRD4*	23	*SLC12A3*	13	*PDE4B*	10
ADRA1D	34	*PGR*	21	*CACNA1F*	12	*KCNJ11*	10

近年来，得益于生物大数据的累积和信息技术的发展，大量基于生物信息学方法的药物靶标鉴别策略得以应用（Jeon et al.，2014；Zhu et al.，2018；Wang et al.，2019），促进了制药行业的发展。例如，Wang 等（2019）基于贝叶斯框架构建了一个疾病风险基因预测模型，该模型成功预测了 104 个与精神分裂相关的高可信度风险基因，研究者推测这些基因具有高成靶潜力。但是，以上潜在靶标并不包含已知的精神分裂高成药潜力靶标，如对应数十种抗精神类疾病药物的靶标多巴胺 D2 受体（dopamine D2 receptor，DRD2）和 5-羟色胺受体 1A（5-hydroxytryptamine receptor 1A，HTR1A）。现有工作只关注基因的成靶潜力（targetable potential，即该基因是否可以成为药物靶标）而忽略成药潜力（即靶标对应的上市药物数量），在一定程度上降低了药物研发效率。因此，药物研发领域急需开展针对靶标成药潜力的系统性研究。

本课题组近来研究发现高成药潜力靶标具有进化特征。统计发现，78.95%的高成药潜力靶标属于 Ohnolog 基因，该比例显著高于低成药潜力靶标（$P=7.40\times10^{-8}$，卡方检验）（图 5-13）。此外，分析结果显示，高成药潜力靶标显著富集了起源于真后生动物时期的基因（$P=1.86\times10^{-7}$，超几何分布检验）（图 5-14）。我们推断这可能是因为高成药潜力靶标中与精神和神经系统疾病相关的靶标比例较高，而进化生物学研究证实生物体的神经系统最早出现在真后生动物时期（Miller，2009）。

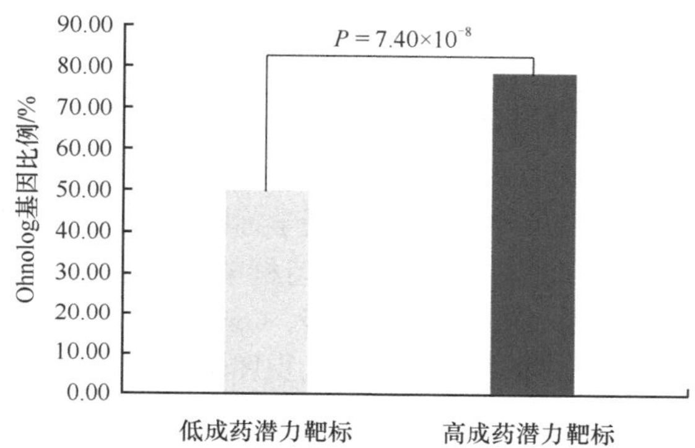

图 5-13　高成药潜力靶标和低成药潜力靶标中 Ohnolog 基因比例的比较

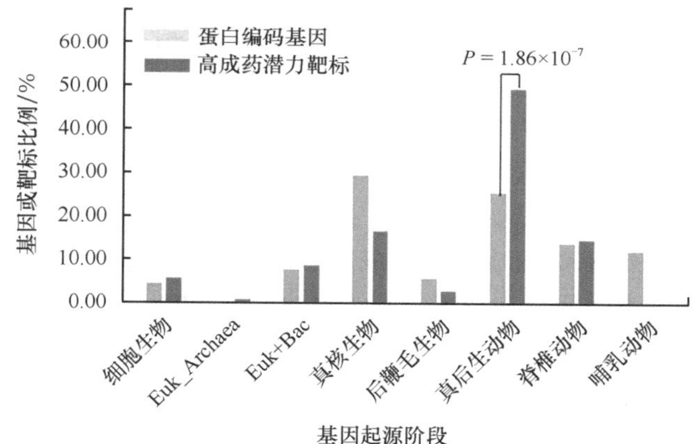

图 5-14　高成药潜力靶标和蛋白编码基因的基因起源阶段分布模式

Euk_Archaea：真核生物与古菌的共同祖先；Euk+Bac：来自细菌的水平基因转移

5.4.2　基于进化增强知识图谱的高成药潜力靶标鉴别

在大数据时代，知识图谱技术日渐成为计算机科学领域的研究热点之一。“知识图谱”的概念由谷歌公司于 2012 年正式提出（https://www.blog.google/products/search/introducing-knowledge-graph-things-not），其初衷是为了优化搜索引擎返回结果、增强搜索质量及用户体验。知识图谱是一种基于图的数据结构，由节点（实体，entity）和标注的边（实体间的关系，relation）组成，是结构化的语义知识库，用于描述物理世界中的概念及其相互关系。知识图谱通过对大数据进行有效的加工、处理、整合，转化为简单、清晰的“头实体（head）–关系–尾实体（tail）”三元组，最后聚合大量知识，从而实现知识的快速响应和推理。如何更好地应用知识图谱，已经成为人工智能领域的重要研究方向。基于累积的生物医学大数据，已有多个生物医学主题知识图谱成功构建并获得广泛应用（Nicholson and Greene，2020；Zeng et al.，2020；MacLean et al.，2021；Zheng et al.，2021）。

利用知识图谱技术，本课题组近期已开展聚焦靶标成药潜力预测的预研工作，结果初步证明知识图谱结合图深度学习技术的研究策略具有可行性。通过整合生物医学大数据，本课题组初步构建了生物医学标准化知识图谱（覆盖 6 万个实体及约 500 万条实体关系），并利用图深度学习框架（deep graph library-knowledge graph embedding，DGL-KE）包含的经典嵌入（embedding）模型 TransE 来计算图谱中靶标的低维嵌入表示。嵌入模型能将知识图谱中实体及其关系的内容映射为连续向量表示，这些向量表示保留了图谱的全局结构，可以帮助研究者在下游任务中更加方便地操作知识图谱。对于计算机，连续向量表示可以蕴涵更多的语义，更容易被计算机理解和操作，可以用于下游机器学习建模。

由于基因的进化信息有助于高成药潜力靶标的鉴别，本课题组构建了一个包含进化知识的进化增强知识图谱（evolution-strengthened knowledge graph，ESKG）（图 5-15；Quan et al.，2023）。构建的进化增强知识图谱包含超过 400 万条三元关系和 16 种关系类型，不仅涉及常见的生物医学关系（如疾病–疾病关联、基因–基因关联、基因–疾病关联等），还整合了多种进化生物学知识（如 Ohnolog 基因和基因起源阶段信息等），可应用于高成药潜力靶标的鉴别。首先，将 468 个成功药物靶标根据其批准时间分为训练集和测试集，即 2000 年以前批准的药物靶标为训练集，2000 年以后批准的药物靶标为测试集。其次，利用图神经网络算法进行进化增强知识图谱的嵌入学习，获得候选药物靶标在知识图谱中的低维向量表示。以基于图神经网络算法获得的低维向量表示作为靶标输入特征，以是否为高成药潜力靶标作为标签，通过机器学习算法 Boosting 构建高成药潜力靶标预测模型。最后，使用机器学习评价指标曲线下面积（area under the curve，AUC）和召回率来评价该模型的有效性。结果显示，基于进化增强知识图谱构建的高成药潜力靶标模型其 AUC 达到 0.95，在测试集中前 30 个高成药潜力靶标的召回率为 100%，预测结果较好（Quan et al.，2023）。

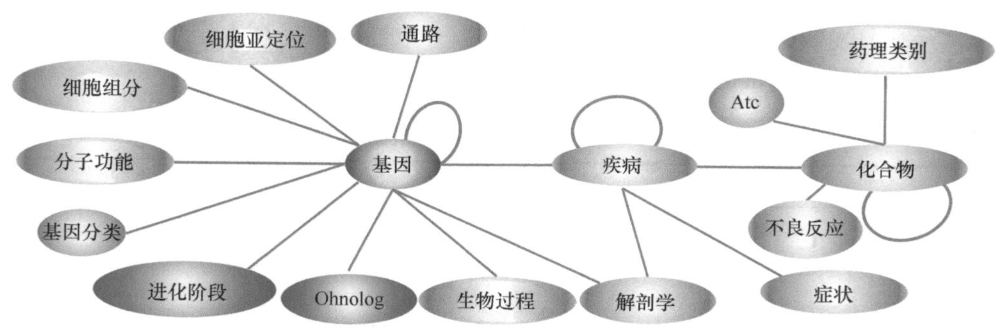

图 5-15　进化增强知识图谱（Quan et al.，2023）

Atc：药品的解剖学、治疗学及化学分类系统

5.5　进化启发的生物标志物鉴别

5.5.1　生物标志物在精准医疗中的作用

肿瘤是一种具有高度异质性的疾病，考虑到肿瘤的复杂分子组成，人们意识到用同一种方案治疗所有患者的策略是行不通的（Goel，2018）。2015 年 1 月，奥巴马提出精准医学计划，向美国国家癌症研究所（National Cancer Institute，NCI）投资 7000 万美元，以扩大识别癌症基因组驱动基因，开发更有效的癌症治疗方法，由此肿瘤精准医疗（precision medicine）研究正式启动（Collins and Varmus，2015）。精准医疗是指根据个体的肿瘤生物学特征、基因组学和转录组学上的差异以及生活习惯等制定个性化的治疗方案，充分提高药物疗效并降低药物不良反应。然而，目前精准医疗也陷入了一定困境。首先，只有很少的患者能满足靶向治疗的条件。其次，有研究者认为精准医疗的成功案例可能只是对某些表现良好的个体的选择性报告，并不能反映精准医疗的成功（Prasad，2016）。

近年来，精准医疗领域的主要目标是筛选生物标志物。通过这些生物标志物可以更好地根据患者可能的疾病风险、预后或对治疗的反应进行分类。美国国立卫生研究院（National Institute of Health，NIH）定义生物标志物为一种存在于血液、体液或组织中的生物分子，能作为表征正常或异常、健康或疾病的一种标志，普遍存在的生化分子如蛋白质、核酸、糖、小分子代谢物等均可被包括在内（Langan et al.，2013）。基于患者基因型和临床信息的生物标志物可以对某些类型和阶段的癌症患者进行分类，通过分子靶向或免疫疗法靶向关键异常途径，从而个性化定制预防和治疗方法。根据用途划分，可以将生物标志物大致分为三大类（表 5-4）：①用于判断患者是否确诊的诊断生物标志物；②用于告知医生患者未来疾病进展的预后生物标志物；③用于预测药物疗效的治疗生物标志物（Aghagolzadeh and Radpour，2016）。这些生物标志物可以用来衡量相关疾病的患病风险，或者通过监测疾病复发或某些药物治疗无效的患者的治疗进展，来提高治疗效率（Goossens et al.，2015；Lech et al.，2016）。

表 5-4 生物标志物的一般类型及用途

类型	用途
诊断生物标志物	风险分层，早期检测
预后生物标志物	指示疾病进展
治疗生物标志物	指导用药方案，预测治疗反应

随着高通量测序技术的兴起和肿瘤组织分子表征的增强，分子生物学领域的最新革命已导致越来越多新的标志物被提出、发现，用于前期肿瘤诊断、病程检测控制以及预后生存评估。这些标志物可大致分为以下几种。①基因组学标志物。新一代 DNA 测序技术的发展促进了癌症基因组的全面表征，而基因组学标志物的研究提高了人们对肿瘤疾病亚型和分类的理解。②转录组学标志物。mRNA 表达的整体测量称为转录组，它提供了对癌症亚型的理解，但与 DNA 不同，它具有组织特异性。利用微阵列技术，许多研究已经确定了一系列 mRNA 表达生物标志物，这些标志物根据癌症与疾病预后的相关性可将肿瘤划分为更精确的亚型。③表观组学标志物，包括了 DNA 甲基化、组蛋白修饰（如甲基化和乙酰化）、微 RNA（microRNA，miRNA）和长链非编码 RNA（long noncoding RNA，lncRNA）。④蛋白质组学标志物，利用组织微阵列和现有的高通量免疫组化蛋白染色研究识别标志物。⑤代谢组学标志物。与蛋白质组学标志物类似，可以以有针对性或无偏倚的方式对代谢组学进行评估，从而寻找代谢物与表型变化的相对关系。⑥微生物组学标志物。通过测量微生物 DNA 进行细菌分类（Vargas and Harris，2016）。例如，在结直肠癌（colorectal cancer，CRC）中，常见生物标志物有血清肿瘤标志物，如癌胚抗原（carcinoembryonic antigen，CEA）、糖类抗原 19-9（carbohydrate antigen 19-9，CA19-9）等，这些标志物广泛应用于 CRC 患者后期监测，具有预后价值，但这些血清标志物较低的敏感性和特异性使其在癌症筛查中仍存在缺陷（Filella et al.，1992；Langan et al.，2013）。

尽管目前存在大量生物标志物鉴别的研究，但由于研究设计、测定平台和样本的可用性等问题，多个生物标志物的初次报告之间常常存在较大的差距，无法在以后的研究中再现诊断性能，并且缺乏生物标志物的完整临床实施和验证，仍只有有限的肿瘤标志物被批准用于临床，生物标志物的临床验证和实施还面临着多种挑战（Poste，2011）。因此，开发出新的生物标志物筛选方法是提高生物标志物筛选效率的首要任务。

5.5.2 Ohnolog 基因与生物标志物鉴别

40 年前，Peter Nowell 首次正式将癌症描述为一种进化过程。在后来的研究中，不断有学者证明在多种癌症类型中都存在肿瘤内亚克隆异质性和持续的克隆选择（Nowell，1976；Anderson et al.，2011；Diaz et al.，2012）。癌症的进化受到以下 3 个基本过程的动态影响：①遗传变异产生；②遗传漂移，即随机生死事件对新基因型的影响；③达尔文选择，根据相对适合度优势来改变群体中基因型的频率。这 3 个过程彼此相互依赖、相互控制，共同影响癌症的发展（Greaves and Maley，2012；Lipinski et al.，2016）。现如今，虽然有大量的肿瘤生物标志物研究，但由于这些研究仅仅从组学数据出发，筛选出来的生物标志物背景噪声大，并且与生物过程没有明显的功能相关性，因此临床批准率低（Berger et al.，2013；Liu et al.，2016）。随着进化生物医学的不断发展，积累的进化知识已被成功地用于多种疾病的发病机制解析和致病基因识别。因此，基于进化理论探索肿瘤生物标志物的进化特征，并扩展应用于各种组学数据将是提高癌症生物标志物筛选效率的有效途径（Liu et al.，2016）。另外，有研究显示 Ohnolog 基因和癌症以及遗传疾病的关联尤为密切（Ohno，1970；Maere et al.，2005；Singh et al.，2012）。这些性质使得 Ohnolog 基因有成为癌症生物标志物的潜力。

TTD 数据库收集了文献报道的生物标志物，包括过程生物标志物和全局生物标志物。过程生物标志物包括基因突变、基因扩增、蛋白质水平异常、基因表达水平异常、微 RNA、小分子、代谢物等，全局生物标志物包括肿瘤大小、神经退行性疾病中的脑结构和贫血细胞形状（Wang et al.，2020）。从 TTD 数据库下载到 1514 个生物标志物，其中 Ohnolog 基因有 533 个。统计不同类别生物标志物中 Ohnolog 基因的分布情况，并基于超几何分布检验与所有生物标志物中 Ohnolog 基因占的比例进行富集分析。结果显示，23 个已被 FDA 批准的生物标志物中有 20 个属于 Ohnolog 基因，98 个临床在研的生物标志物中有 44 个属于 Ohnolog 基因（表 5-5，表 5-6）。无论是 FDA 批准的还是临床在研的生物标志物中都显著富集了 Ohnolog 基因，说明 Ohnolog 基因有较大潜力成为生物标志物。

表 5-5 FDA 批准的生物标志物

生物标志物	中文名称	疾病	Ohnolog 基因
CST3	胱氨酸酶 C	心力衰竭	是
CST3	胱氨酸酶 C	肾脏功能障碍	是
HAVCR1	甲型肝炎病毒细胞受体 1	急性肾损伤	否

续表

生物标志物	中文名称	疾病	Ohnolog 基因
IL1RL1	白细胞介素-1 受体样 1	心力衰竭	是
IL1RL1	白细胞介素-1 受体样 1	慢性心力衰竭	是
LGALS3	半乳糖凝集素 3	心力衰竭	是
SLC6A3	溶质载体家族 6 成员 3	帕金森病	是
TNNC1	肌钙蛋白 C1	急性冠脉综合征	否
TNNC2	肌钙蛋白 C2	急性冠脉综合征	否
TNNI1	肌钙蛋白 I1	急性冠脉综合征	是
TNNI1	肌钙蛋白 I1	心肌梗死	是
TNNI2	肌钙蛋白 I2	急性冠脉综合征	是
TNNI2	肌钙蛋白 I2	心肌梗死	是
TNNI3	肌钙蛋白 I2	急性冠脉综合征	是
TNNI3	肌钙蛋白 I3	急性心力衰竭	是
TNNI3	肌钙蛋白 I3	心力衰竭	是
TNNI3	肌钙蛋白 I3	非缺血性充血性心力衰竭	是
TNNI3	肌钙蛋白 I3	心肌梗死	是
TNNT1	肌钙蛋白 T1	急性冠脉综合征	是
TNNT1	肌钙蛋白 T1	心肌梗死	是
TNNT2	肌钙蛋白 T2	急性冠脉综合征	是
TNNT2	肌钙蛋白 T2	心力衰竭	是
TNNT3	肌钙蛋白 T3	急性冠脉综合征	是

5.5.3 基因起源阶段与生物标志物鉴别

在癌症进化理论中，除了 WGD 产生的 Ohnolog 基因，癌症产生还与基因的起源阶段密切相关。Liebeskind 等（2016）根据 13 种流行的同源推论算法对基因年龄做了推断，将人类基因分成 8 个大类，分别起源于最早的细胞生物（cellular organism）、真核生物与古菌的共同祖先（Euk_Archaea）、真核生物（Eukaryota）、后鞭毛生物（Opisthokonta）、真后生动物（Eumetazoa）、脊椎动物（Vertebrata）、哺乳动物（Mammals）以及来自细菌的水平基因转移（Euk+Bac）（详细见本书 5.3.1）。众所周知，癌细胞可以通过"快速"进化来逃脱细胞分裂和程序性死亡控制，从而导致癌症迅速扩散。又有大量研究发现癌症相关基因具有独特的进化起源阶段，并且以功能丧失（loss-of-function，LOF）的方式促使癌症发生转移（Domazet-Lošo and Tautz，2010）。因此，追踪癌症基因起源、抑制或减缓其进化过程是有效降低癌细胞适应性从而对抗癌症进展的一种思路。

表 5-6　临床在研的生物标志物

生物标志物	中文名称	疾病	Ohnolog 基因	生物标志物	中文名称	疾病	Ohnolog 基因
AFP	甲型胎儿蛋白	非精原细胞瘤	否	FLT1	肌醇相关受体酪氨酸激酶 1	慢性高血压	是
AFP	甲型胎儿蛋白	晚期精原细胞瘤	否	GGT1	γ-谷氨酰转移酶 1	慢性 HCV-1 感染	是
CEACAM5	癌胚抗原细胞黏附分子 5	结直肠癌	否	GGT2	γ-谷氨酰转移酶 2	慢性 HCV-1 感染	是
CGA	糖蛋白激素 α 多肽	非精原细胞瘤	否	GGT5	γ-谷氨酰转移酶 5	慢性 HCV-1 感染	否
CGA	糖蛋白激素 α 多肽	晚期精原细胞瘤	否	HGF	肝细胞生长因子	支气管肺发育不良	是
CGB3	绒毛膜促性腺激素 β3 亚基	非精原细胞瘤	否	HLA-DQA1	主要组织相容性复合体Ⅱ类，DQα1	腹腔疾病	否
CGB3	绒毛膜促性腺激素 β3 亚基	晚期精原细胞瘤	否	HLA-DQB1	主要组织相容性复合体Ⅱ类，DQβ1	腹腔疾病	否
CGB5	绒毛膜促性腺激素 β5 亚基	非精原细胞瘤	否	IGFBP3	胰岛素样生长因子结合蛋白 3	转移性结直肠癌	是
CGB5	绒毛膜促性腺激素 β5 亚基	晚期精原细胞瘤	否	IL-10	白细胞介素-10	支气管肺发育不良	否
CGB7	绒毛膜促性腺激素 β7 亚基	非精原细胞瘤	否	IL-18	白细胞介素-18	急性肾损伤	否
CGB7	绒毛膜促性腺激素 β7 亚基	晚期精原细胞瘤	否	IL2RA	白细胞介素-2 受体 α 亚基	黑色素瘤	否
CGB8	绒毛膜促性腺激素 β8 亚基	非精原细胞瘤	否	IL2RB	白细胞介素-2 受体 β 亚基	黑色素瘤	否
CGB8	绒毛膜促性腺激素 β8 亚基	晚期精原细胞瘤	否	IL2RG	白细胞介素-2 受体 γ 亚基	黑色素瘤	否
EGFR	表皮生长因子受体	非小细胞肺癌	是	IL-6	白细胞介素-6	支气管肺发育不良	否
ERBB2	Erb-B2 受体酪氨酸激酶 2	浸润性乳腺癌	是	INHA	抑制素 β 亚基	慢性高血压	否
ESR1	雌激素受体 1	浸润性乳腺癌	是	KLK3	激肽释放酶相关肽酶 3	前列腺癌	否
ESR1	雌激素受体 1	乳腺癌	是	KLK3	激肽释放酶相关肽酶 3	转移性前列腺癌	否
ESR2	雌激素受体 2	乳腺癌	是	LTF	乳铁蛋白	炎症性肠病	是
LDHC	乳酸脱氢酶 C	非精原细胞瘤	是	MKI67	增殖标志物 Ki-67	淋巴结阳性乳腺癌	否
MUC1	细胞表面相关黏蛋白 1	乳腺癌	否	MTHFR	亚甲基四氢叶酸还原酶	高血压	否

续表

生物标志物	中文名称	疾病	Ohnolog 基因	生物标志物	中文名称	疾病	Ohnolog 基因
PGR	孕酮受体	浸润性乳腺癌	是	MUC1	细胞表面相关黏蛋白 1	眼干燥症	否
PGR	孕酮受体	乳腺癌	是	PAPPA	冠毛素 1	先兆子痫	是
PLAU	凝血酶原激活剂尿激酶	乳腺癌	是	PGF	胎盘生长因子	慢性高血压	是
AFM	AFM 蛋白	糖尿病肾病	否	PGRMC1	孕酮受体膜成分 1	淋巴结阳性乳腺癌	是
ALPG	生殖细胞碱性磷酸酶	转移性前列腺癌	否	PTHLH	甲状旁腺素样激素	支气管肺发育不良	否
ALPI	肠道碱性磷酸酶	转移性前列腺癌	是	S100A8	S100 钙结合蛋白 A8	炎症性肠病	否
ALPL	生物矿化相关碱性磷酸酶	转移性前列腺癌	是	SELE	选择素 E	支气管肺发育不良	否
ALPP	胎盘碱性磷酸酶	转移性前列腺癌	是	TGF-β1	转化生长因子 β1	支气管肺发育不良	是
AMBP	甲型微球蛋白/比库宁前体	急性肾损伤	否	TIMP2	金属肽酶抑制剂 2	支气管肺发育不良	是
APOA1	载脂蛋白 A1	心血管病	否	TNF	肿瘤坏死因子	黑色素瘤	否
APOBR	载脂蛋白 B 受体	心血管病	否	TNNI3	心脏型肌钙蛋白 I3	动脉粥样硬化	是
APOE	载脂蛋白 E	阿尔茨海默病	否	TNNT2	心脏型肌钙蛋白 T2	动脉粥样硬化	是
APOE	载脂蛋白 E	认知障碍	否	TOMM40	线粒体外膜转化酶 40	阿尔茨海默病	是
AVP	精氨酸加压素	心力衰竭	否	TOMM40	线粒体外膜转化酶 40	认知障碍	是
B2M	β2-微球蛋白	黑色素瘤	否	TOP1	DNA 拓扑异构酶 I	结直肠癌	是
CCL2	C-C 基序趋化因子配体 2	支气管肺发育不良	否	TUBB3	管蛋白 β3Ⅲ类	非小细胞肺癌	否
CRLF3	细胞因子受体样因子 3	HBV 感染相关的肝细胞癌	否	VEGFA	血管内皮生长因子 A	支气管肺发育不良	是
CRP	C 反应蛋白	动脉粥样硬化	否	VEGFB	血管内皮生长因子 B	支气管肺发育不良	是
CXCL8	C-X-C 基序趋化因子配体 8	压力相关疾病	否	VEGFC	血管内皮生长因子 C	支气管肺发育不良	是
CXCL8	C-X-C 基序趋化因子配体 8	支气管肺发育不良	否	VEGFD	血管内皮生长因子 D	支气管肺发育不良	是

续表

生物标志物	中文名称	疾病	Ohnolog 基因	生物标志物	中文名称	疾病	Ohnolog 基因
CYP2C19	细胞色素 P450 第二家族 C 亚家族成员 19	乳腺癌	是	WNT5A	Wnt 家族成员 5A	乳腺癌	是
DDC	多巴脱羧酶	帕金森病	否	FLT3	肌醇相关受体酪氨酸激酶 3	急性髓细胞性白血病	是
ERBB2	Erb-B2 受体酪氨酸激酶 2	乳腺癌	是	KRAS	KRAS 原癌基因 GTP 酶	不可切除的胆道癌	是
ERBB2	Erb-B2 受体酪氨酸激酶 2	卵巢癌	是	AFP	甲型胎儿蛋白	肝细胞癌	否
FGA	纤维蛋白原 α 链	动脉粥样硬化	否	CYP2C19	细胞色素 P450 第二家族 C 亚家族成员 19	急性冠脉综合征	是
FGB	纤维蛋白原 β 链	动脉粥样硬化	是	ERCC1	ERCC 切除修复非催化内切酶亚基 1	非小细胞肺癌	否
FGF7	成纤维细胞生长因子 7	支气管肺发育不良	是	NPM1	嗜核菌素 1	老年急性髓细胞性白血病	否
FGG	纤维蛋白原 γ 链	动脉粥样硬化	是	PTGS2	前列腺素-内过氧化物合成酶 2	声带癌	是
AFP	甲型胎儿蛋白	非精原细胞瘤	否	FLT1	肌醇相关受体酪氨酸激酶 1	慢性高血压	是

由于癌症的高度复杂性，癌症的模式应该类似于生物的调控网络——不仅许多基因之间相互作用、相互调控而且作用相似的基因构成的功能模块之间也相互影响（Liebeskind et al.，2016；Chu et al.，2017）。Ao 课题组提出了内源性分子网络理论，该理论认为一系列和癌症相关的内源性分子以功能模块的形式组成癌症的调控网络（Ao et al.，2008）。如果起源于某些阶段的基因参与了癌变的过程，那么内源性分子网络中也将存在对应的功能模块。近年来，内源性分子网络理论已被应用于多种癌症的病理机制研究，并且在胃癌、前列腺癌、肝细胞癌中成功构建了内源性分子网络模型。基于此网络理论，通过研究完整网络中源自某些基因起源阶段的子网络，不仅可以在系统背景下追踪癌症相关基因的进化起源，还可以探究起源阶段在癌症发展中的地位。因此，从网络系统角度追踪基因进化起源，可以加深人们对癌症与宏观进化之间联系的理解，找到生物标志物可能具有的进化特征，从而获得癌症的关键生物标志物。本课题组对 9 个癌症驱动基因数据集中的基因起源阶段进行富集分析发现，起源于真核生物、后鞭毛生物及真后生动物阶段的基因更显著富集癌症驱动基因（Chu et al.，2017）。从胃癌、前列腺癌、肝细胞癌、结直肠癌 4 种人类实体瘤的癌症内源性分子网络中挑选出 39 个起源于真核生物、后鞭毛生物、真后生动物的节点，构建了起源于特定阶段的实体肿瘤内源性分子网络。对网络进行动力学模拟量化，迭代计算产生了 4 个可以表征系统稳定状态的吸引子，分别用 A、B、C、D 表示。根据不同功能节点的活性或浓度，可以确定每个吸引子表征的组织功能状态。与细胞凋亡有关的因子大部分在 C 吸引子表现出高活性/浓度，因此认为 C 吸引子为细胞凋亡状态；与细胞周期相关的因子在 B 吸引子中几乎无活性/浓度，而部分抑制周期蛋白的因子如 Rb、P27 在 B 吸引子中表现出高活性/浓度，因此认为 B 吸引子为细胞周期停滞状态，可表征正常组织状态；在 D 吸引子中，周期蛋白、促细胞生长因子、促细胞分化因子均表现出高活性/浓度，而抑制细胞增殖的因子磷酸酯酶与张力蛋白同源物（phosphatase and tensin homolog，PTEN）表现出低活性/浓度，因此判断 D 吸引子为细胞增殖状态，可表征癌症组织状态；与免疫反应相关的炎症因子等在 A 吸引子中活性/浓度高，因此 A 吸引子为免疫反应状态。从量化的网络中成功计算出 4 个可以表征系统局部稳定状态的吸引子，分别表征免疫应激（吸引子 A）、细胞周期停滞（吸引子 B）、细胞凋亡（吸引子 C）、细胞增殖（吸引子 D）等细胞生物功能，且与完整网络计算出的吸引子类似。也就是说起源于这 3 个阶段的基因广泛参与了癌症组织中的转录调控，更容易与癌症的发生和进展有关，因此探索癌症基因的起源阶段有利于癌症生物标志物的筛选。

5.5.4 进化启发的生物标志物筛选

经过生物标志物的进化起源特征分析后，得到了生物标志物的两项进化特征，一是显著富集 Ohnolog 基因，二是起源于真核生物、后鞭毛生物、真后生动物阶段。利用这些进化信息对 TTD 数据库中尚处于研究阶段的 1395 个生物标志物进行筛选得到 11 个是 Ohnolog 基因并且起源于真核生物、后鞭毛生物或真后生动物的在研癌症生物标志物，分别是 ABL1（ABL proto-oncogene 1, non-receptor tyrosine kinase，ABL 原癌基因 1，非受体酪氨酸激酶）、间变性淋巴瘤激酶（anaplastic lymphoma kinase，ALK）、B 细胞受体（B-cell receptor，BCR）、表皮生长因子受体（epidermal growth factor receptor，EGFR）、Erb-B2 受体酪氨酸激酶 2（Erb-B2 receptor tyrosine kinase 2，ERBB2）、雌激素受体 1（estrogen receptor 1，ESR1）、Kirsten 大鼠肉瘤病毒癌基因同源物（Kirsten rats arcomaviral oncogene homolog，KRAS）、MET（MET proto-oncogene, receptor tyrosine kinase，MET 原癌基因，受体酪氨酸激酶）、补丁基因 1（Patched 1，PTCH1）、乙炔酸受体 α（retinoic acid receptor alpha，RARA）、RELA（RELA proto-oncogene, NF-κB subunit，RELA 原癌基因，NF-κB 亚基）。筛选的 11 个生物标志物主要和白血病、肺癌、乳腺癌、肾细胞癌和神经细胞瘤相关。因为靶标的突变常常被用来作生物标志物，因此统计了这些基因作为靶标的研究进展。根据 TTD 数据库的信息，11 个里面有 9 个是癌症相关药物的靶标，其中 7 个已经经过 FDA 批准，在癌症的治疗上起到指导用药作用（表 5-7）。这说明这些基因作为生物标志物将来通过 FDA 批准的可能性较大。

表 5-7　进化启发的 TTD 在研癌症生物标志物筛选结果

生物标志物	疾病	生物标志物类型	靶标临床阶段
ABL1	慢性粒细胞白血病	预后、治疗诊断、药物遗传	批准
ALK	非小细胞肺癌	分类、治疗诊断	批准
BCR	慢性粒细胞白血病	预后、治疗诊断、药物遗传	批准
EGFR	肺癌	预后、分类、治疗诊断	批准
ERBB2	乳腺癌	预后、治疗诊断、药物遗传	批准
ESR1	乳腺癌	预后、治疗诊断	批准
KRAS	肺癌	分类、治疗诊断	临床
MET	肾细胞癌	分类、治疗诊断	批准
PTCH1	髓母细胞瘤	分类、治疗诊断	临床
RARA	急性早幼粒细胞白血病	预后、治疗诊断、药物遗传	临床
RELA	乳腺癌	预后	临床

除此之外，本课题组还对进化信息在精准肿瘤学中的应用潜力进行了探索。首先，从癌症基因组图谱（The Cancer Genome Atlas，TCGA）数据库中下载了肺腺癌（lung adenocarcinoma，LUAD）患者的转录组数据。之后通过对患者的平均

生存时间进行统计，给患者添加了两种标签：0（患者生存时间未达到平均时间）和1（患者生存时间达到平均时间）。接着，以每个基因在患者个体中表达量的高低作为影响生存时间的因素对患者进行生存分析（survival analysis）。根据结果，从中筛选出1896个与生存期显著相关的基因，其中有545个基因符合本课题发现的潜在生物标志物进化特征——Ohnolog基因且起源于真核生物（Eukaryota）、后鞭毛生物（Opisthokonta）或者真后生动物（Eumetazoa）时期。之后本课题组利用前馈神经网络（feedforward neural network，FNN）构建了一个二分类的肺腺癌患者生存期预测模型（进化增强模型）。由于输入基因数目较多，本课题组先对545个具有生物标志物进化特征的基因进行了LASSO（least absolute shrinkage and selection operator，最小绝对值收敛和选择算法）筛选，将与模型相关系数不为0的基因作为模型的输入特征，得到预测模型的AUC为0.77。为了证明进化信息的作用，本课题组从剩余1351个不符合潜在生物标志物进化特征的基因中随机挑选545个基因重复相同的建模过程，多次随机挑选基因构建的肺腺癌患者生存期预测模型（普通模型）的平均AUC为0.72，低于基于进化特征构建的肺腺癌患者生存期预测模型。这一结果说明进化信息在精准肿瘤学领域具有可观的应用潜力。

近年来，进化生物医学的不断发展使得积累的进化知识已被成功地用于多种疾病机制解析和致病基因鉴别。Ohnolog基因在生物体的发育和调控中发挥的重要作用，以及癌症驱动基因特殊的起源阶段，揭示了癌症和进化之间存在重要关联（Domazet-Lošo and Tautz，2010；Bekaert et al.，2011）。考虑到癌症和进化之间的这些重要关联，从进化的角度出发探索生物标志物的进化特征并结合高通量组学数据可能是提高癌症生物标志物筛选效率的有效途径。

参考文献

Aghagolzadeh P, Radpour R. 2016. New trends in molecular and cellular biomarker discovery for colorectal cancer. World J Gastroenterol, 22(25): 5678-5693.

Akcay I M, Katrinli S, Ozdil K, et al. 2018. Host genetic factors affecting hepatitis B infection outcomes: insights from genome-wide association studies. World J Gastroenterol, 24(30): 3347-3360.

Altenhoff A M, Boeckmann B, Capella-Gutierrez S, et al. 2016. Standardized benchmarking in the quest for orthologs. Nat Methods, 13(5): 425-430.

Alvarez-Ponce D, McInerney J O. 2011. The human genome retains relics of its prokaryotic ancestry: human genes of archaebacterial and eubacterial origin exhibit remarkable differences. Genome Biol Evol, 3: 782-790.

Amarelle L, Lecuona E, Sznajder J I. 2017. Anti-influenza treatment: drugs currently used and under development. Arch Bronconeumol, 53(1): 19-26.

Amberger J S, Bocchini C A, Schiettecatte F, et al. 2015. OMIM.org: Online Mendelian Inheritance in Man (OMIM®), an online catalog of human genes and genetic disorders. Nucleic Acids Res,

43(Database issue): D789-D798.

Anderson K, Lutz C, van Delft F W, et al. 2011. Genetic variegation of clonal architecture and propagating cells in leukaemia. Nature, 469(7330): 356-361.

Ao P, Galas D, Hood L, et al. 2008. Cancer as robust intrinsic state of endogenous molecular-cellular network shaped by evolution. Med Hypotheses, 70(3): 678-684.

Arrowsmith J. 2011a. Trial watch: phase Ⅱ failures: 2008–2010. Nat Rev Drug Discov, 10(5): 328-329.

Arrowsmith J. 2011b. Trial watch: phase Ⅲ and submission failures: 2007–2010. Nat Rev Drug Discov, 10(2): 87.

Becker K G, Barnes K C, Bright T J, et al. 2004. The genetic association database. Nat Genet, 36(5): 431-432.

Bekaert M, Edger P P, Pires J C, et al. 2011. Two-phase resolution of polyploidy in the *Arabidopsis* metabolic network gives rise to relative and absolute dosage constraints. Plant Cell, 23(5): 1719-1728.

Berger B, Peng J, Singh M. 2013. Computational solutions for omics data. Nat Rev Genet, 14(5): 333-346.

Betz U A. 2005. How many genomics targets can a portfolio afford. Drug Discov Today, 10(15): 1057-1063.

Betz U A, Farquhar R, Ziegelbauer K. 2005. Genomics: success or failure to deliver drug targets. Curr Opin Chem Biol, 9(4): 387-391.

Boraschi D, Italiani P, Weil S, et al. 2018. The family of the interleukin-1 receptors. Immunol Rev, 281 (1): 197-232.

Borrel A, Regad L, Xhaard H, et al. 2015. PockDrug: A model for predicting pocket druggability that overcomes pocket estimation uncertainties. J Chem Inf Model, 55(4): 882-895.

Brest P, Mograbi B, Hofman P, et al. 2021. Using genetics to dissect SARS-CoV-2 infection. Trends Genet, 37(3): 203-204.

Bull J J, Levin B R, Molineux I J. 2019. Promises and pitfalls of *in vivo* evolution to improve phage therapy. Viruses, 11(12): 1083.

Burmeister A R, Hansen E, Cunningham J J, et al. 2021. Fighting microbial pathogens by integrating host ecosystem interactions and evolution. Bioessays, 43(3): e2000272.

Capra J A, Erwin G D, McKinsey G, et al. 2013. Many human accelerated regions are developmental enhancers. Philos Trans R Soc Lond B Biol Sci, 368(1632): 20130025.

Carter AJ, Kraemer O, Zwick M, et al. 2019. Target 2035: probing the human proteome. Drug Discov Today, 24(11): 2111-2115.

Caspermeyer J. 2017. The estimation of Alzheimer's disease causative genes by applying an evolutionary approach to medicine. Mol Biol Evol, 34(9): 2425-2426.

Chan J F, Yuan S, Kok K H, et al. 2020. A familial cluster of pneumonia associated with the 2019 novel coronavirus indicating person-to-person transmission: a study of a family cluster. Lancet, 395(10223): 514-523.

Chapman S J, Hill A V. 2012. Human genetic susceptibility to infectious disease. Nat Rev Genet, 13(3): 175-188.

Chen J, Tian W. 2016. Explaining the disease phenotype of intergenic SNP through predicted long range regulation. Nucleic Acids Res, 44(18): 8641-8654.

Cheng X, Xu X, Chen D, et al. 2019. Therapeutic potential of targeting the Wnt/β-catenin signaling pathway in colorectal cancer. Biomed Pharmacother, 110: 473-481.

Chimpanzee Sequencing and Analysis Consortium. 2005. Initial sequence of the chimpanzee genome and comparison with the human genome. Nature, 437(7055): 69-87.

Chu X Y, Jiang L H, Zhou X H, et al. 2017. Evolutionary origins of cancer driver genes and implications for cancer prognosis. Genes (Basel), 8(7): 182.

Cole J C, Murray C W, Nissink J W, et al. 2005. Comparing protein-ligand docking programs is difficult. Proteins, 60(3): 325-332.

Collins F S, Varmus H. 2015. A new initiative on precision medicine. N Engl J Med, 372(9): 793-795.

Cox D R. 1992. Regression Models and Life-Tables // Kotz S, Johnson N L. Breakthroughs in Statistics, Springer Series in Statistics. New York: Springer: 527-541.

Dallas T, Huang S, Nunn C, et al. 2017. Estimating parasite host range. Proc Biol Sci, 284(1861): 20171250.

Daniloski Z, Jordan T X, Wessels H H, et al. 2021. Identification of required host factors for SARS-CoV-2 infection in human cells. Cell, 184(1): 92-105.

De Clercq E. 2013. Selective anti-herpesvirus agents. Antivir Chem Chemother, 23(3): 93-101.

De Clercq E, Li G. 2016. Approved antiviral drugs over the past 50 years. Clin Microbiol Rev, 29(3): 695-747.

De Wilde A H, Snijder E J, Kikkert M, et al. 2018. Host factors in coronavirus replication. Curr Top Microbiol Immunol, 419: 1-42.

Dehal P, Boore J L. 2005. Two rounds of whole genome duplication in the ancestral vertebrate. PLoS Biol, 3(10): e314.

Diaz L A Jr, Williams R T, Wu J, et al. 2012. The molecular evolution of acquired resistance to targeted EGFR blockade in colorectal cancers. Nature, 486(7404): 537-540.

DiMasi, Joseph A, Henry G G, Ronald W H. 2014. Briefing: cost of developing a new drug. Tufts Center for the Study of Drug Development.

Doan R N, Bae B I, Cubelos B, et al. 2016. Mutations in human accelerated regions disrupt cognition and social behavior. Cell, 167(2): 341-354.

Domazet-Lošo T, Carvunis A R, Albà M M, et al. 2017. No evidence for phylostratigraphic bias impacting inferences on patterns of gene emergence and evolution. Mol Biol Evol, 34(4): 843-856.

Domazet-Lošo T, Tautz D. 2008. An ancient evolutionary origin of genes associated with human genetic diseases. Mol Biol Evol, 25(12): 2699-2707.

Domazet-Lošo T, Tautz D. 2010. Phylostratigraphic tracking of cancer genes suggests a link to the emergence of multicellularity in metazoa. BMC Biol, 8: 66.

Enard W, Przeworski M, Fisher S E, et al. 2002. Molecular evolution of *FOXP2*, a gene involved in speech and language. Nature, 418(6900): 869-872.

Farrell P J. 2019. Epstein-Barr virus and cancer. Annu Rev Pathol, 14: 29-53.

Fernández A. 2019. Deep learning to therapeutically target unreported complexes. Trends Pharmacol Sci, 40(8): 551-554.

Filella X, Molina R, Grau J J, et al. 1992. Prognostic value of CA 19.9 levels in colorectal cancer. Ann Surg, 216(1): 55-59.

Gao D, Zou Z, Dong B, et al. 2019. Secular trends in HIV/AIDS mortality in China from 1990 to 2016: Gender disparities. PLoS ONE, 14(7): e0219689.

Gates A J, Gysi D M, Kellis M, et al. 2021. A wealth of discovery built on the Human Genome Project: by the numbers. Nature, 590(7845): 212-215.

Gashaw I, Ellinghaus P, Sommer A, et al. 2011. What makes a good drug target. Drug Discov Today, 16(23-24): 1037-1043.

Gelbart M, Harari S, Ben-Ari Y, et al. 2020. Drivers of within-host genetic diversity in acute infections of viruses. PLoS Pathog, 16(11): e1009029.

Glennon E K K, Dankwa S, Smith J D, et al. 2018. Opportunities for host-targeted therapies for malaria. Trends Parasitol, 34(10): 843-860.

Goel G. 2018. Molecular characterization and biomarker identification in colorectal cancer: Toward realization of the precision medicine dream. Cancer Manag Res, 10: 5895-5908.

Goossens N, Nakagawa S, Sun X, et al. 2015. Cancer biomarker discovery and validation. Transl Cancer Res, 4(3): 256-269.

Gorbalenya A E, Baker S C, Baric R S, et al. 2020. Severe acute respiratory syndrome-related coronavirus: the species and its viruses: a statement of the Coronavirus Study Group. bioRxiv, DOI: 10.1101/2020.02.07.937862.

Gorter F A, Hall A R, Buckling A, et al. 2015. Parasite host range and the evolution of host resistance. J Evol Biol, 28(5): 1119-1130.

Graul A I, Cruces E. 2011. The year's new drugs & biologics, 2010. Drug News Perspect, 47(1): 27-51.

Greaves M, Maley C C. 2012. Clonal evolution in cancer. Nature, 481(7381): 306-313.

Groth P, Kalev I, Kirov I, et al. 2010. Phenoclustering: online mining of cross-species phenotypes. Bioinformatics, 26(15): 1924-1925.

Guedj J, Yu J, Levi M, et al. 2014. Modeling viral kinetics and treatment outcome during alisporivir interferon-free treatment in hepatitis C virus genotype 2 and 3 patients. Hepatology, 59(5): 1706-1714.

Gurney J, Brown S P, Kaltz O, et al. 2020. Steering phages to combat bacterial pathogens. Trends Microbiol, 28(2): 85-94.

Hajduk P J, Huth J R, Fesik S W. 2005. Druggability indices for protein targets derived from NMR-based screening data. J Med Chem, 48(7): 2518-2525.

Hasan S, Ahmad S A, Masood R, et al. 2019. Ebola virus: A global public health menace: a narrative review. J Family Med Prim Care, 8(7): 2189-2201.

Hashemi S M A, Thijssen M, Hosseini S Y, et al. 2021. Human gene polymorphisms and their possible impact on the clinical outcome of SARS-CoV-2 infection. Arch Virol, 166(8): 2089-2108.

Hay M, Thomas D W, Craighead J L, et al. 2014. Clinical development success rates for investigational drugs. Nat Biotechnol, 32(1): 40-51.

Henderson M C, Gonzales I M, Arora S, et al. 2011. High-throughput RNAi screening identifies a role for TNK1 in growth and survival of pancreatic cancer cells. Mol Cancer Res, 9(6): 724-732.

Holden C. 2004. The origin of speech. Science, 303(5662): 1316-1319.

Hopkins A L, Groom C R. 2002. The druggable genome. Nat Rev Drug Discov, 1(9): 727-730.

Huang C, Wang Y, Li X, et al. 2020. Clinical features of patients infected with 2019 novel coronavirus in Wuhan, China. Lancet, 395(10223): 497-506.

Jackson W E, Everson G T. 2017. Sofosbuvir and velpatasvir for the treatment of hepatitis C. Expert Rev Gastroenterol Hepatol, 11(6): 501-505.

Jeon J, Nim S, Teyra J, et al. 2014. A systematic approach to identify novel cancer drug targets using machine learning, inhibitor design and high-throughput screening. Genome Med, 6: 57.

Kana O, Brylinski M. 2019. Elucidating the druggability of the human proteome with eFindSite. J Comput Aided Mol Des, 33(5): 509-519.

Kenney A D, Dowdle J A, Bozzacco L, et al. 2017. Human genetic determinants of viral diseases. Annu Rev Genet, 51: 241-263.

Klebanov N. 2018. Genetic predisposition to infectious disease. Cureus, 10(8): e3210.

Kola I, Landis J. 2004. Can the pharmaceutical industry reduce attrition rates. Nat Rev Drug Discov, 3(8): 711-715.

Koonin E V. 2016. Viruses and mobile elements as drivers of evolutionary transitions. Philos Trans R Soc Lond B Biol Sci, 371(1701): 20150442.

Kuritzkes D R. 2009. HIV-1 entry inhibitors: an overview. Curr Opin HIV AIDS, 4(2): 82-87.

Landrum M J, Lee J M, Riley G R, et al. 2014. ClinVar: public archive of relationships among sequence variation and human phenotype. Nucleic Acids Res, 42(Database issue): D980-D985.

Langan R C, Mullinax J E, Raiji M T, et al. 2013. Colorectal cancer biomarkers and the potential role of cancer stem cells. J Cancer, 4(3): 241-250.

Lech G, Słotwiński R, Słodkowski M, et al. 2016. Colorectal cancer tumour markers and biomarkers: Recent therapeutic advances. World J Gastroenterol, 22(5): 1745-1755.

Li MJ, Liu Z, Wang P, et al. 2016. GWASdb v2: an update database for human genetic variants identified by genome-wide association studies. Nucleic Acids Res, 44(D1): D869-D876.

Li Q, Guan X, Wu P, et al. 2020. Early transmission dynamics in Wuhan, China, of Novel Coronavirus-Infected Pneumonia. N Engl J Med, 382(13): 1199-1207.

Li Z, Yao Y, Cheng X, et al. 2021. A computational framework of host-based drug repositioning for broad-spectrum antivirals against RNA viruses. iScience, 24(3): 102148.

Liebeskind B J, McWhite C D, Marcotte E M. 2016. Towards consensus gene ages. Genome Biol Evol, 8(6): 1812-1823.

Lipinski K A, Barber L J, Davies M N, et al. 2016. Cancer evolution and the limits of predictability in precision cancer medicine. Trends Cancer, 2(1): 49-63.

Liu D, Yang J, Feng B, et al. 2021. Mendelian randomization analysis identified genes pleiotropically associated with the risk and prognosis of COVID-19. J Infect, 82(1): 126-132.

Liu L, Chang Y, Yang T, et al. 2016. Evolution-informed modeling improves outcome prediction for cancers. Evol Appl, 10(1): 68-76.

Ma B B Y, Hui E P, Chan A T C. 2017. Investigational drugs for nasopharyngeal carcinoma. Expert Opin Investig Drugs, 26(6): 677-685.

Maartens G, Celum C, Lewin S R. 2014. HIV infection: epidemiology, pathogenesis, treatment, and prevention. Lancet, 384(9939): 258-271.

MacLean F. 2021. Knowledge graphs and their applications in drug discovery. Expert Opin Drug Discov, 16: 1057-1069.

Maere S, De Bodt S, Raes J, et al. 2005. Modeling gene and genome duplications in eukaryotes. Proc Natl Acad Sci USA, 102(15): 5454-5459.

Makino T, McLysaght A. 2010. Ohnologs in the human genome are dosage balanced and frequently associated with disease. Proc Natl Acad Sci USA, 107(20): 9270-9274.

Mareri A, Lasorella S, Iapadre G, et al. 2016. Anti-viral therapy for congenital cytomegalovirus infection: pharmacokinetics, efficacy and side effects. J Matern Fetal Neonatal Med, 29(10): 1657-1664.

Marshall A H, Rachlis A, Chen J. 2005. Severe acute respiratory syndrome: responses of the healthcare system to a global epidemic. Curr Opin Otolaryngol Head Neck Surg, 13(3): 161-164.

McLysaght A, Hokamp K, Wolfe K H. 2002. Extensive genomic duplication during early chordate evolution. Nat Genet, 31(2): 200-204.

Menéndez-Arias L, Richman D D. 2014. Editorial overview: antivirals and resistance: advances and challenges ahead. Curr Opin Virol, 8: 4-7.

Miller G. 2009. Origins. On the origin of the nervous system. Science, 325(5936): 24-26.

Mohammadi Pour P, Fakhri S, Asgary S, et al. 2019. The signaling pathways, and therapeutic targets of antiviral agents: focusing on the antiviral approaches and clinical perspectives of anthocyanins in the management of viral diseases. Front Pharmacol, 10: 1207.

Molnár B, Galamb O, Kalmár A, et al. 2019. Circulating cell-free nucleic acids as biomarkers in colorectal cancer screening and diagnosis: an update. Expert Rev Mol Diagn, 19(6): 477-498.

Münk C, Sommer A F, König R. 2011. Systems-biology approaches to discover anti-viral effectors of the human innate immune response. Viruses, 3(7): 1112-1130.

Nakatani Y, Takeda H, Kohara Y, et al. 2007. Reconstruction of the vertebrate ancestral genome reveals dynamic genome reorganization in early vertebrates. Genome Res, 17(9): 1254-1265.

Nicholson D N, Greene C S. 2020. Constructing knowledge graphs and their biomedical applications. Comput Struct Biotechnol J, 18: 1414-1428.

Nikonov O S, Chernykh E S, Garber M B, et al. 2017. Enteroviruses: classification, diseases they cause, and approaches to development of antiviral drugs. Biochemistry (Mosc), 82(13): 1615-1631.

Nissen S K, Christiansen M, Helleberg M, et al. 2018. Whole Exome Sequencing of HIV-1 long-term non-progressors identifies rare variants in genes encoding innate immune sensors and signaling molecules. Sci Rep, 8(1): 15253.

Nowell P C. 1976. The clonal evolution of tumor cell populations. Science, 194(4260): 23-28.

Ohno S. 1970. Evolution by Gene Duplication. Berlin, Heidelberg: Springer.

Ohno S, Wolf U, Atkin N B. 1968. Evolution from fish to mammals by gene duplication. Hereditas, 59(1): 169-187.

Origins M G. 2009. On the origin of the nervous system. Science, 325(5936): 24-26.

Overington J P, Al-Lazikani B, Hopkins A L. 2006. How many drug targets are there? Nat Rev Drug Discov, 5(12): 993-996.

Pairo-Castineira E, Clohisey S, Klaric L, et al. 2021. Genetic mechanisms of critical illness in COVID-19. Nature, 591(7848): 92-98.

Paterson S, Vogwill T, Buckling A, et al. 2010. Antagonistic coevolution accelerates molecular evolution. Nature, 464(7286): 275-278.

Paul S M, Mytelka D S, Dunwiddie C T, et al. 2010. How to improve R&D productivity: the pharmaceutical industry's grand challenge. Nat Rev Drug Discov, 9(3): 203-214.

Pavan S, Rommel K, Mateo Marquina M E, et al. 2017. Clinical practice guidelines for rare diseases: The Orphanet database. PLoS ONE, 12(1): e0170365.

Phillips A M, Gonzalez L O, Nekongo E E, et al. 2017. Host proteostasis modulates influenza evolution. Elife, 6: e28652.

Pillet S, Pozzetto B, Roblin X. 2016. Cytomegalovirus and ulcerative colitis: Place of antiviral therapy. World J Gastroenterol, 22(6): 2030-2045.

Piñero J, Queralt-Rosinach N, Bravo À, et al. 2015. DisGeNET: a discovery platform for the dynamical exploration of human diseases and their genes. Database (Oxford), 2015: bav028.

Plenge R M, Scolnick E M, Altshuler D. 2013. Validating therapeutic targets through human genetics. Nat Rev Drug Discov, 12(8): 581-594.

Plummer E, Buck M D, Sanchez M, et al. 2015. Dengue virus evolution under a host-targeted antiviral. J Virol, 89(10): 5592-5601.

Pollard K S, Salama S R, King B, et al. 2006a. Forces shaping the fastest evolving regions in the human genome. PLoS Genet, 2(10): e168.

Pollard K S, Salama S R, Lambert N, et al. 2006b. An RNA gene expressed during cortical development evolved rapidly in humans. Nature, 443(7108): 167-172.

Poste G. 2011. Bring on the biomarkers. Nature, 469(7329): 156-157.

Prasad M, Ranjan K, Brar B, et al. 2017. Virus-host interactions: new insights and advances in drug development against viral pathogens. Curr Drug Metab, 18(10): 942-970.

Prasad V. 2016. Perspective: The precision-oncology illusion. Nature, 537(7619): S63.

Prussia A, Thepchatri P, Snyder J P, et al. 2011. Systematic approaches towards the development of host-directed antiviral therapeutics. Int J Mol Sci, 12(6): 4027-4052.

Quan Y, Luo Z H, Yang Q Y, et al. 2019. Systems chemical genetics-based drug discovery:

prioritizing agents targeting multiple/reliable disease-associated genes as drug candidates. Front Genet, 10: 474.

Quan Y, Wang Z Y, Chu X Y, et al. 2018. Evolutionary and genetic features of drug targets. Med Res Rev, 38(5): 1536-1549.

Quan Y, Xiong Z K, Zhang K X, et al. 2023. Evolution-strengthened knowledge graph enables predicting the targetability and druggability of genes. PNAS Nexus, 2(5): pgad147.

Rao C, Huisman D H, Vieira H M, et al. 2020. A gene expression high-throughput screen (GE-HTS) for coordinated detection of functionally similar effectors in cancer. Cancers (Basel), 12(11): 3143.

Santos R, Ursu O, Gaulton A, et al. 2017. A comprehensive map of molecular drug targets. Nat Rev Drug Discov, 16(1): 19-34.

Scannell J W, Blanckley A, Boldon H, et al. 2012. Diagnosing the decline in pharmaceutical R&D efficiency. Nat Rev Drug Discov, 11(3): 191-200.

Schaefer E A, Chung R T. 2012. Anti-hepatitis C virus drugs in development. Gastroenterology, 142(6): 1340-1350.

Seeger H, Diesing D, Gückel B, et al. 2003. Effect of tamoxifen and 2-methoxyestradiol alone and in combination on human breast cancer cell proliferation. J Steroid Biochem Mol Biol, 84(2-3): 255-257.

Sekine M, Makino T. 2017. Inference of causative genes for Alzheimer's disease due to dosage imbalance. Mol Biol Evol, 34(9): 2396-2407.

Shiraki K. 2018. Antiviral drugs against alphaherpesvirus. Adv Exp Med Biol, 1045: 103-122.

Singh P P, Affeldt S, Cascone I, et al. 2012. On the expansion of "dangerous" gene repertoires by whole-genome duplications in early vertebrates. Cell Rep, 2(5): 1387-1398.

Singh P P, Arora J, Isambert H. 2015. Identification of Ohnolog genes originating from whole genome duplication in early vertebrates, based on synteny comparison across multiple genomes. PLoS Comput Biol, 11(7): e1004394.

Smith S E, Busse D C, Binter S, et al. 2019. Interferon-induced transmembrane protein 1 restricts replication of viruses that enter cells via the plasma membrane. J Virol, 93(6): e02003-e02018.

Srinivasan S, Bettella F, Hassani S, et al. 2017. Probing the association between early evolutionary markers and schizophrenia. PLoS ONE, 12(1): e0169227.

Stenson PD, Mort M, Ball EV, et al. 2017. The Human Gene Mutation Database: towards a comprehensive repository of inherited mutation data for medical research, genetic diagnosis and next-generation sequencing studies. Hum Genet, 136(6): 665-677.

Sun W, Singh A K. 2019. Plague vaccine: recent progress and prospects. NPJ Vaccines, 4: 11.

Taha K, Iraqi Y, Al Aamri A. 2019. Predicting protein functions by applying predicate logic to biomedical literature. BMC Bioinformatics, 20(1): 71.

Toyoda T, Wada A. 2004. Omic space: coordinate-based integration and analysis of genomic phenomic interactions. Bioinformatics, 20(11): 1759-1765.

Tripathi S, Garcia-Sastre A. 2016. Antiviral innate immunity through the lens of systems biology. Virus Res, 218: 10-17.

Tyrrell B E, Sayce A C, Warfield K L, et al. 2017. Iminosugars: promising therapeutics for influenza infection. Crit Rev Microbiol, 43(5): 521-545.

Ullah H, Hou W, Dakshanamurthy S, et al. 2019. Host targeted antiviral (HTA): functional inhibitor compounds of scaffold protein RACK1 inhibit herpes simplex virus proliferation. Oncotarget, 10(35): 3209-3226.

Vandamme D, Minke B A, Fitzmaurice W, et al. 2014. Systems biology-embedded target validation: improving efficacy in drug discovery. Wiley Interdiscip Rev Syst Biol Med, 6(1): 1-11.

Vargas A J, Harris C C. 2016. Biomarker development in the precision medicine era: lung cancer as a case study. Nat Rev Cancer, 16(8): 525-537.

Varikuti S, Jha B K, Volpedo G, et al. 2018. Host-directed drug therapies for neglected tropical diseases caused by protozoan parasites. Front Microbiol, 9: 2655.

Varki A. 2000. A chimpanzee genome project is a biomedical imperative. Genome Res, 10(8): 1065-1070.

Verma R, Sharma P C. 2018. Next generation sequencing-based emerging trends in molecular biology of gastric cancer. Am J Cancer Res, 8(2): 207-225.

Vilar S, Cozza G, Moro S. 2008. Medicinal chemistry and the molecular operating environment (MOE): application of QSAR and molecular docking to drug discovery. Curr Top Med Chem, 8(18): 1555-1572.

Villalón-Letelier F, Brooks A G, Saunders P M, et al. 2017. Host cell restriction factors that limit influenza A infection. Viruses, 9(12): 376.

Voskarides K, Christaki E, Nikolopoulos G K. 2018. Influenza virus-host co-evolution. A Predator-Prey Relationship? Front Immunol, 9: 2017.

Wang Q, Chen R, Cheng F, et al. 2019. A Bayesian framework that integrates multi-omics data and gene networks predicts risk genes from schizophrenia GWAS data. Nat Neurosci, 22: 691-699.

Wang Y, Zhang S, Li F, et al. 2020. Therapeutic target database 2020: enriched resource for facilitating research and early development of targeted therapeutics. Nucleic Acids Res, 48(D1): D1031-D1041.

Wang Z Y, Fu L Y, Zhang H Y. 2012. Can medical genetics and evolutionary biology inspire drug target identification. Trends Mol Med, 18(2): 69-71.

Wang Z Y, Zhang H Y. 2013. Rational drug repositioning by medical genetics. Nat Biotechnol, 31(12): 1080-1082.

Wehling M. 2009. Assessing the translatability of drug projects: what needs to be scored to predict success. Nat Rev Drug Discov, 8(7): 541-546.

Wishart D S, Feunang Y D, Guo A C, et al. 2018. DrugBank 5.0: a major update to the DrugBank database for 2018. Nucleic Acids Res, 46(D1): D1074-D1082.

Wolfe K H. 2001. Yesterday's polyploids and the mystery of diploidization. Nat Rev Genet, 2(5): 333-341.

Woolhouse M, Scott F, Hudson Z, et al. 2012. Human viruses: discovery and emergence. Philos Trans R Soc Lond B Biol Sci, 367(1604): 2864-2871.

Wu L, Qu X. 2015. Cancer biomarker detection: recent achievements and challenges. Chem Soc Rev, 44(10): 2963-2997.

Xie T, Yang Q Y, Wang X T, et al. 2016. Spatial colocalization of human Ohnolog pairs acts to maintain dosage-balance. Mol Biol Evol, 33(9): 2368-2375.

Xu X, Zhang Q Y, Chu X Y. et al. 2021. Facilitating antiviral drug discovery using genetic and evolutionary knowledge. Viruses, 13(11): 2117.

Yudin N S, Barkhash A V, Maksimov V N, et al. 2018. Human genetic predisposition to diseases caused by viruses from Flaviviridae family. Mol Biol (Mosk), 52(2): 190-209.

Zeng X, Song X, Ma T, et al. 2020. Repurpose open data to discover therapeutics for COVID-19 using deep learning. J Proteome Res, 19: 4624-4636.

Zhai Y, Franco L M, Atmar R L, et al. 2015. Host transcriptional response to influenza and other acute respiratory viral infections: a prospective cohort study. PLoS Pathog, 11(6): e1004869.

Zheng S, Rao J, Song Y, et al. 2021. PharmKG: a dedicated knowledge graph benchmark for bomedical data mining. Brief Bioinform, 22: bbaa344.

Zhu F, Li XX, Yang SY, et al. 2018. Clinical success of drug targets prospectively predicted by in silico study. Trends Pharmacol Sci, 39: 229-231.

第 6 章

天然药物研究的进化启示

人类利用植物、动物、微生物等来源的天然药物已经有数万年的历史。古人类学家研究伊朗北部的扎格罗斯山脉里的尼安德特人洞穴的“花葬”墓穴化石发现，早在 6 万年前，尼安德特人就已经认识到了各种植物花粉的药用价值（Solecki，1975）。在过去的几千年里，人类发现并使用了大量的天然药物，最新版本的《天然产物词典》（*Dictionary of Natural Products*，http://dnp.chemnetbase.com）包含了接近 34 万种天然产物。天然产物也是现代化学药物的重要来源。本章将从进化生物学的角度解释为什么天然产物具有丰富的药理活性，并简述进化知识在天然药物发现中的作用。

6.1 天然药物概述

由于天然药物具有多样的生物活性和药用潜力，几乎每个文明时期都积累了丰富的天然药物使用经验（图 6-1）。最古老的药用植物化石资料来自公元前 3000 年左右美索不达米亚的楔形黏土板，其中描述了复杂的医药体系以及大约 1000 种植物源天然药物，包括松柏、没药、罂粟等（Newman et al.，2000）。这些天然药物中的大多数至今仍然被用于治疗咳嗽、感冒和炎症等（Cragg and Newman，2005）。古埃及的 *Ebers Papyrus*（《埃伯斯纸莎草书）大约可以追溯到公元前 1550 年，其中包含了大约 800 种复杂的药物配方和 700 多种植物源药物，包括人们熟知的芦荟、乳香和蓖麻油等（Zhong and Wan，1999；Borchardt，2002；Sneader，2005；Cragg and Newman，2013）。

著名的希腊医生希波克拉底（Hippocrates，公元前 460—前 377 年）收集了 400 多种天然药物，并在 *Hippocratic Corpus*（《希波克拉底文集》）中描述了它们的应用，如香瓜汁可作为泻药、颠茄提取物可作为麻醉剂、藜芦提取物可作为催吐剂、海葱汁具有利尿作用、橄榄油可加快伤口愈合等（Castiglioni，1985）。罗马医师佩达努思·迪奥斯科里德斯（Pedanius Dioscorides，公元 40—90 年）在已有的知识基础上增加了自己的见解和经验，编撰了 *De Materia Medica*（《药物志》），描述了约 600 种植物源天然药物的剂量和功效，奠定了欧洲药理学的基础（Wermuth，2003）。另一位著名的希腊医生和药剂师盖伦（Galen，公元 129—200

年）收集了 540 种植物草药，并证明草药提取物不仅含有有益成分，也含有有害成分（Cai，1992；Cheng and Zhen，2004）。

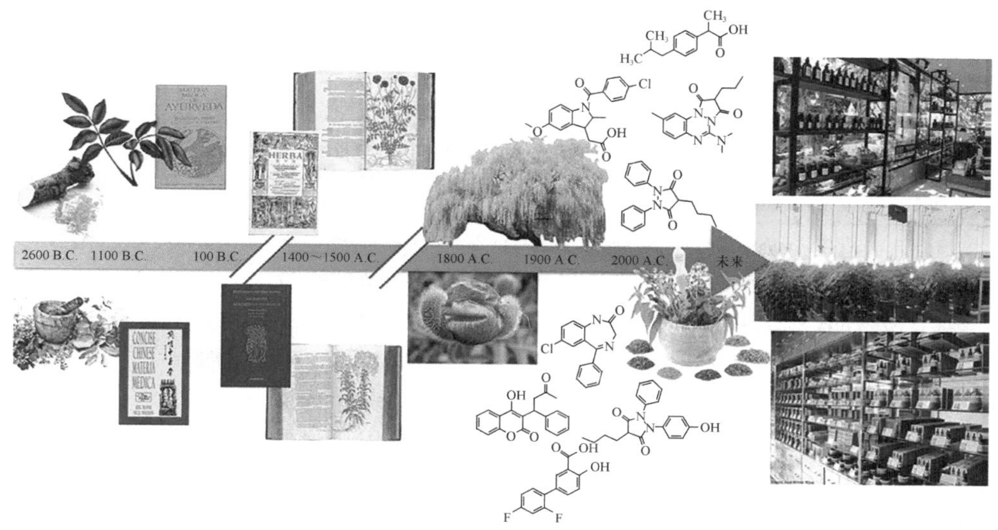

图 6-1 传统药物发展历程（Bernardini et al.，2018）

天然药物在东方也很盛行。*Sushruta Samhita*（《妙闻集》）和 *Charaka Samhita*（《阇罗迦本集》）是印度最早的成体系古医书。《妙闻集》是第一本专门编纂印度阿育吠陀（Ayurveda）的概念和实践的文献资料，写于公元前 900 年左右，包含 341 种植物源药物。《阇罗迦本集》（约公元前 600 年）主要涉及外科手术方面，但也描述了 395 种植物源药物和 57 种动物源药物（Dev，1999）。中国传统医学也因其广泛使用天然药物而闻名。出土于马王堆三号汉墓的帛书《五十二病方》就是围绕着 52 种病例编写的，记录了 247 种天然药物和大约 150 种组合药物配方，以及关于天然药物的性质、功效和配伍的实践知识（Wan and Zhong，1990；Jiao and Wang，2005）。《神农本草经》编撰于东汉时期（公元 25～220 年），记载了天然药物 365 种，其中植物源药物 252 种、动物源药物 67 种（高学敏，2000）。这些天然药物中的大多数治疗功效已被后世的医疗实践证实，如使用草药黄连治疗腹泻、麻黄可以抗哮喘、苦楝子具有抗蠕虫作用等（高学敏，2000）。公元 659 年，中国颁布了第一部国家药典《新修本草》（又称《唐本草》），其中包括 850 种天然药物。公元 1587 年，明朝伟大的医药学家李时珍编著了《本草纲目》，其中记载了 1892 种天然药物，11 000 多种复方，涵盖了 2000 多年的天然药物学知识（高学敏，2000）。

虽然古代的西方和东方医学体系彼此独立发展，但是它们各自的药师经常使用同一种天然药物/产物来治疗类似的疾病。例如，车前（*Plantago* sp.）作为一种缓泻剂在欧洲、亚洲和北非使用已经有上千年的历史了。在中国，黑藜芦（*Veratrum nigrum*）的催吐作用最早见于新石器时代晚期，而在古希腊白藜芦（*Veratrum album*）也是希波克拉底常用的催吐药物之一。薄荷油在欧洲被用作解热剂已有数千年的历史，《神农本草经》指出唇形科的一种植物也有同样的用途。更多详细的研究结果见表 6-1（Kong et al.，2008b）。

表 6-1 植物水平上的趋同进化

活性	中国传统药物	国外传统药物
止痛	花椒 *Zanthoxylum bungeanum*	美洲花椒 *Zanthoxylum americanum*（北美土著）
止痛/退热	垂柳 *Salix Babylonica*	白柳 *Salix alba*（约 2000 年前古罗马）
驱虫	川楝 *Melia toosendan*	楝 *Melia azedarach*（约 2000 年前古印度）
	黄花蒿 *Artemisia annua*	海蒿 *Artemisia maritma*（约 3000 年前古希腊）
退热	裂叶荆芥 *Nepeta tenuifolia*	荆芥 *Nepeta cataria*（约 2000 年前欧洲）
止咳	款冬 *Tussilago farfara*	款冬 *Tussilago farfara*（约 2000 年前古希腊）
利尿	扁蓄 *Polygonum aviculare*	扁蓄 *Polygonum aviculare*（约 2000 年前欧洲）
催吐	黑藜芦 *Veratrum nigrum*	白藜芦 *Veratrum album*（约 2500 年前古希腊）
止血	地榆 *Sanguisorba officinalis*	地榆 *Sanguisorba officinalis*（约 2000 年前欧洲）
止泻	车前 *Plantago asiatica*	洋车前 *Plantago psyllium*（约 2000 年前欧洲、北非）

在不同的文化背景下，不同草药所含的相似成分用于治疗相似的疾病。例如，大黄（*Rheum officinale*）在《神农本草经》中记载有泻下的作用，与之相比，古埃及人常用的泻药为芦荟（*Aloe vera*）和狭叶番泻（*Senna alexandrina*）（记载于《埃伯斯纸草卷》）。大黄与芦荟中都含有芦荟大黄素（aloe-emodin），大黄与狭叶番泻叶中都含有番泻苷 A（sennoside A）和番泻苷 B（sennoside B），它们都是轻泻剂。历史上，中国人用黄连（*Coptis chinensis*）抗腹泻，而印度人用欧洲小檗（*Berberis vulgaris*），其中的抗腹泻成分都是小檗碱。更加详尽的信息见表 6-2（Kong et al.，2008a）。

表 6-2 药物分子水平上的趋同进化

药物分子	活性	中国传统药物	国外传统药物
芦荟大黄素	泻下	大黄 *Rheum officinale*	芦荟 *Aloe vera*（约 3500 年前古埃及）
小檗碱	抗痢疾	黄连 *Coptis chinensis*	伏牛花 *Berberis vulgaris*（约 2000 年前古印度）
咖啡因	利尿	茶 *Camellia sinensis*	可可 *Theobroma cacao*（中美洲和南美洲）
柠檬醛	止血	姜 *Zingiber officinale*	蒜 *Allium sativum*（约 2000 年前中亚地区）
丁香酚	止痛	辛夷 *Magnolia liliflora*	丁香 *Eugenia caryophyllata*（约 2000 年前古印度）
莨菪碱	镇静	天仙子 *Hyoscyamus niger*	曼陀罗 *Datura stramonium*（约 3000 年前非洲北部）

续表

药物分子	活性	中国传统药物	国外传统药物
甲氧基补骨脂素	防治皮肤病	青花椒 *Zanthoxylum schinifolium*	大阿米芹 *Ammi majus*（约 3000 年前古埃及）
鬼臼毒素	驱虫	八角莲 *Dysosma versipellis*	北美桃儿七 *Podophyllum peltatum*（北美土著）
番泻苷 A 和 B	泻下	大黄 *Rheum officinale*	狭叶番泻 *Senna alexandrina*（约 3500 年前古埃及）

表 6-1 和表 6-2 中的草药广泛分布于世界各地，2000 年以前，中国和国外很少有药物交流，我们认为不同文化下使用的这些草药（有数千年历史的草药）可以很好地解释药物系统的趋同进化。

尽管药用植物在东方和西方都被广泛使用，早期的医生，如盖伦，虽然知道各种天然药物含有不同的化合物及它们对人体的影响各不相同，但人们对它们具有治疗功效的有效成分直到 18～19 世纪才了解。

现代化学开创了研究和使用天然药物的新时代。分析化学和结构化学提供了纯化各种化合物并确定其结构的工具，使人们能够深入了解化合物对人体的功效。1805 年，德国药剂师泽尔蒂纳（Sertürner，1783—1841 年）从鸦片中分离出了吗啡，并于 1826 年由默克公司将其开发成为第一个纯天然提取的药物，这也是第一个商业化的天然药物。进而西方制药公司逐步开始倾向于使用纯化的天然产物作为制药业的原料，而不是粗提取物。此外，许多天然产物分子结构的阐明使化学家能够合成它们，而不是从自然资源中提取它们，这大大降低了药物生产的成本。随后，对大量已知的天然药物进行了鉴定、分离和纯化，得到了天然药物的有效成分，包括白柳树皮中的水杨苷、吐根草中的吐根碱（又称依米丁）、马钱子中的马钱子碱（又称士的宁）、金鸡纳树皮中的奎宁、秋水仙中的秋水仙碱、小粒咖啡中的咖啡因、烟草中的尼古丁、颠茄中的阿托品和古柯中的可卡因等（Ji et al.，2009）。这些天然化合物中的多数目前仍被广泛用作药物。

20 世纪，英国细菌学家亚历山大·弗莱明从青霉（*Penicillium notatum*）中发现了青霉素的抗菌特性，这也导致了第二次世界大战之后制药工业的诞生（Bernardini et al.，2018）。随后出现了各种源于微生物的抗生素，如链霉素、四环素和庆大霉素等，为医生治疗各种各样的疾病（包括细菌疾病、真菌疾病等）提供了强有力的支撑。20 世纪 70 年代，两种能够抑制胆固醇生物合成的新药美伐他汀和洛伐他汀的发现（Brown et al.，1976；Endo et al.，1976），开启了一个“他汀类药物”研究的新时代（Verpoorte et al.，2005）。

药物化学家能够对天然产物的结构进行分析、合成及修饰，以降低或增强某些特性，如在人体中的溶解度、利用效率或稳定性等。据美国国立卫生研究院 Newman 教授统计，大约 60%的现有药物，如喜树碱、紫杉醇、青蒿素、洛伐他汀、美登素、青霉素、利血平和水飞蓟素等，都直接或间接地来自天然药物（Newman，2008）。

此外，天然药物还能够启发新药候选药物发现（Koehn and Carter，2005；Beghyn et al.，2008；Hunter，2008）。也有观点认为，20 世纪 90 年代从天然药物转向组合化学可能导致了新药候选药物的匮乏（Desai and Chackalamannil，2008）。因此，解释为什么天然药物对人类健康有益是一个具有重要生物医学意义的课题。

6.2 天然药物与新药发现

天然药物经过数万年的自然选择，由于起源、栖息地以及生物体之间的特定活动，具有很高的特异性，并且具有非常广泛的生物学功能。这些内在特征使得它们在药物开发领域一直作为治疗制剂最重要的来源。

6.2.1 天然药物成药潜力分析

虽然合成技术的快速发展使得药物的合成得到了大大提升，但统计发现从 1981 年 1 月 1 日到 2019 年 9 月 30 日近 40 年批准的 1881 种新药中只有 24.6%的药物是纯合成的（图 6-2），而超过一半的分子来自天然产物及其衍生物或类似物（Newman and Cragg，2012，2020）。更具体地说，1981～2002 年，其中 877 种基于小分子的新药中有 61%来自天然药物：6%是纯天然产物，27%是天然产物衍生物，5%是含有天然产物衍生药效团的合成化合物，23%是由天然产物设计的合成化合物或天然产物模拟物（Newman et al.，2003；Yuliana et al.，2011）。而且，新药的审批率并没有提高，进入市场的药品数量反而减少了（Kingston，2011；David et al.，2015；Newman and Cragg，2020）。

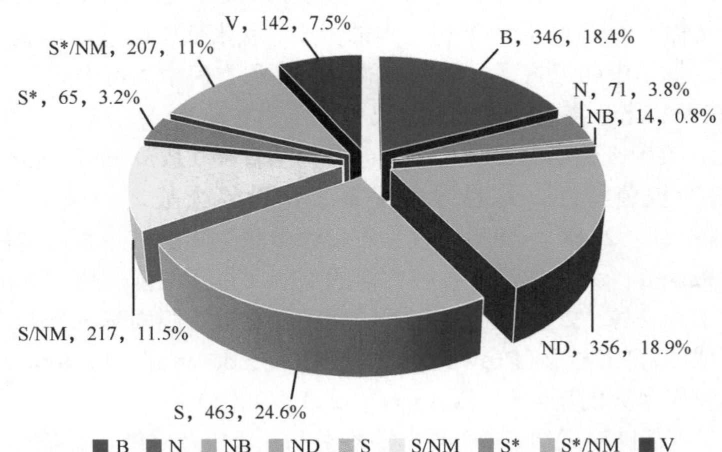

图 6-2 1981～2019 年全球获批新药来源（Newman and Cragg，2020）

B 表示生物药物；N 表示天然产物；NB 表示植物药（混合）；ND 表示天然产物衍生物；NM 表示天然产物模拟物；S 表示全合成药物；S*表示全合成药物，药效团来自天然产物；V 表示疫苗

新药发现趋势逐渐下降的原因是多方面的（Kola and Landis，2004），其中主要原因之一就是合成文库中所含化合物的化学多样性不足（Bauer et al.，2010）。高通量筛选化合物库中的大多数化合物以类药性为目标生成，因此能快速得到具有活性的类似化合物，但是很难保证它们的吸收（absorption）、分布（distribution）、代谢（metabolism）、排泄（excretion）及毒性（toxicology），即 ADMET 性质（Gleeson et al.，2011；Scannell et al.，2012）。

考虑到全世界包括 200 万种以上的植物、动物、微生物物种，且超过 95%的物种还没有进行生物活性评估（David et al.，2015），因此有效利用这个化学多样性的天然库非常重要（Colegate and Molyneux，2008；Dewick，2009；Mishra and Tiwari，2011）。尤其是植物界，很多物种都能基于不同的化学骨架产生多种不同生物活性的化合物。2015 年，世界自然保护联盟（IUCN）报告称，迄今为止，大约有 31 万种植物被世界自然保护联盟所记载。而如今已知的全部植物物种中，只有大约 6 万种（约 20%）经过筛选，它们提供了约 300 种已知的药物（David et al.，2015；Newman and Cragg，2020）。因此，基于这个数据可推断，对剩余植物物种的筛选可能会得到大约 700 种新药候选物。此外，从 6 万种植物物种中筛选到的天然药物，它们中的大多数所对应的疾病靶标，仅有一小部分被进行了鉴定，因此，对天然药物新靶标的鉴定仍有很大的研究价值（Miller，2011）。

2011 年一项针对天然药物分子骨架代谢基因簇所属物种的研究（Zhu et al.，2011），对 939 种已批准的、369 种处于临床试验阶段的、119 种临床前的药物和 19 721 种生物活性天然产物的物种来源进行了比较分析。与生物活性天然产物的分散分布不同，这些药物聚集在自然界中 6763 个已知科中的 144 个科中，其中 80%的已批准药物和 67%的临床试验药物分别集中在 17 个和 30 个多产药物科中（图 6-3）。从历史药物数据分布来看，13 548 种海洋天然产物、767 种药用植物和 19 721 种生物活性天然产物主要来源于已存在的产药家族（表 6-3）。因此，探索隐性基因簇、通路、种间串扰（interspecies crosstalk）等新技术有助于发现新的天然药物。天然药物仍然在未来新药开发中起着重要作用。

表 6-3　1961～2010 年天然来源的批准药物数量、批准药物来源家族的数量和批准药物来源类的数量（不包括潜在的药物来源类）（Zhu et al.，2011）

时期	批准药物数量			批准药物来源家族的数量			批准药物来源类的数量	
	来源于已有家族的药物数量	来源于已有类中新鉴定家族的药物数量	来源于类中新鉴定家族的药物数量	现有家族数量	已有类中新鉴定家族的数量	未知类中新鉴定家族的数量	现有类的数量	新鉴定类的数量
1961～1965 年	32	0	7	21	0	5	6	1
1966～1970 年	26	0	1	26	0	1	7	0

续表

时期	批准药物数量			批准药物来源家族的数量			批准药物来源类的数量	
	来源于已有家族的药物数量	来源于已有类中新鉴定家族的药物数量	来源于类中新鉴定家族的药物数量	现有家族数量	已有类中新鉴定家族的数量	未知类中新鉴定家族的数量	现有类的数量	新鉴定类的数量
1971～1975 年	32	3	1	27	3	1	7	0
1976～1980 年	59	13	17	31	8	12	7	3
1981～1985 年	98	1	11	51	1	8	10	3
1986～1990 年	128	7	6	60	6	6	13	2
1991～1995 年	111	9	5	72	7	3	15	1
1996～2000 年	129	4	4	82	3	2	16	2
2001～2005 年	124	1	7	87	1	4	18	1
2006～2010 年	44	3	2	92	4	2	19	0

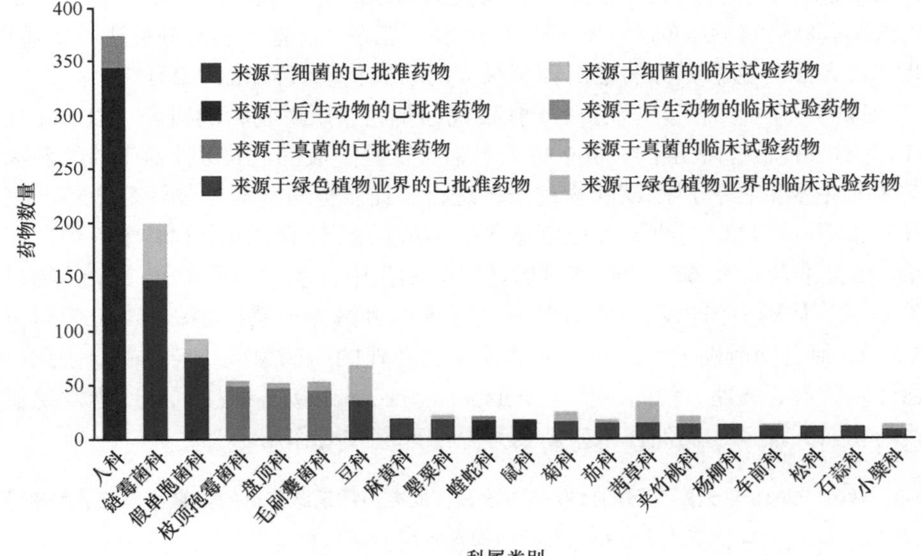

图 6-3　排名靠前的高产批准药物的天然药物种属（Zhu et al.，2011）

从化学结构来看，即使采用简单的结构元素进行表征，天然产物在分子量（393～414）、立体生成中心数（0.4～6.2）和环状结构数（3.2～4.1）方面与组合化学产物也明显不同。它们含有较少的氮原子、氯原子和硫原子，氧含量更丰富，空间结构也更复杂，有更多的环和桥头碳原子（Feher and Schmidt，2003）。基于这些观察，对组合文库和天然产物的化学空间分析表明，组合化合物聚集在化学空间的一小部分，而天然产物则分布在化学空间的更大范围上，因此更加多样化（Feher and Schmidt，2003）。

6.2.2　天然药物作为化学药物的重要来源

与现代药物研究模式相比，天然药物缺乏明确的分子靶标。天然药物发现主要来源于民族药用植物、药用海洋生物、微生物等。

1. 民族药物学来源的天然产物

传统医学比现代医学早了几千年。几乎所有民族都有他们所处环境的药学著作，且在各自民族文化中保存着大量关于药用植物、药用动物和药用微生物的信息（Plotkin，2000）。通过广泛分析生物活性数据库，如 NCI 的“药用植物”列表，计算出传统药用植物产生“有药用活性（细胞毒素的）化合物”的可能性是没有民族药理学记载的植物的 2～5 倍（Spjut and Perdue，1976）。一些有毒生物（如植物、动物和微生物等）的“有害”活性可能转化为成功的治疗药物，如毒扁豆碱、阿托品、筒箭毒碱和肉毒杆菌毒素，以及目前正在研究的环巴胺和芋螺毒素等（Olivera and Teichert，2007；Bar and Stearns，2008）。

在传统医学中使用药用植物一般基于先验知识，这虽然代表了一种预先存在的临床试验和获得生物活性化合物的捷径，但将植物知识转化为商业化药品远非易事（Heinrich and Gibbons，2001）。美国和欧盟制定了专门适用于源自民族植物学循证医学发现的药物提取物的制药立法（Schmidt et al.，2007）。在标准化的当前制药规范中，天然产物代表了药物发现的一个重要方面，2006 年，FDA 批准了第一个商品名为酚瑞净（Veregen）的植物药，其是一种从绿茶中提取的标准化多酚提取物，用于治疗人乳头状瘤病毒引起的生殖器疣，该药物的批准只是建立在高度阳性的临床结果基础上，没有任何作用机制的证据（Gross，2008）。对民间药典和民族药的研究是发现一些重要药物和生物先导物的基础（Heinrich and Bremner，2006）。不仅是植物源天然药物，微生物产物也起源于民族药理学，头孢菌素有力地证明了这一点。头孢菌素的发现与“卡利亚里悖论”（Cagliari paradox）的研究有关。例如，意大利撒丁岛缺乏公共污水处理系统，居民习惯在附近海滩污染水域洗澡，但是霍乱在城镇的发病率很低，后来 Brotzu 团队发现，海水里存在产生抗生素的顶头孢霉（*Cephalosporium acremonium*）（Bo，2000）。

虽然民族药物学是植物源天然药物发现的重要来源，但传统医学仍存在一些明显的局限性，如许多疾病在症状方面描述不清。在癌症晚期之前，大多数癌症患者几乎没有表现出任何特异性的症状。因此，尽管 Hartwell 等做出了很大的努力，但也很难将民族药理学信息转化为临床对抗癌症的线索（Hartwell，1967）。即使对症状明确的疾病，如发热和疟疾，在将民间药用的功效转化为现代医学的过程中也存在一定的局限性，如产生青蒿素的黄花蒿也没有被很好地归类为具有抗疟疾作用的中草药（Li et al.，2008）。

2. 可食用植物来源的天然药物

人类每天都接触食用植物和香料，这些食物中含有大量次生代谢物。在人类进化过程中，这些化合物一直伴随着我们，在人类基因组的形成中发挥着一定作用（Appendino and Taglialatela-Scafati，2003）。饮食中的次生代谢物一般不被认为是营养物质，但其在维持健康方面发挥着重要作用，尽管其活性成分仍未确定。因此，对其识别和生物学特性进行表征至关重要。膳食化合物是可成药物质如洛伐他汀和水杨酸开发的基础，洛伐他汀和水杨酸分别是他汀类和非甾体类抗炎药物的基础。洛伐他汀产生于红色红曲霉（*Monascus ruber*）中，这是东方烹饪中的一种原料，用来使北京烤鸭呈现红色（Endo et al.，1979）。而水杨酸在植物中普遍存在。其他重要的候选膳食药物还有姜黄中的姜黄素和辣椒中的辣椒素，而微量的苯二氮䓬（包括地西泮）药物也存在于常见的食用植物如土豆和樱桃中（Medina et al.，1992）。

饮食为药物发现提供了许多线索。茶碱是一种咖啡因代谢物，也是茶的一种次要成分。由于饮用浓黑咖啡的哮喘患者的呼吸问题有所改善，从而发现了它的平喘特性（Salter，1860）。白藜芦醇之所以成为人们关注的焦点，是因为红葡萄酒对习惯于食用高脂肪食物的法国人的身体健康具有一定的保护作用（Espin et al.，2007）。白藜芦醇是一种多效性药物，作为一种长寿蛋白 sirtuin 家族的配体引起了人们的极大兴趣，最近被批准用于治疗线粒体脑肌病（一种罕见疾病）。此外，饮食副作用也可以为药物发现提供线索。由于癌症发病率与斯里兰卡泰米尔人的一种主食面粉（来源于糖棕 *Borassus flabellifer*）消耗之间呈现流行病学相关性，从而发现了一种有效的免疫抑制剂达玛烷型三萜（Révész et al.，1999）。对饮食带来的有益或者有害的影响进行简化分析，其局限性在于有些结果是细菌和肝脏代谢物相互作用获得的。其中花青素就是一个典型的例子，它是含量很丰富的膳食黄酮类化合物，在体外表现出显著的活性形式，但根据植物细胞体外培养的培养基 pH 不同，其结构、极性和总电荷不同，展现出了化学多变性，并且其活性受到肠道和肝脏代谢以及环境等多方面的影响（Galvano et al.，2007）。由于花青素对脂肪细胞分化的抑制特性且无毒性，花青素葡萄糖苷最近正在作为减肥药被开发（Tsuda，2008）。

3. 非传统方式来源的天然药物

植物和微生物，特别是放线菌，是天然药物最有效的来源。即便如此，目前也只有一小部分已知的植物和微生物的药用潜力得到了研究，而其他多样性的生物来源在很大程度上或完全没有被探索和开发（Harvey，2000），尤其是从海洋生物中分离出来的各种结构独特的天然产物（Adrian，2007）。然而，汇集和扩大海洋天然产物研究是有挑战性的，例如在海绵中，次生代谢物不是由宿主产生的，而是由其共存的微生物特别是蓝藻产生的（Simmons et al.，2008）。海洋微生物的鉴定代表着海洋天然产物化学的一个革命性转折。这一领域有别于陆地天然药物研究，而对海洋天然产物的药物开发还远远比较落后，主要是因为缺乏可持续的供应（Gordaliza，2007）。就生物勘探而言，一些生态小环境仍然是完全原始的，南极洲就是一个突出的例子。尽管它的环境很恶劣，但这个栖息地支持着无脊椎动物和藻类的繁衍生息，这些无脊椎动物和藻类可以产生非常有药用潜力的物质，如棕榈内酯 A（palmerolide A）来自南极洲的一种海鞘 *Synoicum adareanum*（Diyabalanage et al.，2006），其来自各种不适宜居住的陆地和海洋的极端微生物，如酸性温泉（嗜酸菌）、碱性湖泊（嗜盐菌）、深海热液喷口（嗜气压和嗜热菌）、极地水域和高山湖泊（嗜冷菌），其天然药物开发前景广阔。

4. 历史上重要的天然药物

最为人所知的天然药物衍生物可能是抗炎药阿司匹林（aspirin）（图 6-4a），其来自从白柳（*Salix alba*）树皮中发现的水杨苷前体（Der Marderosian and Beutler，2002）。生物碱吗啡（图 6-4b）于 1803 年从罂粟中分离出来，也被作为前体合成其他重要的分子，如二乙酰吗啡（海洛因）、止痛药可待因（Dias et al.，2012）。在历史上，有文献记载，罂粟提取物被苏美尔人和古希腊人作为药物使用，阿拉伯人认为罂粟会上瘾（Der Marderosian and Beutler，2002）。洋地黄（*Digitalis purpurea*）在 10 世纪就出现在欧洲，但直到 18 世纪后期，其活性成分洋地黄毒苷（digitoxin）（图 6-4c）才被发现能够增强心脏传导，提高心脏收缩力，是一种强心剂。洋地黄毒苷及其类似物长期以来一直被用于治疗充血性心力衰竭，由于其可能存在的不良反应，目前已被其他药物取代（Der Marderosian and Beutler，2002）。

紫杉醇（Taxol®）（图 6-5a）是一种基于天然产物的广泛用于治疗乳腺癌的药物，于 20 世纪 60 年代首次从短叶红豆杉（*Taxus brevifolia*）的树皮中被提取出来，美国国家癌症研究所（NCI）与美国农业部（USDA）合作开展的植物筛选计划，鉴定出了该天然化合物（Cragg，1998）。美国食品药品监督管理局（FDA）于 1992 年首次批准紫杉醇的各种应用（Cseke et al.，2006），但由于从树皮中提取紫杉醇的量非常低，同时，市场对药物的需求非常大，目前紫杉醇主要通过合成获得（Dewick，2009）。

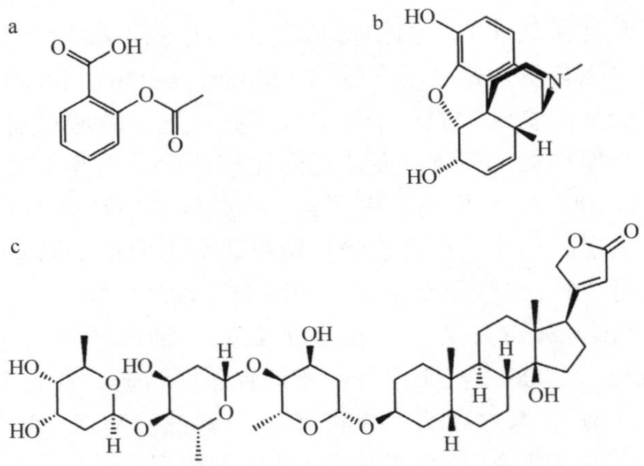

图 6-4 阿司匹林（a）、吗啡（b）和洋地黄毒苷（c）的结构式

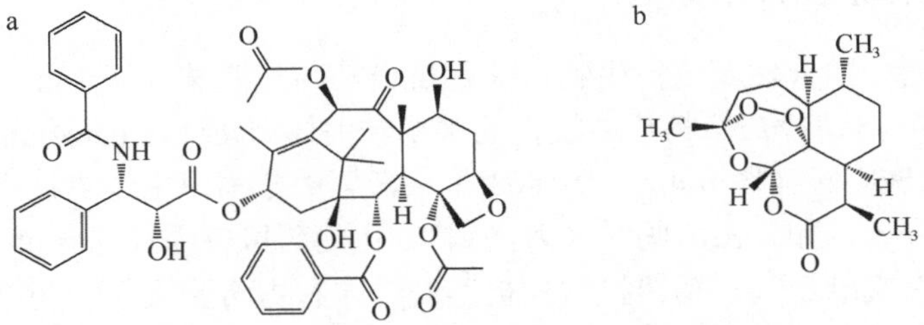

图 6-5 紫杉醇（a）、青蒿素（b）的结构式

青蒿素（arteannuin，artemisimnin）是我国科学家从黄花蒿（*Artemisia annua*）叶中得到的新型抗疟疾倍半萜过氧化物（图 6-5b），是我国自主开发的在该领域最杰出的工作（Li et al.，2008；Newman，2022），1977 年 3 月研究人员在《科学通报》上首次发表了其独特的结构，2002 年 4 月 22 日，复方蒿甲醚被列入 WHO 第 12 版基本药物名录的核心目录。中国发现者屠呦呦因此获得了 2015 年诺贝尔生理学或医学奖。

除了植物，自然界中的其他生物也提供了具有治疗作用的天然药物化合物。著名的例子就是青霉素（图 6-6），如前所述，青霉素来自青霉，由弗莱明（Fleming）于 1929 年发现（Mann，1994）。Fleming、Chain 和 Florey 利用开发的逆流萃取分离技术实现了青霉素的高产率生产，这三位科学家获得了 1945 年诺贝尔生理学或医学奖（Stamets，2002）。这一发现是天然产物历史上的一个里程碑，它开启了 20 世纪 40 年代早期合成青霉素的产业化和商业化，从而彻底改变了药物发现的方式（Elder，1970；Wainwright，1990；Mann，1999；Lax，2004）。事实上，1942～1944 年第一份青霉素临床数据发表后，全世界都在努力从微生物中发现新的抗生

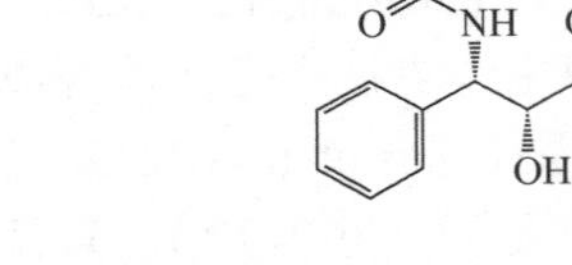

图 6-6 青霉素的结构式

素（Buss and Waigh，1995；Williams，1999），直到 20 世纪 70 年代，新的筛选方法的引入，使得新的抗生素结构类型得以发现，如诺卡菌素（nocardicin）、碳青霉烯类和单杆菌类，代表性的抗生素分别为诺卡菌素、亚胺培南（imipenem）和氨曲南（aztreonam）（Fabbretti et al.，2011）。

在以天然产物为基础的现代药物发现中，海洋环境发挥了重要作用。地球表面 70%被海洋覆盖，这一独特的具有丰富生物多样性的环境是筛选潜在候选药物的重要来源（Haefner，2003）。对海洋环境和生物的探索始于 20 世纪 70 年代，至今仍在继续。这期间开发了各种技术和工艺，分离出了数千种结构独特的生物活性海洋天然产物，其中已有 15 种海洋天然产物衍生物被批准用于临床，还有许多化合物处于临床前试验阶段（Mayer et al.，2010）。来自海洋生物的天然产物，如脱氢膜海鞘素 B（Aplidin®），一种从地中海被囊动物白色海鞘 *Aplidium albicans* 中分离的酯肽（depsipeptide），可以抗各种肿瘤，如黑色素瘤、小细胞肺癌和非小细胞肺癌、膀胱癌、非霍奇金淋巴瘤和急性淋巴细胞白血病（Henríquez et al.，2005；Mayer et al.，2010）。从海洋生物中提取的最早、最引人关注的生物活性化合物是海绵尿核苷（spongouridine）（图 6-7a）和海绵胸腺嘧啶（spongothymidine）（图 6-7b），它们是在 20 世纪 50 年代初从加勒比海发现的一种浅水绵中分离出来的（Watanabe et al.，1989），这两种天然化合物被发现具有抗病毒活性，其分子结构类似物阿糖胞苷（cytosine arabinoside，Ara-C）已被成功合成，临床上将其作为有效的抗白血病药物，15 年后又开发出了阿糖腺苷（vidarabine，Ara-A），其被用作抗病毒药物（Watanabe et al.，1989）。海洋生物是非常重要的天然药物来源，在现代药物研发领域发挥着重要作用。目前已经有很多有积极影响的关于海洋生物作为治疗药物的开发以及其对人类健康应用的报道（El-Hossary et al.，2017；Hassan and Shaikh，2017；Kamjam et al.，2017；Mi et al.，2017；Sarasan et al.，2017；Zhang et al.，2017）。

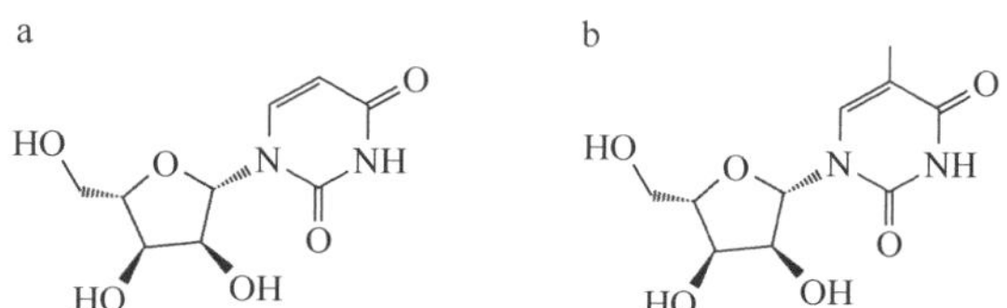

图 6-7　海绵尿核苷（a）和海绵胸腺嘧啶（b）的结构式

6.2.3　天然药物对组合药物发现的启发

在 20 世纪 90 年代早期，许多制药公司将他们的研究集中在组合化学和高通量筛选方面，以期产生和识别出更多的先导化合物。然而，在新药筛选方面，这种战略转变并没有带来预期的回报。因为目前大部分新药是在 20 世纪 80 年代确定的（Hughes，2008），考虑到药物发现和开发的平均持续时间，药剂师和化学家将他们的注意力重新转向了天然的“储备库”。事实上，一些有前途的候选药物，如石杉碱甲、雷公藤甲素、雷公藤红素、辣椒素和姜黄素，都来自天然产物（Corson and Crews，2007；Ji and Zhang，2008）。然而，即使是利用大自然来寻找灵感，找到具有生物活性的化合物并将其开发成新药也仍然是一个巨大的挑战。天然药物复杂的演化史意味着天然产物很可能起次要作用，它们的功效往往取决于与其他成分的协同作用（Keith et al.，2005）。

由于天然产物是启发合成化学小分子药物的重要来源，因此，对天然产物的关注还会持续下去（Koehn and Carter，2005；Baker et al.，2007；Beghyn et al.，2008；Harvey，2008；Hunter，2008）。此外，天然产物为识别和开发协同药物提供了重要线索，而迄今为止的研究在很大程度上忽略了这一点。大多数现代药物的发现都是基于“一种疾病一种靶点一种药物（one disease-one target-one drug）”的策略。然而，许多疾病的发病机制涉及多种因素，针对单一靶点的小分子化合物往往不能达到预期效果，特别是在癌症治疗中。因此，人们对“多成分疗法”越来越感兴趣（Keith et al.，2005；Schmidt et al.，2007）。这种新策略有一个明显的优势，即它可以在一定程度上平衡生物网络，在治疗复杂疾病方面更为有效（Csermely et al.，2005；Dancey and Chen，2006；Zimmermann et al.，2007）。此外，它可以在一定程度上预防或者减缓抗生素和抗癌药物的耐药性的产生。

越来越多的科学研究发现，大多数药用植物的活性是几种成分协同作用的结果（Mechoulam and Ben-Shabat，1999）。这一理论被巧妙地用来开发 Sativex，这是两种大麻成分四氢大麻酚（THC）和大麻二酚（CBD）的组合，用于缓解多发性硬化的症状，目前也在临床上用于治疗癌症疼痛（Barnes，2006）。长期以来 CBD 被用作药理镇痛剂，其具有抗炎活性，并通过反向激动作用和干扰 THC 的 11-羟基化来调节 THC 的精神作用，这加大了 THC 对大脑精神活动的影响（Pertwee，2008）。

具有多效作用的化合物的组合使用，更有助于治疗癌症以及老年痴呆等多因素诱导的慢性复杂性疾病。目前，对癌症和艾滋病等已广泛使用多种药物组合进行治疗（Pollastro et al.，2009）。在抗感染领域，一种由 β-内酰胺类抗生素/β-内酰胺酶抑制剂组成的复合制剂——阿莫西林-克拉维酸钾，已经被批准用于治疗各种细菌感染（Pollastro et al.，2009）。

天然药物对于发现组合药物提供了重要线索。由于现代药物–药物相互作用可能导致不良反应、不可预测的药代动力学问题、药物组合数量问题。我们需要从传统医学那里获取单独和联合使用天然药物的实践经验。

为了充分利用前人的知识，需要对这些方剂进行分析，以阐明它们的协同效应。例如，雄黄（realgar）、青黛（*Indigo naturalis*）、丹参（*Salviae miltiorrhizae*）和太子参（*Pseudostellaria heterophylla*）的配伍使用是一个已被证明对人类急性早幼粒细胞白血病（acute promyelocytic leukemia，APL）有特效的中药复方。研究表明，雄黄中的四硫化四砷直接靶向早幼粒细胞白血病视黄酸受体 α（promyelocytic leukemia retinoic acid receptor α，PML/RARα）癌蛋白，促进 APL 细胞分化，青黛和丹参中靛玉红和丹参酮ⅡA 显著增强四硫化四砷诱导的 PML/RARα 泛素化和促进降解，同时丹参酮ⅡA 和靛玉红都能增加负责运输四硫化四砷的蛋白的基因表达，帮助四砷四硫进入 APL 细胞，从而增强了其功效（图 6-8）。

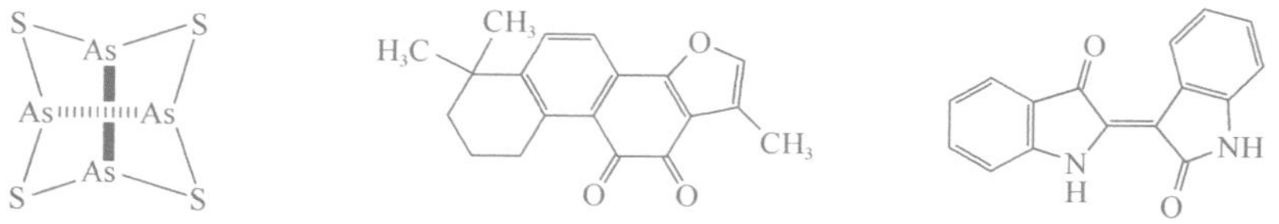

四硫化四砷（雄黄中的成分）　丹参酮ⅡA（丹参中的成分）　靛玉红（青黛中的成分）

图 6-8　源自某些中药配方的协同增效剂（Li and Zhang，2008）

雄黄-青黛-太子参-丹参配方中的部分活性成分，具有治疗人类急性早幼粒细胞白血病的巨大潜力

同样，黄连和吴茱萸的组合（图 6-9），也被称为左金丸，在中医中用于治疗胃病已有 700 多年的历史。这种草药组合含有可能的候选药物，如小檗碱和棕榈碱具有抗感染作用，柠檬烯具有潜在的幽门螺杆菌抑制剂活性，也是一种抗肿瘤药物，黄柏酮和吴茱萸次碱，是癌细胞多药耐药的抑制剂，这些都与治疗包括癌症在内的胃部疾病有关。小檗碱和柠檬烯以 1∶4 的组合比例对人胃癌细胞株 MGC803 具有协同抑制作用（Zhang et al.，2014）。通过诱导细胞内活性氧的产生、降低线粒体跨膜电位，增强 *caspase-3* 表达，从而阻滞细胞周期、促进细胞凋亡。小檗碱和 d-柠檬烯联合用药对 MGC803 细胞的作用比单独用药更显著（Zhang et al.，2014）。

中医药也积累了使用药用植物治疗痴呆的经验。最近对 1232 个中药复方的分析显示（Ji et al.，2009），最常用的中药组合为川芎、丹参、白芍和石菖蒲。这些草药含有数百种天然产物，其中一些具有抗痴呆作用（图 6-10）。例如，川芎中的川芎嗪和丁苯酞是神经损伤抑制剂，川芎中的亚油酸有助于改善认知障碍，丹参中的丹参新酮是一种抗焦虑药，丹参中的黄芩苷具有抗炎、抗氧化的潜力。此外，远志中含有 1-羟基-3,6,7-三甲氧基呫酮，其是一种抗糖尿病药物，可用于治疗糖尿病及糖尿病并发的认知障碍。

这些复方中还包含有关协同效应的重要线索，可能为治疗癌症和痴呆等复杂疾病提供新的线索。这些化合物大部分都是纯化学物质，有些已经在临床上使用多年。这种从中医和其他古代医学实践中积累的经验，可以使现代研究人员更好地设计和控制协同效应。

如上所述，虽然分析和修改协同药物组合对研究机构、临床开发机构和监管机构来说是相当大的挑战，但是现代药物研究，利用基因组学、蛋白质组学、代谢组学、合成化学和组合化学等强大的工具，仍然可以从使用天然产物对抗疾病的历史记录中学到很多东西，毕竟这一知识代表了数千年医疗实践的累积经验。

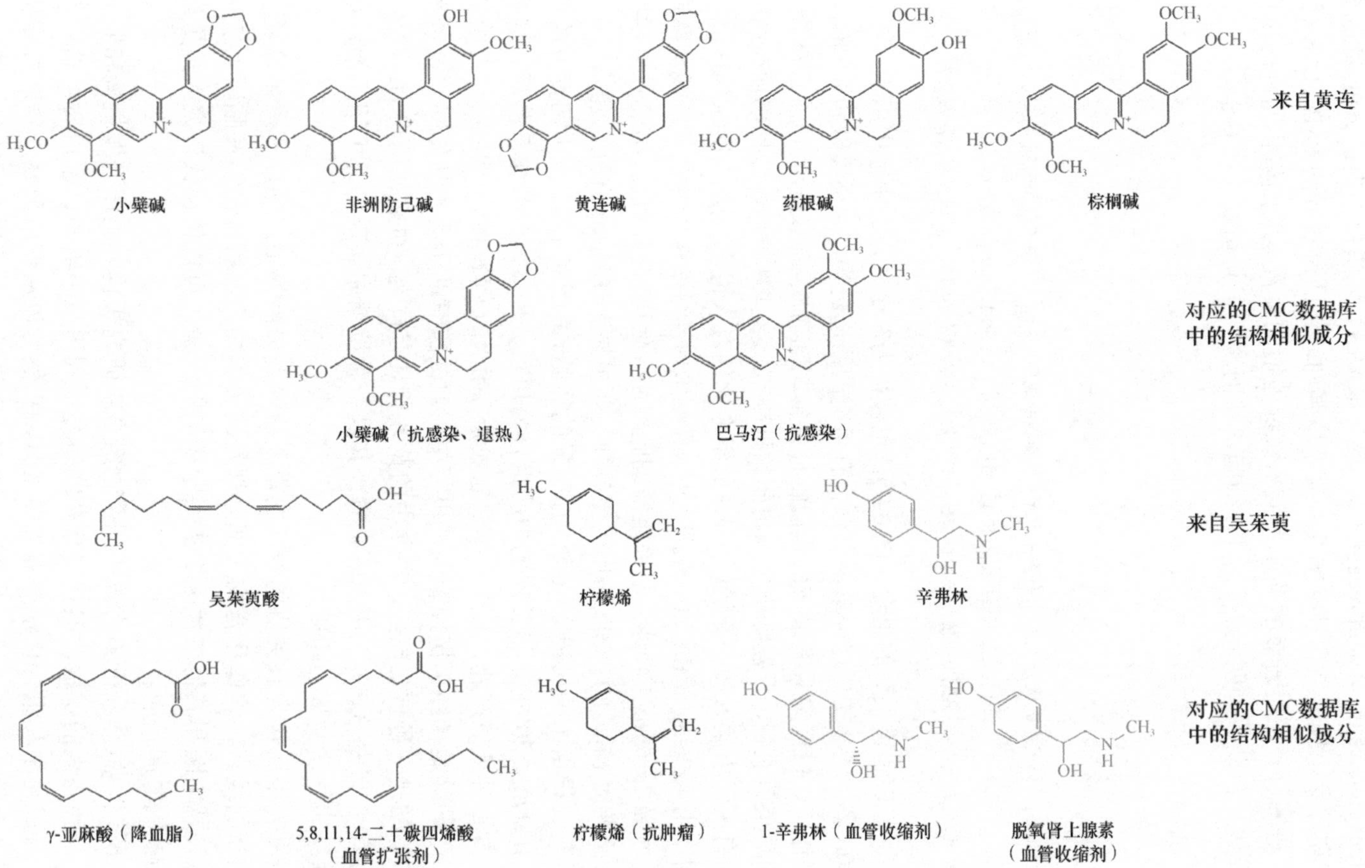

小檗碱　非洲防己碱　黄连碱　药根碱　棕榈碱　来自黄连

小檗碱（抗感染、退热）　巴马汀（抗感染）　对应的CMC数据库中的结构相似成分

吴茱萸酸　柠檬烯　辛弗林　来自吴茱萸

γ-亚麻酸（降血脂）　5,8,11,14-二十碳四烯酸（血管扩张剂）　柠檬烯（抗肿瘤）　1-辛弗林（血管收缩剂）　脱氧肾上腺素（血管收缩剂）　对应的CMC数据库中的结构相似成分

图 6-9　药对黄连与吴茱萸的组合及有效成分（Kong et al.，2008a）

CMC：综合药物化学数据库

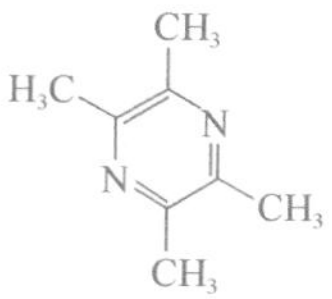

川芎嗪（来自川芎，神经损伤抑制剂）

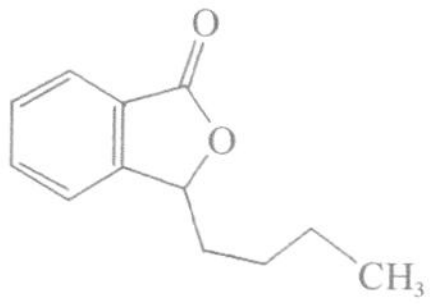

丁苯酞（来自川芎，神经损伤抑制剂）

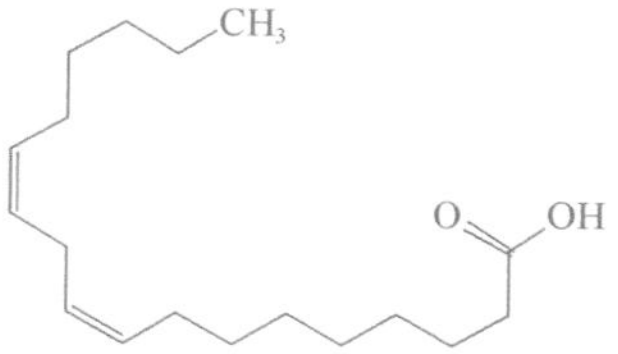

亚油酸（来自川芎，用于治疗认知障碍）

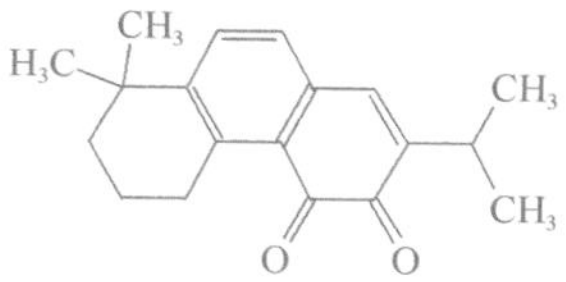

丹参新酮（来自丹参，抗焦虑）

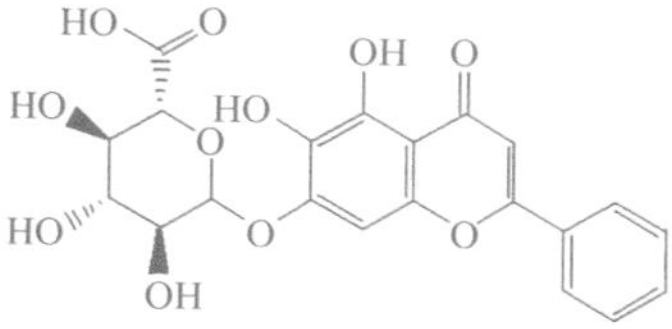

黄芩苷（来自丹参，抗炎、抗氧化）

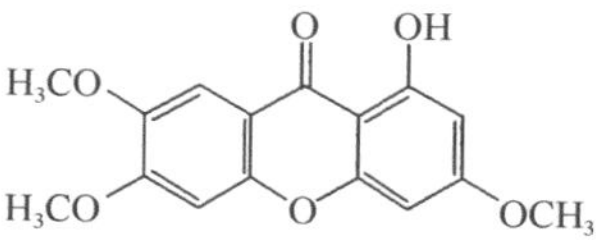

1-羟基-3,6,7-三甲氧基屾酮（来自远志，治疗糖尿病及糖尿病并发的认知障碍）

图 6-10　抗痴呆协同药物作用有效成分（Li and Zhang，2009）

6.3　天然药物作用机制的进化解析

关于天然药物的种类来源，以及其对人类或其他物种所表现出的多种活性功能的根源一直困扰着药物学家，许多化学家和生物学家也都试图从各个角度去解释为什么自然界中会有如此之多的化合物对人类和其他物种有生物学效应。从天然产物所表现出的各个药理活性的角度来分析，一种被广泛接受的解释理论是，其是生物群落长期共同进化的结果，即相互作用的有机体在相互接近的情况下进化出的化合物可能会影响邻近物种的生物过程。如果这些化合物被证明是有利的，它们就形成了自然选择的一种性状，并在整个进化过程中保留和演化下来。人类和其他动物之间的生理相似性，使得这些分子能在人类身上发挥生物学作用也就不足为奇了。例如，植物为了防御食草动物而进化出的许多化学物质现在被人类用作泻药、催吐药、强心剂或肌肉松弛剂等（Briskin，2000）。此外，人类还利用了其他一些已发现的天然产物的特性。例如，有一些能够与细菌相互作用或抑制细菌生长的天然产物，现在被开发用作抗菌药物。

共进化的理论目前还只能解释天然产物的部分生物学特性，还有许多现象需要不同角度的解释。总体可以归纳为以下两个方面：天然药物作用受体和本身结构特点。

6.3.1　作用受体层面的解析

Howitz 和 Sinclair（2008）提出“外源刺激”假说来解释天然药物的起源。根据该假说，植物和动物的共同祖先能够合成大量应激诱导的次生代谢物，而以植物为食的动物和真菌逐渐失去了合成这些低分子质量化合物的能力，但保留了可以感知植物中这些化学物质的受体，从而可以检测植物变化状态，并获得环境条件变化的早期预警。

这一假说得到了以下发现的支持：某些人类基因在植物和微生物中具有同源基因，并且在某些情况下植物和动物会使用相似的信号分子和受体。比较基因组学分析显示，70%与癌症相关的人类基因在拟南芥中都有同源基因（Jones et al.，2008）。因此，鉴于许多植物和人类基因的相似性，植物产生的一些调节自身代谢的次生代谢物应该也能够与人类疾病相关的药物靶标相结合。例如，拟南芥用于运输生长素的多药耐药蛋白在人类中具有对抗癌药物起运输作用的同源物；拟南芥中的黄酮类化合物等生长素分布调节剂可以抑制多种人类癌细胞中的P-糖蛋白等（Taylor and Grotewold，2005）。

次生代谢物的产生和它们的靶标之间可能存在着适应性协同进化的可能性。例如，产生喜树碱（CPT）的植物，如喜树（*Camptotheca acuminata*）、短小蛇根草（*Ophiorrhiza pumila*）和小花蛇根草（*Ophiorrhiza liukiuensis*）等具有点突变的*Topo1*，从而赋予了CPT抗癌活性。而这个单一位点的突变（Asn722Ser，人类*Topo1*编号）在抗CPT的人类癌细胞中也被发现。对产生CPT和不产生CPT的植物中*Topo1*的系统发育分析表明，*Top*突变发生在产CPT的酶机制出现之前（Sirikantaramas et al.，2008）。

植物和微生物为克服自身代谢物的自体毒害而进化出新的适应策略也是类似情况。生物体自身在积累基本生物过程中产生的抑制剂如有丝分裂毒剂（紫杉烷、长春花碱、秋水仙碱）和抗生素的同时，也必须进化出避免自我中毒的策略。这种自我防护的策略，除了区室化策略，还包括外排泵的表达、抗生素修饰酶的表达以及模拟临床环境中耐药性分子的靶标保护机制等（Cundliffe，1989）。因此，抗生素的产生是为了通过破坏基本的生物过程来创造一个不适合入侵生物体的局部保护环境。显然，产生抗生素的微生物必须在产生抗生素之前进化出自我抗性机制，因此，来自非致病菌（抗生素耐药性的主要来源）的水平基因转移最终可以追溯到产生抗生素的微生物本身（Cundliffe，1989；Hopwood，2007）。

多年前，Lewis和他的同事证明了小檗碱的高杀菌潜力不仅是其单一作用引起的，而且是与多药耐药抑制剂5′-甲氧基小草酸乙酯（5′-methoxyhydnocarpin，5′-MHC）共同作用的结果（Stermitz et al.，2000）。5′-MHC本身没有杀菌活性，但可以增强其他抗生素的活性。这一现象可以用植物与病原体之间经典的军备竞赛式共同进化来解释。为了对抗各种病原体的入侵，植物产生了抗菌剂。然而，为了在抗菌剂的攻击中生存下来，病原体进化出了耐药系统，如耐多药泵，这开始了新一轮的“军备竞赛”，并刺激植物进化出多药耐药抑制剂（Li and Zhang，2008）。

研究还发现了更复杂的对“内源性”次生代谢物的自我抗性机制，它们可能为临床耐药性的发展提供有意义的机制解析线索。此机制被称为“前馈调控”理论，它涉及非活性前体，这些前体充当信号为生物体后续的有毒抗生素的积累做好准备（Hopwood，2007）。烯二炔类抗肿瘤抗生素卡利奇霉素（calicheamicin）就是一个有趣的例子。这种试剂是一种真正的“化学核酸酶”，通过环芳构化诱导的自由基机制将 DNA 片段化（Nicolaou and Dai，1991）。由于卡利奇霉素的毒性在飞摩尔级，其仅作为单克隆抗体偶联物（Mylotarg）在临床上使用。对这种毒素自身抗性机制的研究一直是一个热点。在一些产生烯二炔的微生物中已经检测到能使这些高度不稳定的化合物稳定并可能有助于自我保护的色蛋白（chromoprotein），但在卡利奇霉素来源的棘孢小单孢菌（*Micromonospora calicheamicensis*）中未检测到该蛋白。最近，在棘孢小单孢菌的基因组中找到了对卡利奇霉素具有体内抗性的基因（*calC*）（Singh et al.，2006），其编码的蛋白质可以阻止卡利奇霉素诱导的 DNA 双链断裂，它通过模仿抗生素直接对 DNA 进行抽氢作用来猝灭活化的卡利奇霉素。与产生 CalC 蛋白类似的自毁（self-sacrificing）策略可能是癌细胞对烯二炔产生抗性的基础。

上述例子强调了基因组学、代谢组学和生态学之间的密切关系，以及其蕴含的丰富信息对临床的深远意义。因此，对天然产物的进化研究可以为药物活性机制和耐药性的发现提供更多有价值的线索。

6.3.2　化合物结构层面的解析

现代结构生物学使得精确测定蛋白质靶标-抑制物复合物的晶体结构成为可能。研究表明，在大多数情况下，靶标和天然抑制剂之间的关系并不遵循锁和钥匙模型。首先，相同的大分子可以结合不同的抑制剂。例如，乙酰胆碱酯酶的天然抑制剂可以有不同的结构类型（图 6-11a），但它们具有相当的抑制活性（Mukhejee et al.，2007）。这是因为乙酰胆碱酯酶的结合腔较大，容许多种结合模式来修饰酶活性。图 6-11b 显示了乙酰胆碱酯酶与其抑制剂结合的 4 种方式。

大部分天然产物都可以与涉及人类疾病的多个靶标分子相结合，具有很高的杂泛性，如常见的姜黄素、白藜芦醇或槲皮素等天然产物都具有这个特点（Aggarwal and Shishodia，2006；Goel et al.，2008；Ji and Zhang，2008）。例如，槲皮素可以抑制具有不同独特结构的酶，如磷脂酰肌醇 3-激酶，它具有蛋白激酶样折叠（fold）类型；螺旋-转角-螺旋型转录调节因子，其具有类似于四环素阻遏物的折叠类型；3-羟基异丁酰辅酶 A 水解酶，具有 ClpP/crotonase 折叠类型（图 6-12）。这一现象可能是由于配体结合腔的多样性低于蛋白质结构的多样性（Ji et al.，2007；McArdle and Quinn，2007），同时天然产物和蛋白质都是柔性的，它们可以调整结构，相互适配。此外，天然产物通常有多种与蛋白结合的基团，其中的一部分足以与靶标结合，这为其靶标的柔性奠定了基础。

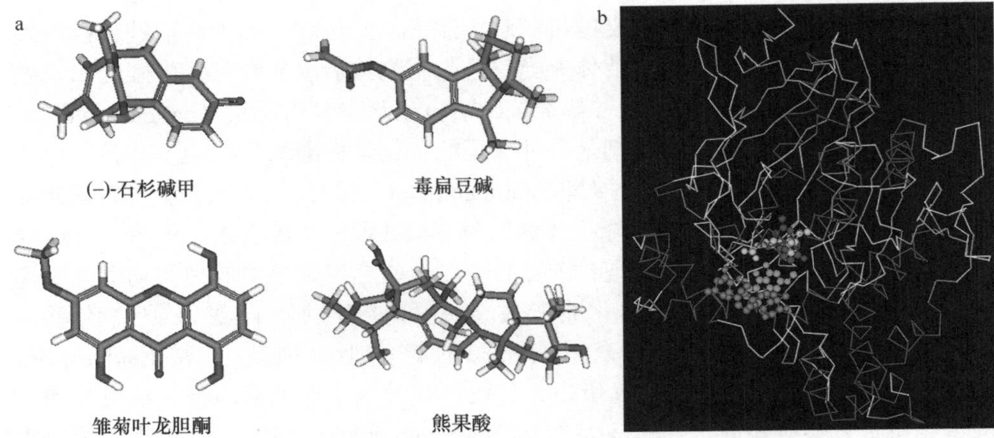

图 6-11 乙酰胆碱酯酶天然抑制剂的分子结构（Ji et al.，2009）

a. (–)-石杉碱甲（EC_{50}=0.1nmol/L）、毒扁豆碱（EC_{50}=0.6nmol/L）、雏菊叶龙胆酮（EC_{50}=0.15nmol/L）和熊果酸（EC_{50}=7.5nmol/L）的分子结构；b. 不同抑制剂在乙酰胆碱酯酶空腔中的结合构象。(–)-石杉碱甲显示为红色，毒扁豆碱显示为黄色，雏菊叶龙胆酮显示为青色，熊果酸显示为橙色。乙酰胆碱酯酶和(–)-石杉碱甲的晶体复合物结构来自蛋白质结构数据库（PDB：1VOT）。其他 3 种抑制剂的结合构象通过 SYBYL 7.0 的 FlexX 对接获得

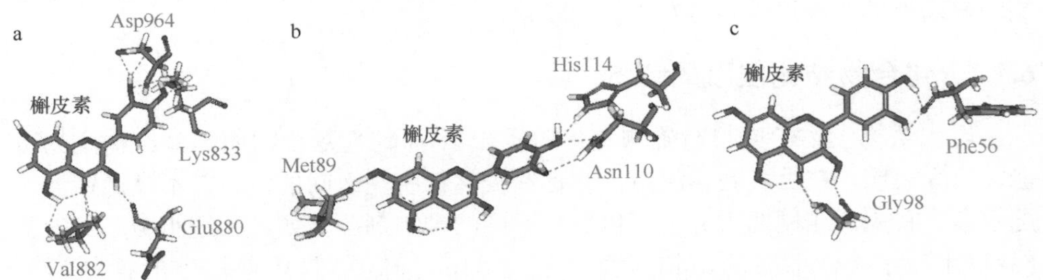

图 6-12 槲皮素与靶标分子的结合方式（Ji et al.，2009）

槲皮素分别与磷脂酰肌醇 3-激酶（a）、螺旋-转角-螺旋型转录调节因子（b）、3-羟基异丁酰辅酶 A 水解酶（c）结合时呈现的不同构象

研究发现，天然产物能够与多个靶标分子结合还可能是由它们自身的生成模式所导致的。许多有药理活性的天然产物一般具有复杂的结构，它们的合成涉及一系列的酶。例如，在槲皮素的生物合成过程中，不少于 3 个合成酶参与了最后的合成步骤，每个酶都有独特的结构和分子结合腔，而它们都必须能够与合成的槲皮素分子相互作用（图 6-13a～c）。因此，槲皮素的核心结构天然具备不同的结合基团和一定程度的骨架柔性，以便能够与这些不同结构的酶结合。这种基团多样性和骨架柔性使它能够与其他具有类似结合位点的靶标蛋白质相互作用。

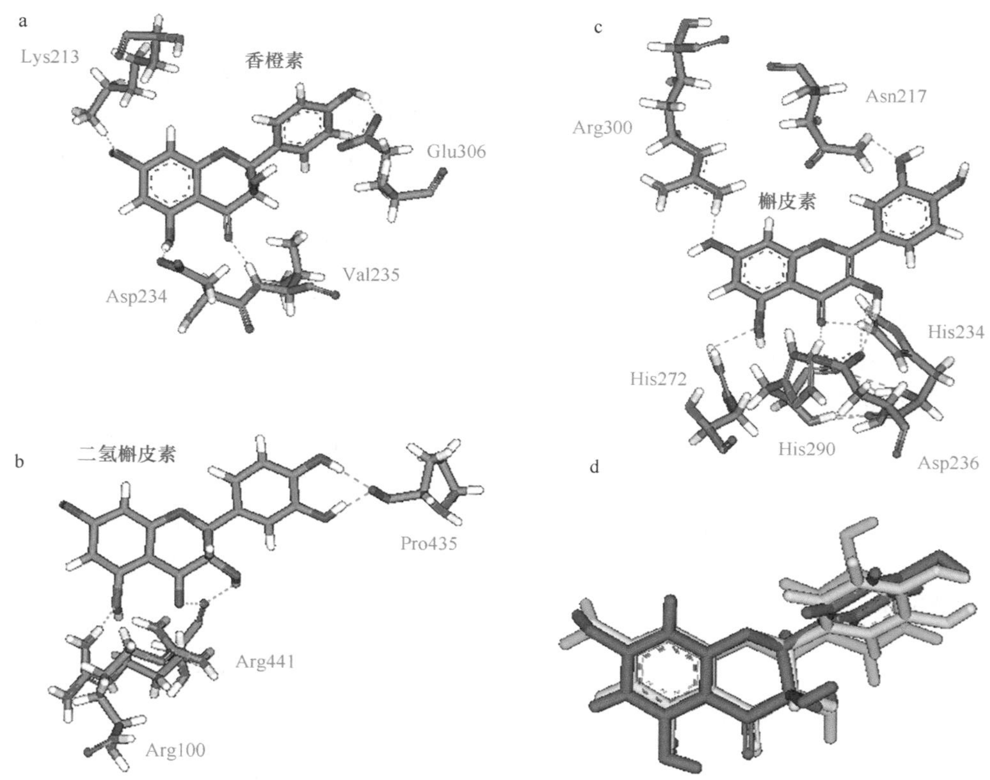

图 6-13　槲皮素及其前体（a～c）的结合模式（Ji et al.，2009）

a. 含黄烷酮 3-双加氧酶的香橙素（aromadendrin）；b. 含黄酮类 3′,5′-羟化酶的二氢槲皮素（taxifolin）；c. 槲皮素（quercetin）与黄酮醇合酶；d. 槲皮素（青色）与香橙素（红色）和二氢槲皮素（黄色）叠加。黄酮类 3′,5′-羟化酶和黄酮醇合酶的结构分别基于来自人类的细胞色素 P450（相似度 49%）和来自拟南芥的花色素合成酶（相似度 62%）的晶体结构建模，通过使用 Insight Ⅱ的同源模块

还有一些天然产物通过模拟内源性代谢物，包括配体、激素或其他参与细胞间和细胞内信号转导的分子的特征而发挥其生物学效应。一些生物碱，如臭豆中的臭豆碱、金链花中的胞嘧啶、金雀花中的羽扁豆碱，或白屈菜中的鹰爪豆碱等，通过形成一个类似于大多数神经递质中存在的四元氮构型的结构片段，从而影响神经受体（Wink，2003）。油菜素内酯是一种植物类固醇激素，它调节植物的细胞分裂和细胞发育，在结构上与人类生长调节肽相似。

6.4　进化启发的天然药物发现

近年来，药学研究的一个热点是抗氧化药物，其中许多来自天然产物。在该领域，进化生物学的知识可以发挥重要作用。

地球的环境一直是缺氧的，直到25亿年前，当时大气中的氧气水平达到了现在大气水平的1%（Kump，2008）。氧的出现是生命进化史上的一个重要事件，因为有氧呼吸可以产生更多的能量（Catling et al.，2005），并产生许多新的代谢物（Raymond and Segrè，2006；Jiang et al.，2012）。氧气的增加对生物进化做出了重要贡献。然而，氧气增加是以产生活性氧（ROS），如超氧自由基、过氧化氢、羟基自由基和单线态氧为代价的。ROS通过提取氢原子、电子转移、加成等方式与DNA、蛋白质、脂类等生物组分发生反应，从而导致生物的氧化损伤（Halliwell and Gutteridge，2007）。ROS已被认为参与动脉粥样硬化、癌症和神经退行性疾病的发病机制。因此，在过去的几十年里，人们对使用抗氧化剂作为预防或治疗药物越来越感兴趣。20世纪80年代，抗氧化剂的概念催生了一个庞大而快速增长的补充剂产业，关于抗氧化剂的基础研究也是化学和生物学的一个热点领域（Melton，2006）。最近的一项调查显示，1980～2008年共发表了30万篇与抗氧化剂有关的文章（图6-14）。这一领域的一些科研文章已被广泛引用（Litwinienko and Mulder，2009）。

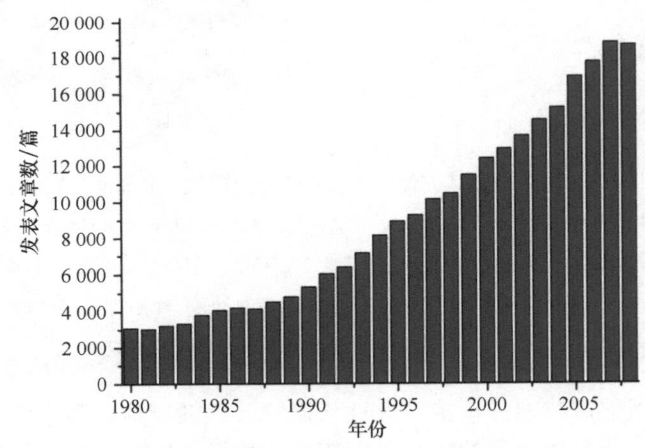

图6-14　1980～2008年与抗氧化剂相关的文献稳步增加（Li et al.，2009）

抗氧化剂如何在体外清除自由基的研究是现代化学的典型成功案例。随着实验化学家和理论化学家的不断努力，各种抗氧化剂特别是酚类抗氧化剂的体外自由基清除机制和构效关系得到了充分的阐明（Zhang，2005；Litwinienko and Mulder，2009；Zhang et al.，2010）。3种主要的自由基清除机制已经被确定，自由基清除剂的溶剂依赖性和自由基依赖性也已被阐明（Zhang，2005；Zhang and Ji，2006；Litwinienko and Mulder，2009）。然而，研究发现，一些著名的抗氧化剂，如维生素E、维生素C、类胡萝卜素和多酚类化合物在化学体系中有很强的清除自由基的活性，但它们在防止人体氧化损伤方面无能为力（Stanner et al.，2004；

Melton，2006；Pun et al.，2010）。在过去的 30 年中，只有两种抗氧化剂药物——艾地苯醌（idebenone）和依达拉奉（edaravone）获得了批准。因此，很难解释在抗氧化剂中发现的悖论：高活性的体外自由基清除剂在体内无效。

对抗氧化剂悖论的初步解释是，外源抗氧化剂的生物利用度较差，其低吸收能力和代谢导致的功能损失有关（Halliwell et al.，2005）。然而，最近的研究表明，即使血浆中抗氧化剂（如维生素 E、维生素 C、黄酮类化合物）水平显著提高，血浆抗氧化能力也不能得到提高（Violi et al.，2001；Gaut et al.，2006；Shanely et al.，2010）。因此，似乎我们应该超越生物利用度来解释抗氧化剂悖论。抗氧化剂的研究主要集中在多酚类，特别是天然多酚类（Rice-Evans et al.，1996；Amić et al.，2007；Korth，2007；Litwinienko and Mulder，2009），我们可以通过进化，即天然多酚在进化过程中的作用，来解释抗氧化剂悖论。

为了防止 ROS 的毒性作用，生物体进化出了包括物理屏障、抗氧化酶和小分子抗氧化剂在内的防御系统（Benzie，2000；Halliwell and Gutteridge，2007）。古老的抗氧化系统主要包括酶（如超氧化物歧化酶、过氧化氢酶和过氧化物酶）（Kim et al.，2012）和非酚类化合物（如类胡萝卜素和甾醇），它们在生物中广泛存在（Benzie，2000）。多酚类化合物主要由植物产生（Benzie，2000），研究显示多酚主要是为了帮助植物适应陆地环境而进化产生的，它们的主要生物学作用不是直接清除自由基，而是屏蔽紫外线、传递信号、防御微生物和食草动物、增强植物的结构刚性等（Rozema et al.，2002）。

上述观点得到几方面证据的支持。首先，对拟南芥的基因表达谱分析显示（Brown et al.，2005），在紫外线 B（UV-B）的辐射下，一些多酚（尤其是黄酮类化合物）的生物合成基因的表达明显上调（增加 6～130 倍）（表 6-4），这与紫外线诱导植物中黄酮类化合物的积累一致（Kolb et al.，2003）。相反，对电离辐射下的拟南芥基因表达的分析（Kim et al.，2007）表明，只有一个多酚生物合成基因（UDP-葡萄糖基/UDP-葡萄糖基转移酶蛋白家族基因）的表达略有上调（增加 1.35 倍）。这些结果表明，多酚进化出的生物学作用是为了过滤紫外线，而不是为了清除自由基。

表 6-4　UV-B 辐射下拟南芥中与黄酮类化合物生物合成相关的前 15%表达上调基因

基因座/定位标签	基因描述	上调幅度（倍数）[a]	相应产物
AT1G05680	UDP-葡糖基/UDP-葡萄糖基转移酶蛋白家族基因	126.89	木犀草素 7-*O*-葡萄糖苷
AT2G15480	UDP-葡萄糖基转移酶 73B5 基因	57.63	木犀草素 7-*O*-葡萄糖苷
AT2G36790	UDP-葡萄糖基转移酶 73C6 基因	41.45	木犀草素 7-*O*-葡萄糖苷
AT3G51240	柚皮素 3-双加氧酶基因	26.2	二氢黄酮醇

续表

基因座/定位标签	基因描述	上调幅度（倍数）[a]	相应产物
AT1G22400	UDP-葡萄糖基转移酶基因	24.44	木犀草素 7-*O*-葡萄糖苷
AT2G30140	UDP-葡萄糖酰基/UDP-葡萄糖基转移酶家族蛋白基因	23.79	木犀草素 7-*O*-葡萄糖苷
AT3G11340	UDP-葡糖基/UDP-葡萄糖基转移酶家族蛋白基因	21.65	木犀草素 7-*O*-葡萄糖苷
AT5G08640	黄酮醇合酶基因	16.06	黄酮醇
AT5G13930	柚皮素查耳酮合酶基因	11.97	柚皮素查耳酮
AT5G05270	查耳酮-黄烷酮异构酶家族蛋白基因	6.26	黄酮
AT3G55120	查耳酮异构酶基因	6.09	黄酮

注：本表参考 Zhang 等（2009）。[a]由 3 个平行样品在 UV-B 辐射和正常条件下计算的表达值根据基因表达谱数据库[Gene Expression Omnibus (GEO) Profiles GDS1727，http://www.ncbi.nlm.nih.gov/]记录

为了进一步阐明多酚的复杂药理机制，本课题组利用双聚类获取的因素分析（factor analysis for bicluster acquisition，FABIA）对 Connectivity Map（cMap）数据库中 1309 种小分子处理的人类细胞基因表达谱进行聚类分析（Li et al.，2014）。cMap 小分子中包含 20 种多酚类化合物，涉及 4 种多酚类型，即黄酮类、单木酚、二苯乙烯类、苯丙烷类等。聚类分析结果显示这些多酚相比于其他化合物参与了更多的基因模块，表明多酚确实比其他化合物具有更复杂的生物学功能。通过分析基因模块对应的功能，揭示了多酚可以通过激活转录因子（雌激素受体、红细胞衍生核因子 2 样蛋白 2 和过氧化物酶体增殖物激活受体等）来发挥抗肿瘤和抗高血压等药理作用。这些作用与实验报道一致，但与抗氧化没有关系。

此外，研究表明，为了抵御辐射产生的急性 ROS，耐辐射细菌进化出了强大的抗氧化系统（Venkateswaran et al.，2000；Daly，2009；Zhang et al.，2009）。然而，基因组分析表明，具有较强耐辐射能力的细菌，如地热球菌（*Deinococcus geothermalis*）、耐辐射奇球菌（*Deinococcus radiodurans*）、耐辐射动球菌（*Kineococcus radiotolerans*）和嗜木聚糖红色杆菌（*Rubrobacter xylanophilus*），只产生少量酚类化合物（Gao et al.，2009；Li et al.，2009）。特别值得关注的是，所有这些耐辐射细菌均不产生黄酮类化合物。这从侧面说明黄酮类化合物在体内的自由基清除作用并不是很强，因此耐辐射细菌没有选择黄酮类化合物作为抗氧化剂。

总之，现有研究表明，多酚类化合物并不是为了清除自由基而进化产生的，这为理解此类化合物在体内微不足道的抗氧化作用提供了新的线索。至于多酚为什么没有被生物选择为自由基清除者，一个可能的原因是在生物系统中，苯氧基倾向于与周围的极性分子形成分子间氢键，从而抑制了酚类与自由基之间的供氢反应（Shen et al.，2007）。另一个原因可能是自由基清除后产生的多酚氧化产物对多不饱和脂肪酸和蛋白质表现出较高的反应活性（Dangles et al.，2000；Boots et al.，2007），这可能导致对生物体的次生毒性。综上，可以认为多酚不是发现抗氧化剂的良好起点。目前的分析还表明，源自于耐辐射细菌进化过程中的抗氧化剂，对于抗氧化药物的发现很重要。事实上，耐辐射奇球菌所使用的一些抗氧化剂，如硫辛酸和 Mn(Ⅱ)配合物，已经被批准为抗氧化药物或被认为是很有前途的抗氧化药物候选者（Zhang et al.，2009）。因此，我们认为是时候将抗氧化药物的发现模式从关注酚类药物转向关注非酚类药物了。

尽管如此，酚类化合物在防晒剂和酶抑制剂的开发以及作为体外抗氧化剂在食品和化学工业中的应用方面仍具有重要意义。事实上，由于多酚独特的生物合成途径，这些化合物已经进化出了一种优异的结构，具有不同的结合基团和骨架柔性，这赋予了这些化合物结合各种蛋白质的巨大潜力（Ji et al.，2009）。因此，多酚是天生的多靶点抑制剂（Middleton et al.，2000；Chen and Zhang，2007；Spencer，2009）。例如，作为自然界中最常见的黄酮类化合物之一，槲皮素可以有效抑制 12 个蛋白质靶点（根据药物化学数据库 ChEMBL 的记录，IC_{50}＜20μmol/L）（表 6-5）。这些蛋白质属于不同的折叠类型，表明它们的结构是非常不同的，有独立的进化起源。影响细胞信号通路所需的细胞内多酚浓度远低于清除自由基所需的浓度（Crozier et al.，2009），基于多酚的药物发现的前景依然光明。例如，黄酮类化合物药物酚瑞净（Veregen），该药物并不是一种抗氧化剂，而是被批准用于治疗生殖器疣（详见前文所述）。因此，从进化的视角来研究多酚类天然产物，为了解它们在药物开发方面的潜力提供了有意义的见解。

表 6-5　槲皮素的多靶点抑制作用（Zhang et al.，2009）

靶标	活性[IC_{50}/（μmol/L）]	折叠名称 [a]	折叠号 [b]
醛还原酶	5.92	NAD(P)-结合罗斯曼-折叠	c.2
醛糖还原酶	0.8	TIM β/α-桶形折叠	c.1
表皮生长因子受体 erbB1	0.9	类蛋白激酶	d.144
雌二醇 17-β-脱氢酶 2	1.54	NAD(P)-结合罗斯曼-折叠	c.2
乙二醛酶 I	3.2	乙二醛酶/博来霉素抗性蛋白/二羟基联苯双加氧酶	d.32
热休克蛋白 1	3.3	DNA/RNA 结合 3 螺旋束	a.4
脯氨酰内肽酶	13	7 叶状 β 螺旋蛋白结构域	b.69
		α/β-水解酶	c.69
复制酶多蛋白 1ab	8.1	类 Macro 结构域	c.50
血清素 1A（5-HT1A）受体	7.1	—	—
唾液酸酶	2.7	免疫球蛋白类 β-三明治	b.1
		类半乳糖结合结构域	b.18
		6 叶状 β 螺旋蛋白	b.68

续表

靶标	活性[IC_{50}/（μmol/L）]	折叠名称[a]	折叠号[b]
酪氨酸蛋白激酶 Src 家族	15	类 SH3 桶形	b.34
		类 SH2	d.93
		类蛋白激酶	d.144
黄嘌呤脱氢酶	2.62	类 CO 脱氢酶 ISP C 结构域	a.56
		（泛素样）β-抓手折叠	d.15
		α/β-锤状折叠	d.41
		类 CO 脱氢酶黄素蛋白 C 结构域	d.87
		钼辅因子结合域	d.133
		类 FAD 结合/转运相关结构域	d.145

注：“—”表示暂无相关信息。[a]来自 ChEMBL 数据库；[b]根据蛋白质的结构分类（来自 SCOP 数据库）

总之，过去 20 年以来，制药业一直面临高投入、低产出的挑战。为应对这一挑战，我们需要从概念、思路层面上进行创新。进化，作为生物学的重要概念，在药物发现过程中将发挥重要作用。从进化的角度，我们可以解答一些药物发现中的有趣现象和令人困惑的问题，如天然药物的高成药性和抗氧化剂悖论。未来，进化生物医学将不仅仅是医学的基础学科，也有望成为传统上由化学主导的药物发现的基础学科。

参 考 文 献

高学敏. 2000. 中药学：第 2 版上册. 北京：人民卫生出版社.

Adrian T E. 2007. Novel marine-derived anti-cancer agents. Curr Pharm Des, 13(33): 3417-3426.

Aggarwal B B, Shishodia S. 2006. Molecular targets of dietary agents for prevention and therapy of cancer. Biochem Pharmacol, 71(10): 1397-1421.

Amić D, Davidović-Amić D, Beslo D, et al. 2007. SAR and QSAR of the antioxidant activity of flavonoids. Curr Med Chem, 14(7): 827-845.

Appendino G, Taglialatela-Scafati O. 2003. Drug-like compounds from food plants and spices // Maffei M. Dietary Supplements of Plant Origin. London: Taylor & Francis: 43-74.

Baker D D, Chu M, Oza U, et al. 2007. The value of natural products to future pharmaceutical discovery. Nat Prod Rep, 24(6): 1225-1244.

Bar E E, Stearns D. 2008. New developments in medulloblastoma treatment: the potential of a cyclopamine-lovastatin combination. Expert Opin Investig Drugs, 17(2): 185-195.

Barnes M P. 2006. Sativex: clinical efficacy and tolerability in the treatment of symptoms of multiple sclerosis and neuropathic pain. Expert Opin Pharmacother, 7(5): 607-615.

Bauer R A, Wurst J M, Tan D S. 2010. Expanding the range of ‘druggable’ targets with natural product-based libraries: an academic perspective. Curr Opin Chem Biol, 14(3): 308-314.

Beghyn T, Deprez-Poulain R, Willand N, et al. 2008. Natural compounds: leads or ideas? Bioinspired molecules for drug discovery. Chem Biol Drug Des, 72: 3-15.

Benzie I F. 2000. Evolution of antioxidant defence mechanisms. Eur J Nutr, 39(2): 53-61.

Bernardini S, Tiezzi A, Laghezza Masci V, et al. 2018. Natural products for human health: an historical overview of the drug discovery approaches. Nat Prod Res, 32(16): 1926-1950.

Bo G. 2000. Giuseppe Brotzu and the discovery of cephalosporins. Clin Microbiol Infect, 6(Suppl 3): 6-9.

Boots A W, Li H, Schins R P, Duffin R, et al. 2007. The quercetin paradox. Toxicol Appl Pharmacol, 222(1): 89-96.

Borchardt J K. 2002. The beginnings of drug therapy: ancient mesopotamian medicine. Drug News Perspect, 15(3): 187-192.

Briskin D P. 2000. Medicinal plants and phytomedicines. Linking plant biochemistry and physiology to human health. Plant Physiol, 124(2): 507-514.

Brown B A, Cloix C, Jiang G H, et al. 2005. A UV-B-specific signaling component orchestrates plant UV protection. Proc Natl Acad Sci USA, 102(50): 18225-18230.

Brown G A, Smale T C, King T J, et al. 1976. Crystal and molecular structure of compactin, a new antifungal metabolite from *Penicillium brevicompactum*. J Chem Soc Perkin, 19(11): 1165-1170.

Buss A D, Waigh R D. 1995. Antiparasitic drugs // Wolff M E. Burger's Medicinal Chemistry and Drug Discovery. New York: Wiley-Interscience: 1021-1028.

Cai J E. 1992. The brief history of the usage of European medicinal plants. Chinese Pharm J, 27: 493-497.

Castiglioni A. 1985. A History of Medicine. New York: Jason Aronson.

Catling D C, Glein C R, Zahnle K J, et al. 2005. Why O_2 is required by complex life on habitable planets and the concept of planetary "oxygenation time"? Astrobiology, 5(3): 415-438.

Chen L, Zhang H Y. 2007. Cancer preventive mechanisms of the green tea polyphenol (–)-epigallocatechin-3-gallate. Molecules, 12(5): 946-957.

Cheng Z F, Zhen C. 2004. The Cheng Zhi-Fan Collectanea of Medical History. Beijing: Peking University Medical Press.

Colegate S M, Molyneux R J. 2008. Bioactive natural products: detection, isolation and structure determination // Molyneux R L, Mahoney N, Kim J H, et al. Bioassay-Directed Isolation and Identification of Antiaflatoxigenic Constituents of Walnuts. Boca Raton: CRC Press: 421-437.

Corson T W, Crews C M. 2007. Molecular understanding and modern application of traditional medicines: triumphs and trials. Cell, 130: 769-774.

Cragg G M. 1998. Paclitaxel (Taxol): a success story with valuable lessons for natural product drug discovery and development. Med Res Rev, 18(5): 315-331.

Cragg G M, Newman D J. 2005. Biodiversity: a continuing source of novel drug leads. Pure Appl Chem, 77(1): 7-24.

Cragg G M, Newman D J. 2013. Natural products: a continuing source of novel drug leads. Biochim Biophys Acta, 1830(6): 3670-3695.

Crozier A, Jaganath I B, Clifford M N. 2009. Dietary phenolics: chemistry, bioavailability and effects on health. Nat Prod Rep, 26(8): 1001-1043.

Cseke L J, Kirakosyan A, Kaufmann P B, et al. 2006. Natural Products from Plants. 2nd ed. Boca Raton: CRC, Taylor and Francis.

Csermely P, Agoston V, Pongor S. 2005. The efficiency of multi-target drugs: the network approach might help drug design. Trends Pharmacol Sci, 26(4): 178-182.

Cundliffe E. 1989. How antibiotic-producing organisms avoid suicide. Annu Rev Microbiol, 43: 207-233.

Daly M J. 2009. A new perspective on radiation resistance based on *Deinococcus radiodurans*. Nat Rev Microbiol, 7(3): 237-245.

Dancey J E, Chen H X. 2006. Strategies for optimizing combinations of molecularly targeted anticancer agents. Nat Rev Drug Discov, 5(8): 649-659.

Dangles O, Dufour C, Fargeix G. 2000. Inhibition of lipid peroxidation by quercetin and quercetin derivatives: antioxidant and prooxidant effects. J Chem Soc Perkin Trans, 2(6): 1215-1222.

David B, Wolfender J L, Dias D A. 2015. The pharmaceutical industry and natural products: historical status and new trends. Phytochem Rev, 14: 299-315.

Der Marderosian A, Beutler J A. 2002. The Review of Natural Products. 3rd ed. St. Louis: Facts and Comparisons.

Desai M C, Chackalamannil S. 2008. Rediscovering the role of natural products in drug discovery. Curr Opin Drug Discov Devel, 11: 436-437.

Dev S. 1999. Ancient–modern concordance in Ayurvedic plants: some examples. Environ Health Perspect, 107(10): 783-789.

Dewick P M. 2009. Medicinal Natural Products: A Biosynthetic Approach. 3rd ed. West Sussex: John Wiley & Sons.

Dias D A, Urban S, Roessner U. 2012. A historical overview of natural products in drug discovery. Metabolites, 2(2): 303-336.

Diyabalanage T, Amsler C D, McClintock J B, et al. 2006. Palmerolide A, a cytotoxic macrolide from the antarctic tunicate *Synoicum adareanum*. J Am Chem Soc, 128(17): 5630-5631.

Elder A L. 1970. The history of penicillin production. J Pharm Sci, 59(11): 1697.

El-Hossary E M, Cheng C, Hamed M M, et al. 2017. Antifungal potential of marine natural products. Eur J Med Chem, 126: 631-651.

Endo A, Kuroda M, Tanzawa K. 1976. Competitive inhibition of 3-hydroxy-3-methylglutaryl coenzyme a reductase by ML-236A and ML-236B fungal metabolites, having hypocholesterolemic activity. FEBS Lett, 72(2): 323-326.

Endo K, Taguchi T, Taguchi F, et al. 1979. Antiinflammatory principles of Atractylodes rhizomes. Chem Pharm Bull (Tokyo), 27(12): 2954-2958.

Espin J C, García-Conesa M T, Tomás-Barberán F A. 2007. Nutraceuticals: facts and fiction. Phytochemistry, 68(22-24): 2986-3008.

Fabbretti A, Gualerzi C O, Brandi L. 2011. How to cope with the quest for new antibiotics. FEBS Lett,

585(11): 1673-1681.

Feher M, Schmidt J M. 2003. Property distributions: differences between drugs, natural products, and molecules from combinatorial chemistry. J Chem Inf Comput Sci, 43(1): 218-227.

Galvano F, La Fauci L, Vitaglione P, et al. 2007. Bioavailability, antioxidant and biological properties of the natural free-radical scavengers cyanidin and related glycosides. Ann Ist Super Sanita, 43(4): 382-393.

Gao N, Ma B G, Zhang Y S, et al. 2009. Gene expression analysis of four radiation-resistant bacteria. Genomics Insights, 2: 11-22.

Gaut J P, Belaaouaj A, Byun J, et al. 2006. Vitamin C fails to protect amino acids and lipids from oxidation during acute inflammation. Free Radic Biol Med, 40(9): 1494-1501.

Gleeson M P, Hersey A, Montanari D, et al. 2011. Probing the links between *in vitro* potency, ADMET and physicochemical parameters. Nat Rev Drug Discov, 10(3): 197-208.

Goel A, Kunnumakkara A B, Aggarwal B B. 2008. Curcumin as "Curecumin": from kitchen to clinic. Biochem Pharmacol, 75(4): 787-809.

Gordaliza M. 2007. Natural products as leads to anticancer drugs. Clin Transl Oncol, 9(12): 767-776.

Gross G. 2008. Polyphenon E. A new topical therapy for condylomata acuminata. Hautarzt, 59(1): 31-35.

Haefner B. 2003. Drugs from the deep: marine natural products as drug candidates. Drug Discov Today, 8(12): 536-544.

Halliwell B, Gutteridge J M C. 2007. Free Radicals in Biology and Medicine. New York: Oxford University Press.

Halliwell B, Rafter J, Jenner A. 2005. Health promotion by flavonoids, tocopherols, tocotrienols, and other phenols: direct or indirect effects? antioxidant or not? Am J Clin Nutr, 81(1 Suppl): 268S-276S.

Hartwell J L. 1967. Plants used against cancer. A survey. Lloydia, 30: 379-436.

Harvey A. 2000. Strategies for discovering drugs from previously unexplored natural products. Drug Discov Today, 5(7): 294-300.

Harvey A L. 2008. Natural products in drug discovery. Drug Discov Today, 13: 894-901.

Hassan S S, Shaikh A L. 2017. Marine actinobacteria as a drug treasure house. Biomed Pharmacother, 87: 46-57.

Heinrich M, Bremner P. 2006. Ethnobotany and ethnopharmacy: their role for anti-cancer drug development. Curr Drug Targets, 7(3): 239-245.

Heinrich M, Gibbons S. 2001. Ethnopharmacology in drug discovery: an analysis of its role and potential contribution. J Pharm Pharmacol, 53(4): 425-432.

Henríquez R, Faircloth G, Cuevas C. 2005. Ecteinascidin 743 (ET-743, Yondelis), aplidin, and kahalalide F // Cragg G M, Kingston D G I, Newman D J. Anticancer Agents from Natural Products. Boca Raton: Taylor and Francis.

Hopwood D A. 2007. How do antibiotic-producing bacteria ensure their self-resistance before antibiotic biosynthesis incapacitates them. Mol Microbiol, 63(4): 937-940.

Howitz K T, Sinclair D A. 2008. Xenohormesis: sensing the chemical cues of other species. Cell, 133(3): 387-391.

Hughes B. 2008. 2007 FDA drug approvals: a year of flux. Nat Rev Drug Discov, 7(2): 107-109.

Hunter P. 2008. Harnessing Nature's wisdom. Turning to Nature for inspiration and avoiding her follies. EMBO Rep, 9(9): 838-840.

Ji H F, Kong D X, Shen L, et al. 2007. Distribution patterns of small-molecule ligands in the protein universe and implications for origin of life and drug discovery. Genome Biol, 8(8): R176

Ji H F, Li X J, Zhang H Y. 2009. Natural products and drug discovery. Can thousands of years of ancient medical knowledge lead us to new and powerful drug combinations in the fight against cancer and dementia. EMBO Rep, 10(3): 194-200.

Ji H F, Zhang H Y. 2008. Multipotent natural agents to combat Alzheimer's disease. Functional spectrum and structural features. Acta Pharmacol Sin, 29(2): 143-151.

Jiang Y Y, Kong D X, Qin T, et al. 2012. The impact of oxygen on metabolic evolution: a chemoinformatic investigation. PLoS Comput Biol, 8(3): e1002426.

Jiao Y M, Wang F. 2005. On the usage of *Astragalus membranaceus* and *Ampelopsis japonica* in prescriptions for fifty-two diseases. Jiangxi J TCM, 36: 58-59.

Jones A M, Chory J, Dangl J L, et al. 2008. The impact of Arabidopsis on human health: diversifying our portfolio. Cell, 133(6): 939-943.

Kamjam M, Sivalingam P, Deng Z, et al. 2017. Deep sea actinomycetes and their secondary metabolites. Front Microbiol, 8: 760.

Keith C T, Borisy A A, Stockwell B R. 2005. Multicomponent therapeutics for networked systems. Nat Rev Drug Discov, 4(1): 71-78.

Kim J H, Moon Y R, Kim J S, et al. 2007. Transcriptomic profile of *Arabidopsis* rosette leaves during the reproductive stage after exposure to ionizing radiation. Radiat Res, 168(3): 267-280.

Kim K M, Qin T, Jiang Y Y, et al. 2012. Protein domain structure uncovers the origin of aerobic metabolism and the rise of planetary oxygen. Structure, 20(1): 67-76.

Kingston D G. 2011. Modern natural products drug discovery and its relevance to biodiversity conservation. J Nat Prod, 74(3): 496-511.

Koehn F E, Carter G T. 2005. The evolving role of natural products in drug discovery. Nat Rev Drug Discov, 4(3): 206-220.

Kola I, Landis J. 2004. Can the pharmaceutical industry reduce attrition rates? Nat Rev Drug Discov, 3(8): 711-715.

Kolb C A, Kopecký J, Riederer M, et al. 2003. UV screening by phenolics in berries of grapevine (*Vitis vinifera*). Funct Plant Biol, 30(12): 1177-1186.

Kong D X, Jiang Y Y, Zhang H Y. 2010. Marine natural products as sources of novel scaffolds: achievement and concern. Drug Discov Today, 15(21-22): 884-886.

Kong D X, Li X J, Tang G Y, et al. 2008a. How many traditional Chinese medicine components have been recognized by modern Western medicine? A chemoinformatic analysis and implications for finding multicomponent drugs. ChemMedChem, 3(2): 233-236.

Kong D X, Li X J, Zhang H Y. 2008b. Convergent evolution of medicines. ChemMedChem, 3(8): 1169-1171.

Korth H G. 2007. Carbon radicals of low reactivity against oxygen: radically different antioxidants. Angew Chem Int Ed Engl, 46(28): 5274-5276.

Kump L R. 2008. The rise of atmospheric oxygen. Nature, 451(7176): 277-278.

Lax E. 2004. The Mold in Dr Florey's Coat: The Story of the Penicillin Miracle. New York: John Macrae/Henry Hol.

Li B, Xiong M, Zhang H Y. 2014. Elucidating polypharmacological mechanisms of polyphenols by gene module profile analysis. Int J Mol Sci, 15(7): 11245-11254.

Li W F, Jiang J G, Chen J. 2008. Chinese medicine and its modernization demands. Arch Med Res, 39(2): 246-251.

Li X J, Gao N, Zhang H Y. 2009. Natural inspirations for antioxidant drug discovery. Drug Discov Today, 14(19-20): 910-912.

Li X J, Zhang H Y. 2008. Synergy in natural medicines: implications for drug discovery. Trends Pharmacol Sci, 29(7): 331-332.

Li X J, Zhang H Y. 2009. Potential anti-dementia agents in traditional Chinese medicine. Nat Prod Commun, 4(6): 877-886.

Litwinienko G, Mulder P. 2009. Comment on "Temperature and solvent effects on radical scavenging ability of phenols". J Phys Chem A, 113(50): 14014-14016.

Mann J. 1994. Murder, Magic, and Medicine. New York: Oxford University Press.

Mann J. 1999. The Elusive Magic Bullet: The Search for the Perfect Drug. New York: Oxford University Press.

Mayer A M, Glaser K B, Cuevas C, et al. 2010. The odyssey of marine pharmaceuticals: a current pipeline perspective. Trends Pharmacol Sci, 31(6): 255-265.

McArdle B M, Quinn R J. 2007. Identification of protein fold topology shared between different folds inhibited by natural products. Chembiochem, 8(7): 788-798.

Mechoulam R, Ben-Shabat S. 1999. From gan-zi-gun-nu to anandamide and 2-arachidonoylglycerol: the ongoing story of cannabis. Nat Prod Rep, 16(2): 131-143.

Medina J H, Peña C, Piva M, et al. 1992. Benzodiazepines in the brain: their origin and possible biological roles. Mol Neurobiol, 6(4): 377-386.

Melton L. 2006. The antioxidant myth: a medical fairy tale. New Sci, 2563(2006): 40-43.

Mi Y, Zhang J, He S, et al. 2017. New peptides isolated form marine cyanobacteria: an overview over the past decade. Mar Drugs, 15(5): 132.

Middleton E Jr, Kandaswami C, Theoharides T C. 2000. The effects of plant flavonoids on mammalian cells: implications for inflammation, heart disease, and cancer. Pharmacol Rev, 52(4): 673-751.

Miller J S. 2011. The discovery of medicines from plants: a current biological perspective. Econ Bot, 65(4): 396-407.

Mishra B B, Tiwari V K. 2011. Natural products: an evolving role in future drug discovery. Eur J Med

Chem, 46(10): 4769-4807.

Mukhejee P K, Kumar V, Mal M, et al. 2007. Acetylcholinesterase inhibitors from plants. Phytomedicine, 14: 289-300.

Newman D J. 2008. Natural products as leads to potential drugs: an old process or the new hope for drug discovery. J Med Chem, 51(9): 2589-2599.

Newman D J. 2022. Natural products and drug discovery. Natl Sci Rev, 9(11): nwac206.

Newman D J, Cragg G M. 2012. Natural products as sources of new drugs over the 30 years from 1981 to 2010. J Nat Prod, 75(3): 311-335.

Newman D J, Cragg G M. 2020. Natural products as sources of new drugs over the nearly four decades from 01/1981 to 09/2019. J Nat Prod, 83(3): 770-803.

Newman D J, Cragg G M, Snader K M. 2000. The influence of natural products upon drug discovery. Nat Prod Rep, 17(3): 215-234.

Newman D J, Cragg G M, Snader K M. 2003. Natural products as sources of new drugs over the period 1981−2002. J Nat Prod, 66(7): 1022-1037.

Nicolaou K C, Dai W M. 1991. Chemistry and biology of the enediyne anticancer antibiotics. Angew Chem Int Ed Engl, 30: 1387-1416.

Olivera B M, Teichert R W. 2007. Diversity of the neurotoxic Conus peptides: a model for concerted pharmacological discovery. Mol Interv, 7(5): 251-260.

Pertwee R G. 2008. The diverse CB1 and CB2 receptor pharmacology of three plant cannabinoids: delta9-tetrahydrocannabinol, cannabidiol and delta9-tetrahydrocannabivarin. Br J Pharmacol, 153(2): 199-215.

Plotkin M J. 2000. Medicine Quest: In Search of Nature's Healing Secrets. New York: Viking Penguin.

Pollastro F, Fontana G, Appendino G. 2009. In Comprehensive Natural Products Ⅱ Chemistry and Biology. Boston: Elsevier: 205-236.

Pun P B, Gruber J, Tang S Y, et al. 2010. Ageing in nematodes: do antioxidants extend lifespan in Caenorhabditis elegans. Biogerontology, 11(1): 17-30.

Raymond J, Segrè D. 2006. The effect of oxygen on biochemical networks and the evolution of complex life. Science, 311(5768): 1764-1767.

Révész L, Hiestand P, La Vecchia L, et al. 1999. Isolation and synthesis of a novel immunosuppressive 17alpha-substituted dammarane from the flour of the Palmyrah palm (*Borassus flabellifer*). Bioorg Med Chem Lett, 9(11): 1521-1526.

Rice-Evans C A, Miller N J, Paganga G. 1996. Structure-antioxidant activity relationships of flavonoids and phenolic acids. Free Radic Biol Med, 20(7): 933-956.

Rozema J, Björn L O, Bornman J F, et al. 2002. The role of UV-B radiation in aquatic and terrestrial ecosystems: an experimental and functional analysis of the evolution of UV-absorbing compounds. J Photochem Photobiol B, 66(1): 2-12.

Salter J. 1860. On a Case of Fracture of the superior Maxilla and its treatment. Am J Dent Sci, 10(4): 577-580.

Sarasan M, Puthumana J, Job N, et al. 2017. Marine algicolous endophytic fungi: a promising drug resource of the era. J Microbiol Biotechnol, 27(6): 1039-1052.

Scannell J W, Blanckley A, Boldon H, et al. 2012. Diagnosing the decline in pharmaceutical R&D efficiency. Nat Rev Drug Discov, 11(3): 191-200.

Schmidt B M, Ribnicky D M, Lipsky P E, et al. 2007. Revisiting the ancient concept of botanical therapeutics. Nat Chem Biol, 3(7): 360-366.

Shanely R A, Knab A M, Nieman D C, et al. 2010. Quercetin supplementation does not alter antioxidant status in humans. Free Radic Res, 44(2): 224-231.

Shen L, Ji H F, Zhang H Y. 2007. How to understand the dichotomy of antioxidants. Biochem Biophys Res Commun, 362(3): 543-545.

Simmons T L, Coates R C, Clark B R, et al. 2008. Biosynthetic origin of natural products isolated from marine microorganism-invertebrate assemblages. Proc Natl Acad Sci USA, 105(12): 4587-4594.

Singh S, Hager M H, Zhang C, et al. 2006. Structural insight into the self-sacrifice mechanism of enediyne resistance. ACS Chem Biol, 1(7): 451-460.

Sirikantaramas S, Yamazaki M, Saito K. 2008. Mutations in topoisomerase Ⅰ as a self-resistance mechanism coevolved with the production of the anticancer alkaloid camptothecin in plants. Proc Natl Acad Sci USA, 105(18): 6782-6786.

Sneader W. 2005. Drug Discovery: A History. Chichester: John Wiley & Sons Ltd.

Solecki R S. 1975. Shanidar Ⅳ, a Neanderthal flower burial in northern Iraq. Science, 190(4217): 880-881.

Spencer J P. 2009. The impact of flavonoids on memory: physiological and molecular considerations. Chem Soc Rev, 38(4): 1152-1161.

Spjut R W, Perdue R E Jr. 1976. Plant folklore: a tool for predicting sources of antitumor activity. Cancer Treat Rep, 60(8): 979-985.

Stamets P. 2002. Novel antimicrobials from mushrooms. Herbal Gram, 54: 28-33.

Stanner S A, Hughes J, Kelly C N. 2004. A review of the epidemiological evidence for the 'antioxidant hypothesis'. Public Health Nutr, 7(3): 407-422.

Stearns S C, Nesse R M, Govindaraju D R, et al. 2010. Evolution in health and medicine Sackler colloquium: Evolutionary perspectives on health and medicine. Proc Natl Acad Sci USA, 107(Suppl 1): 1691-1695.

Stermitz F R, Lorenz P, Tawara J N, et al. 2000. Synergy in a medicinal plant: antimicrobial action of berberine potentiated by 5'-methoxyhydnocarpin, a multidrug pump inhibitor. Proc Natl Acad Sci USA, 97(4):1433-1437.

Taylor L P, Grotewold E. 2005. Flavonoids as developmental regulators. Curr Opin Plant Biol, 8(3): 317-323.

Tsuda T. 2008. Regulation of adipocyte function by anthocyanins; possibility of preventing the metabolic syndrome. J Agric Food Chem, 56(3): 642-646.

Venkateswaran A, McFarlan S C, Ghosal D, et al. 2000. Physiologic determinants of radiation resistance in *Deinococcus radiodurans*. Appl Environ Microbiol, 66(6): 2620-2626.

Verpoorte R, Choi Y H, Kim H K. 2005. Ethnopharmacology and system biology: a perfect holistic match. J Ethnopharmacol, 100(1-2): 53-56.

Violi F, Micheletta F, Luliano L. 2001. Antioxidant strategy for cardiovascular disease. Lancet, 357(9269): 1704.

Wainwright M. 1990. Miracle Cure: The Story of Penicillin and the Golden Age of Antibiotics. Oxford: Blackwell Scientific.

Wan F, Zhong G S. 1990. A medication comparison between Prescriptions for Fifty-two Diseases and Ten Thousands Things. Acta Med Sin, 5: 55-58.

Watanabe K, Umeda K, Miyakado M. 1989. Isolation and identification of three insecticidal principles from the red alga *Laurencia nipponica* Yamada. Agric Biol Chem, 53(9): 2513-2515.

Wermuth C G. 2003. The Practice of Medicinal Chemistry. Amsterdam: Academic.

Williams J D. 1999. Beta-lactamases and beta-lactamase inhibitors. Int J Antimicrob Agents, 12(suppl 1): S2-S7.

Wink M. 2003. Evolution of secondary metabolites from an ecological and molecular phylogenetic perspective. Phytochemistry, 64(1): 3-19.

Yuliana N D, Khatib A, Choi Y H, et al. 2011. Metabolomics for bioactivity assessment of natural products. Phytother Res, 25(2): 157-169.

Zhang H, Dong M, Wang H, et al. 2017. Secondary metabolites from the marine sponge genus *Phyllospongia*. Mar Drugs, 15(1): 12.

Zhang H Y. 2005. Structure-activity relationships and rational design strategies for radical-scavenging antioxidants. Curr Comput-Aided Drug Design, 1(3): 257-273.

Zhang H Y, Chen L L, Li X J, et al. 2010. Evolutionary inspirations for drug discovery. Trends Pharmacol Sci, 31(10): 443-448.

Zhang H Y, Ji H F. 2006. How vitamin E scavenges DPPH radicals in polar protic media. New J Chem, 30(4): 503-504.

Zhang H Y, Li X J, Gao N, et al. 2009. Antioxidants used by *Deinococcus radiodurans* and implications for antioxidant drug discovery. Nat Rev Microbiol, 7(6): 476.

Zhang X Z, Wang L, Liu D W, et al. 2014. Synergistic inhibitory effect of berberine and d-limonene on human gastric carcinoma cell line MGC803. J Med Food, 17(9): 955-962.

Zhong G S, Wan F. 1999. An outline on the early pharmaceutical development before Galen. Chin J Med Hist, 29(3): 178-182.

Zhu F, Qin C, Tao L, et al. 2011. Clustered patterns of species origins of nature-derived drugs and clues for future bioprospecting. Proc Natl Acad Sci USA, 108(31): 12943-12948.

Zimmermann G R, Lehár J, Keith C T. 2007. Multi-target therapeutics: when the whole is greater than the sum of the parts. Drug Discov Today, 12(1-2): 34-42.